De sterrengever

Van Jojo Moyes:

Verboden vruchten
Passie en parelmoer
Zee van verlangen
Dicht bij jou
Nachtmuziek
De laatste liefdesbrief
Voor jou
Vier plus één
Portret van een vrouw
Een week in Parijs
Een leven na jou
Dans met mij
Jij en ik
Voor mij
De sterrengever

Jojo Moyes

De sterrengever

De Fontein

Tweede druk november 2019

Oorspronkelijke titel *The Giver of Stars*
Oorspronkelijke uitgever Michael Joseph, an imprint of Penguin Random House group

Vertaling Anna Livestro
Omslagontwerp Splendid Grafisch Ontwerp
Omslagillustratie © Shutterstock / James Wheeler
Opmaak binnenwerk ZetSpiegel, Best
ISBN 978 90 261 5037 1
ISBN e-book 978 90 261 5038 8
ISBN luisterboek 978 90 261 5039 5
NUR 302

www.uitgeverijdefontein.nl

Uitgeverij De Fontein vindt het belangrijk om op milieuvriendelijke en verantwoorde wijze met natuurlijke bronnen om te gaan. Bij de productie van het papieren boek van deze titel is daarom gebruikgemaakt van papier waarvan het zeker is dat de productie niet tot bosvernietiging heeft geleid.

Voor Barbara Napier,
die me sterren gaf toen ik die nodig had.

En voor alle bibliothecaressen over de hele wereld.

Proloog

20 december 1937

Hoor. Vijf kilometer diep het bos in, vlak onder Arnott's Ridge, en je bent in een stilte die zo compact is dat het lijkt of je erdoorheen waadt. Na zonsopkomst klinkt er geen vogelzang meer, zelfs niet als het hoogzomer is en al helemaal niet nu, nu de kille lucht zo vochtig is dat de paar blaadjes die zich nog vol goede moed aan de takken vasthouden, helemaal stil hangen. Onder de eik en de notelaar is er niets wat zich verroert; wilde dieren zijn diep weggedoken, zachte vacht tegen zachte vacht in nauwe grotten of uitgeholde boomstammen. De sneeuw is zo diep dat de poten van de muilezel er tot de knieën in verdwijnen, en om de zoveel passen aarzelt hij en snuift achterdochtig, op zoek naar losse stenen en gaten onder het eindeloze wit. Alleen de smalle beek onder hen beweegt vol vertrouwen, en het heldere water murmelt en borrelt over de stenen bedding, op weg naar een eindpunt dat niemand hier ooit heeft gezien.

Margery O'Hare probeert haar tenen in haar laarzen te bewegen, maar het gevoel is er allang uit verdwenen, en ze moet er niet aan denken hoe pijnlijk ze straks zullen voelen als ze eindelijk weer warm worden. Drie paar wollen kousen, maar met dit weer had je net zo goed in je blote benen kunnen rondlopen. Ze aait de hals van de grote muilezel en veegt de kristallen die zich op zijn dikke vacht hebben gevormd weg met haar zware mannenhandschoenen.

'Extra eten voor jou vanavond, ouwe Charley,' zegt ze, en ze ziet zijn enorme oren even naar achteren schieten. Ze gaat verzitten, hangt de zadeltassen recht, en zorgt dat de muilezel in balans is terwijl ze afdalen in de richting van de beek. 'Warme stroop in je voer. Misschien neem ik zelf ook wel wat.'

Nog een dikke zes kilometer, denkt ze. Had ze maar meer gegeten bij het ontbijt. Langs de lange Indianenklif, het pad met de gele dennen op, nog twee valleien en de oude Nancy zal op haar af lopen, psalmen zingend als altijd, met haar heldere, krachtige stem die door het bos galmt, haar armen heen en weer zwaaiend als die van een kind.

Je hoeft me echt niet al die kilometers tegemoet te komen, zegt ze om de veertien dagen tegen de vrouw. *Dit is ons werk. Daarom komen we te paard.*

Ach, jullie meisjes doen al zoveel.

Ze weet wat de werkelijke reden is. Nancy wil, net als haar zus Jean, die in de kleine houten blokhut het bed moet houden, niet het risico lopen dat ze de volgende levering verhalen misloopt. Ze is vierenzestig, heeft nog drie goede tanden en is dol op knappe cowboys. 'Die Mack McGuire laat mijn hart dansen als een schoon laken aan een lange waslijn.' Ze slaat haar handen ineen en kijkt op naar de hemel. 'Zoals Archer hem beschrijft, alsof hij zó van de bladzijden stapt en me op zijn paard slingert en meeneemt.' Ze leunt samenzweerderig naar voren. 'En dat paard is niet het enige wat ik zou willen berijden. Mijn man zei altijd dat ik stevig in het zadel zat, toen ik nog jong was!'

'Daar twijfel ik niet aan, Nancy,' antwoordt ze telkens, en dan barst de vrouw in lachen uit, en slaat ze op haar dijen alsof het de eerste keer is dat ze het haar vertelt.

Er kraakt een twijg en Charleys oren schieten heen en weer. Met zulke grote oren kan hij waarschijnlijk horen tot halverwege Louisville. 'Deze kant op, jongen,' zegt ze, en ze leidt hem weg van een rotspartij. 'Je zult haar zo wel horen.'

'Ergens naar op weg?'

Margery draait haar hoofd met een ruk om.

Hij waggelt een beetje, maar zijn blik is strak en direct. De haan van zijn geweer, ziet ze, is gespannen, en hij draagt het stom genoeg met zijn vinger op de trekker. 'Dus nu wil je wel naar me kijken, hè, Margery?'

Ze spreekt zo kalm mogelijk, maar haar hersenen werken op volle toeren. 'Ik zie je, Clem McCullough.'

'Ik zie je, Clem McCullough.' Hij bauwt haar na en spuugt op de grond, als een pestkop op een schoolplein. Zijn haar staat aan een kant overeind, alsof hij erop heeft geslapen. 'Je ziet me wel, maar je kijkt op me neer. Alsof ik modder op je schoen ben. Alsof jij zo bijzonder bent.'

Ze is nooit echt bang voor hem geweest, maar ze kent deze bergmannen goed genoeg om te weten dat ze geen ruzie moet zoeken met een dronkenlap. Vooral niet als die een geladen geweer bij zich heeft.

In gedachten loopt ze snel een lijstje af van mensen die ze beledigd zou kunnen hebben – en dat zijn er nogal wat – maar McCullough? Ze kan eigenlijk niets verzinnen, afgezien van wat voor de hand ligt: 'Al het gedoe tussen jouw familie en mijn vader is met hem de grond in gegaan. Ik ben de enige die nog over is, en bloedvetes interesseren me niet.'

McCullough blokkeert inmiddels de doorgang, met zijn benen stevig in de sneeuw en zijn vinger nog steeds op de trekker. Zijn huid heeft dat paarsblauw gevlekte van iemand die te dronken is om te beseffen hoe koud hij het heeft. Waarschijnlijk ook te dronken om goed te kunnen mikken, maar daar gokt ze liever niet op. Ze verplaatst haar gewicht zodat haar lastdier de pas vertraagt; haar blik glijdt naar opzij. De oevers van de beek zijn te steil en te dichtbebost om erdoor te kunnen. Ze zal hem dus moeten overhalen om aan de kant te gaan, of ze moet dwars over hem heen rijden, en de verleiding om dat laatste te doen is groot.

De oren van de muilezel schieten naar achteren. In de stilte kan ze haar eigen hartslag horen, een voortdurend bonzen in haar oren. Zo hard heeft ze het nog nooit gehoord, denkt ze even afwezig. 'Ik doe gewoon mijn werk, meneer McCullough. Ik zou het op prijs stellen als u me erdoor laat.'

Hij fronst en hoort de mogelijke belediging in haar net iets te beleefde gebruik van zijn naam, en als hij zijn geweer beweegt, dringt tot haar door hoe stom ze is geweest.

'Je wérk... Je vindt jezelf heel wat, hè? Weet je wat jij nodig hebt?' Hij spuugt luid en duidelijk, en wacht op antwoord. 'Ik zei: weet je wat jij nodig hebt, meid?'

'Ik vermoed dat mijn antwoord op die vraag kilometers verschilt van het uwe.'

'Wijsneus die je bent. Denk je nou echt dat wij niet doorhebben waar je mee bezig bent? Denk je nou echt dat wij niet doorhebben wat jij onder fatsoenlijke, godvrezende vrouwen aan het verspreiden bent? Wij hebben je heus wel in de smiezen. Jij hebt de duivel in je, Margery O'Hare, en er is maar één manier om die uit een meid als jij te verjagen.'

'Nou, ik zou het heel gezellig vinden om af te stappen om daarover te bomen, maar ik moet door met mijn ronde, dus misschien kunnen we dit een andere keer –'

McCullough brengt zijn geweer omhoog. 'Hou die verdomde bek van je.'

Charley beweegt onrustig. Haar hart ligt als een ijzige steen in haar borst. Als ze zich omdraait en wegvlucht, zal hij haar neerschieten. De enige weg die ze kan nemen is die langs de beek; de grond ligt er vol met losse kiezels, en de bomen staan te dicht op elkaar om vooruit te komen. Er is in de wijde omtrek geen mens te bekennen, weet ze, op de oude Nancy na, die haar nu langzaam over de berg tegemoet loopt. Ze is alleen, en hij weet het.

Zacht zegt hij: 'Ik zei, stap af. Nú.' Hij komt twee passen dichterbij, en zijn voetstappen knerpen in de sneeuw.

En daar heb je de naakte waarheid, voor haar en voor alle vrouwen in deze streken: het doet er niet toe hoe slim je bent, hoe onafhankelijk – je verliest het altijd van een idioot met een wapen. De loop van zijn geweer is nu zo dichtbij dat ze in twee eindeloze zwarte gaten staart. Grommend laat hij het plotseling zakken, slingert de geweerriem over zijn schouder en grijpt haar teugels. De muilezel maakt een draai, zodat ze voorover valt, tegen zijn hals aan. Ze voelt dat McCullough naar haar dij graait terwijl hij met zijn andere hand zijn geweer nogmaals pakt. Zijn adem is zuur van de drank, en zijn hand zit onder de vuilkorsten; elke cel in haar lichaam walgt van het gevoel. En dan hoort ze het Nancy's gezang, in de verte.

'Oh, what peace we often forfeit!
Oh, what needless pain we bear –'

Zijn hoofd schiet omhoog. Ze hoort een *Nee!* en beseft verbaasd dat het uit haar eigen mond kwam. Zijn vingers grijpen en trekken aan haar, een arm wil haar om haar middel pakken, waardoor ze haar balans verliest; in zijn vastberaden greep, zijn stinkende adem, voelt ze dat haar toekomst vervormt tot iets zwarts en afschuwelijks. Maar de kou maakt hem klunzig. Onhandig wil hij zijn wapen weer pakken, met zijn rug naar haar toe, en op dat moment ziet ze haar kans. Ze steekt haar linkerhand in haar zadeltas en als hij zijn hoofd omdraait laat ze de teugels vallen, pakt met haar rechterhand een boek en zwaait dat zware boek zo hard ze kan, *pats*, in zijn gezicht. Zijn geweer gaat af, het geluid is een driedimensionale *knal!* die tussen de bomen heen en weer schiet en ze hoort dat het zingen even stopt, en ze hoort vogels opvliegen; een glanzende zwarte wolk van klapwiekende vleugels. Als McCullough op de grond valt, steigert de muilezel en schiet hij angstig naar voren en struikelt over de man; haar adem stokt en ze moet de zadelknop vastgrijpen om te blijven zitten. En dan rijdt ze weg langs de bedding van de beek, met gierende ademhaling, haar hart bonkend, erop vertrouwend dat de zelfverzekerde poten van haar dier wel grip zullen vinden in het opspattende, ijskoude water. Ze durft niet om te kijken of McCullough al is opgestaan en achter haar aan komt.

1

Drie maanden eerder

Iedereen was het erover eens, terwijl men zich koelte toewuifde voor de winkel of schaduw zocht onder de eucalyptusbomen: het was abnormaal warm voor september. Het raadhuis in Baileyville rook zwaar naar groene zeep en verschaald parfum, tegen elkaar aan geperste lijven in zondagse poplin jurken en zomerkostuums. De hitte was zelfs door de planken muren gedrongen, zodat het hout kraakte en zuchtte uit protest. Dicht tegen Bennett aan gedrukt, terwijl die langs de volle rijen schuifelde en iedereen die nauwelijks verholen zuchtte zijn excuses aanbood, zou Alice zweren dat ze voelde hoe de hitte van al die lichamen het hare binnendrong als ze wat naar achteren leunden om hen te laten passeren.

Neem me niet kwalijk. Neem me niet kwalijk.

Uiteindelijk was Bennett bij de twee lege zitplaatsen en Alice, met gloeiende wangen van schaamte, ging zitten, en ze negeerde de zijdelingse blikken van de mensen om hen heen. Bennett keek omlaag naar zijn revers, veegde er een denkbeeldig pluisje af, en zag toen haar rok.

'Je hebt je niet omgekleed?' zei hij zachtjes.

'Je zei dat we te laat kwamen.'

'Dat wil niet zeggen dat je in je huiskleding de deur uit kon.'

Ze was bezig geweest een *cottage pie* te maken, om Annie te stimuleren ook eens iets anders op tafel te zetten dan die zware kost uit het zuiden. Maar de aardappels waren groen en het was haar niet gelukt de temperatuur van de oven onder controle te krijgen en toen ze het vlees op de grillplaat legde, kwam ze onder de vetspatten te zitten. En toen Bennett binnenkwam om haar te halen (ze was uiteraard de tijd vergeten), snapte hij absoluut niet waarom ze de culinaire zaken niet gewoon aan de huishoudster overliet, terwijl er dadelijk zo'n belangrijke bijeenkomst zou plaatsvinden.

Alice legde haar hand op de grootste vlek op haar rok en nam zich voor die daar het komende uur te laten liggen. Want zo lang zou het duren, een uur. Of twee. Of – God sta haar bij – drie.

De kerk en bijeenkomsten. Bijeenkomsten en de kerk. Soms had Alice Van Cleve het gevoel dat ze gewoon het ene saaie tijdverdrijf voor het andere had ingeruild. Die ochtend nog had dominee McIntosh in de kerk bijna twee uur lang gereciteerd over de zondaren die kennelijk precies op dat moment hun goddeloze overwicht op het kleine stadje aan het uitoefenen waren, en nu zat hij zichzelf koelte toe te wuiven en leek zich verontrustend genoeg op te maken om alweer het woord te nemen.

'Doe je schoenen weer aan,' fluisterde Bennett. 'Straks ziet iemand je nog.'

'Het is zo warm,' zei ze. 'En ik heb Engelse voeten. Die zijn niet gewend aan dit soort temperaturen.'

Ze voelde de vermoeide afkeur van haar echtgenoot eerder dan dat ze die zag. Maar ze had het te warm en was ze te moe om het zich aan te trekken, en de stem van de spreker had iets slaapverwekkends, zodat ze maar een paar woorden meekreeg: *ontkiemen... zaadlijsten... kaf... papieren zakken...* en de rest kon haar eigenlijk niet schelen.

Haar was verteld dat het huwelijksleven een avontuur zou zijn. Reizen naar een nieuw land! (Ze was per slot van rekening met een Amerikaan getrouwd.) Nieuw eten! Een nieuwe cultuur! Nieuwe ervaringen! Ze had zich een leven in New York voorgesteld, waar ze in een leuke deux-pièces levendige restaurants bezocht, of over drukke trottoirs wandelde. In haar brieven naar huis zou ze pochen over alles wat ze meemaakte. *O, Alice Wright? Was zij niet dat meisje dat met die knappe Amerikaan is getrouwd? Ja, ik kreeg laatst een ansichtkaart van haar; ze was in de Metropolitan Opera, of Carnegie Hall...*

Niemand had haar gewaarschuwd dat er ook zoveel geklets over nette serviezen met oude tantes bij kwam kijken, zoveel zinloos stopwerk en quilten; of, nog erger, zo ontzettend veel tergend saaie preken. Eindeloze preken en bijeenkomsten, die jaren leken te duren. Ach, wat waren die mannen toch dol op het geluid van hun eigen stem! Het leek wel alsof ze vier keer per week en uren achter elkaar uitgefoeterd werd.

De Van Cleves hadden op de terugtocht maar liefst dertien kerken aangedaan, en de enige preek die Alice goed vond was in Charleston, waar de dominee zo lang doorging dat zijn gemeente het geduld verloor en had besloten om hem, als één man, 'van de kansel te zingen' – hem met hun gezang het zwijgen op te leggen, totdat het hem duidelijk was dat ze er genoeg van hadden en hij nogal gepikeerd zijn religieuze winkel dichtgooide. Ze had gegiecheld om zijn vruchteloze pogingen om boven hen uit te komen terwijl hun stemmen steeds luider en vastberadener aanzwollen.

De gemeente in Baileyville, in Kentucky, leek haar teleurstellend geboeid.

'Trek ze nou maar weer aan, Alice. Alsjeblieft.'

Ze zag mevrouw Schmidt zitten, in wier salon ze twee weken daarvoor thee had gedronken, en keek weer voor zich uit, want ze wilde niet té vriendelijk overkomen. Straks zou ze nog een keer worden uitgenodigd.

'Dank je, Hank, voor je advies over het bewaren van zaadlijsten. Je hebt ons veel stof tot nadenken gegeven.'

Terwijl Alice haar voeten in haar schoenen liet glijden, voegde de dominee eraan toe: 'O nee, dames en heren, staat u nog niet op. Mevrouw Brady wil nog graag een ogenblik van uw tijd.'

Alice, die inmiddels wel wist hoe laat het was, haalde haar voeten weer uit haar schoenen. Een kleine vrouw van middelbare leeftijd liep naar voren; het soort vrouw dat haar vader zou omschrijven als 'goed gestoffeerd', met de stevige vulling en solide rondingen van een topkwaliteit bank.

'Het gaat over de rondreizende bibliotheek,' zei ze, terwijl ze zachtjes wapperde met een witte waaier en haar hoedje rechtzette. 'Er zijn wat ontwíkkelingen waar ik graag uw aandacht voor wil vragen.

'We weten allemaal wat voor... eh... verwóéstende gevolgen de Depressie op dit prachtige land heeft gehad. Er is zoveel aandacht geweest voor overleven dat veel andere aspecten van ons leven op de achtergrond zijn geraakt. Sommigen van u zullen al weten wat voor fantástische dingen president en mevrouw Roosevelt hebben gedaan om de geletterdheid en leren weer onder de aandacht te brengen. Nu is het zo dat ik eerder deze week het voorrecht had om een theepartij bij te wonen met mevrouw Lena Nofcier, voorzitster van de Library Service voor de Kentucky PTA, en zij vertelde ons dat de Works Progress Commission als onderdeel van haar werkzaamheden een mobiele bibliotheek heeft opgericht in verschillende staten; zelfs hier in Kentucky zijn er een paar. Misschien hebben jullie al wel gehoord over de bibliotheek die is opgezet in Harlan County? Ja? Nou, die slaat dus ongelófelijk aan. Onder toezicht van mevrouw Roosevelt zelf en de WPA –'

'Ze is van de Episcopaalse Kerk.'

'Wat?'

'Roosevelt. Die is van de Episcopaalse Kerk.'

Mevrouw Brady's wang vertrok. 'Nou, dat zullen we haar niet aanrekenen. Ze is onze *first lady*, en ze is van plan grootse dingen te doen voor ons land.'

'Ze zou haar plaats moeten kennen, in plaats van overal onrust te stoken.' Een man met hangwangen en een licht linnen pak schudde zijn hoofd en keek om zich heen, op zoek naar medestanders.

Aan de andere kant van het gangpad boog Peggy Foreman naar voren om haar rok recht te trekken, precies op het moment dat Alice haar kant op keek, zodat het leek alsof Alice naar haar had zitten staren. Peggy keek haar verontwaardigd aan en stak haar kleine neusje de lucht in om vervolgens het meisje naast haar iets toe te fluisteren, dat nu ook naar voren leunde om Alice al even onvriendelijk aan te kijken. Alice ging naar achteren zitten en deed haar best de blos die naar haar wangen steeg de kop in te drukken.

Alice, je zult hier nooit aarden als je niet wat vrienden maakt, zei Bennett steeds maar, alsof ze Peggy Foreman en die zure vriendinnen van haar voor zich zou kunnen winnen.

'Je liefje is me weer aan het vervloeken,' zei Alice zachtjes.

'Ze is mijn liefje niet.'

'Dat dacht zij anders wel.'

'Ik heb het toch uitgelegd. We waren nog jong. En toen kwam ik jou tegen en... Nou ja, dat is allemaal voorbij.'

'Het zou fijn zijn als je dat ook eens tegen haar zegt.'

Hij kwam wat dichterbij. 'Alice, zo terughoudend als jij doet, de mensen beginnen te denken dat je een beetje... afstandelijk bent...'

'Ik ben Engels, Bennett. Wij zijn niet gemaakt om... hartelijk te doen.'

'Ik vind gewoon, hoe meer betrokken jij raakt, des te beter dat is voor ons allebei. Dat vindt pa ook.'

'O ja, is dat zo?'

'Hou op.'

Mevrouw Brady keek hen even boos aan. 'Zoals ik al zei: dankzij het succes van deze organisatie in de ons omringende staten, heeft de WPA fondsen beschikbaar gesteld waarmee we ook hier in Lee County onze eigen reizende bibliotheek kunnen opzetten.'

Alice onderdrukte een geeuw.

Thuis op het dressoir stond een foto van Bennett in zijn honkbaltenue. Hij had net een homerun geslagen en uit zijn blik sprak wonderlijke concentratie en vreugde, alsof hij op dat moment boven zichzelf uitsteeg. Keek hij maar eens zo naar haar, dacht ze.

Maar als ze er zo eens over nadacht, besefte Alice Van Cleve wel dat haar huwelijk het gevolg was van een reeks toevalligheden, te beginnen met een porseleinen hondje dat brak toen zij en Jenny Fitzwalter een potje aan het badmintonnen waren in huis (het regende; wat moesten ze anders?) en uitmondend in haar schorsing van de secretaresseopleiding omdat ze altijd te laat kwam, en tot slot haar kennelijk onoorbare uitbarsting tegen haar vaders baas tijdens een kerstborrel. ('Maar hij legde zijn hand op mijn achterste toen ik rondging met de pasteitjes!' protesteerde Alice. 'Doe niet zo ordinair, Alice,' zei haar moeder huiverend.) Deze drie gebeurtenissen – en nog een voorval met de vrienden van haar broer Gideon, te veel rumpunch en een verpest vloerkleed (Ze wist helemaal niet dat er alcohol in de punch zat! Dat had niemand haar verteld!) – hadden ertoe geleid dat haar ouders haar hadden gedwongen tot 'een periode van reflectie', wat eigenlijk 'huisarrest' bleek te betekenen. Ze had hen in de keuken horen praten: 'Zo is ze altijd al geweest. Ze is precies jouw tante Harriet,' had vader misprijzend gezegd, en moeder had toen twee hele dagen niets meer tegen hem gezegd, alsof het idee dat Alice het product was van háár genenlijn een ongemene belediging was.

En dus werd zij tijdens die lange winter, waarin Gideon een eindeloze reeks dansfeesten en cocktailparty's afliep, hele weekends verdween om bij vrienden te logeren of in Londen te fuiven, steeds minder vaak uitgenodigd en zat ze thuis halfhartig aan haar slordige borduurwerkje te prutsen, en bestonden haar enige uitjes uit bezoekjes aan oudere familieleden of bijeenkomsten van de Vrouwenbond, samen met haar moeder, waar de gesprekken meestal gingen over taart, bloemschikken en het boek *Lives of the Saints*, alsof het plan was om haar te laten sterven van verveling. Ze vroeg Gideon na een tijdje niet meer naar zijn verhalen, want dan voelde ze zich alleen maar zieliger. In plaats daarvan speelde ze mokkend canasta, bedroog ze de boel bij Monopoly, en lag ze aan de keukentafel met haar gezicht op haar onderarmen te luisteren naar de radio, met zijn beloften over een wereld ver van haar eigen verstikkende leven.

Dus toen Bennett Van Cleve twee maanden later onverwacht langskwam, op een zondagmiddag na het lentefeest van de dominee – met zijn Amerikaanse accent, zijn vierkante kaak en blonde haar, en de geuren van een wereld duizenden kilometers van Surrey verwijderd – had hij eerlijk gezegd net zo goed de Gebochelde van de Notre Dame kunnen zijn, want dan nog had ze het een prachtidee gevonden om bij hem in zijn lawaaiige klokkentoren in te trekken.

Mannen vergaapten zich vaak aan Alice, en Bennett was meteen smoorverliefd op het elegante Engelse meisje met haar enorme ogen en golvende blonde bobkapsel en de heldere staccatostem die hij thuis in Lexington van geen enkel meisje kende, het meisje dat, zoals zijn vader opmerkte, evengoed een Britse prinses had kunnen zijn met haar verfijnde manieren. Zo elegant als zij haar theekopje naar haar mond bracht. Toen Alice' moeder opmerkte dat ze inderdaad een hertogin in de familie hadden, aangetrouwd, twee generaties terug, ontplofte de oudere Van Cleve bijna van vreugde. 'Een hertogin? Een adellijke hertogin? O, Bennett, wat had je moeder dat geweldig gevonden.'

Vader en zoon waren op missie in Europa met de Combined Ministry of East Kentucky Under God, om te zien hoe de christenen hun geloof beleden buiten Amerika. Meneer Van Cleve had de reis van een aantal mensen uit eigen zak bekostigd, ter ere van zijn overleden echtgenote Dolores, zoals hij graag mocht verkondigen als er ook maar even een stilte in het gesprek viel. Hij mocht dan een zakenman zijn, maar dat had niets, maar dan ook níéts te betekenen als hij dat niet onder leiding van de Heer zou doen. Alice had de indruk dat hij nogal geschokt was door de bescheiden en bepaald niet fanatieke religieuze uitingen in St Mary's on the Common; en de gemeente was behoorlijk geschrokken toen dominee McIntosh uitbundig hel en verdoemenis begon te verkondigen (die arme mevrouw Arbuthnot moest door een zijdeur worden afgevoerd voor wat frisse lucht). Maar al ontbrak het de Britten dan aan devotie, merkte meneer Van Cleve op, ze maakten dat tekort ruimschoots goed met hun kerkgebouwen, hun kathedralen en al die geschíédenis. *En was dat soms niet een spirituele beleving op zich?*

Ondertussen hadden Alice en Bennett het druk met hun eigen, iets minder heilige beleving. Ze namen afscheid met ineengeslagen handen en vurige blikken, van het soort dat des te heftiger oplaait bij het vooruitzicht dat ze elkaar binnenkort nooit meer zouden zien. Ze schreven elkaar brieven tijdens zijn tussenstop in Reims, en later in Barcelona en Madrid. Hun correspondentie bereikte een koortsachtig hoogtepunt toen hij in Rome aankwam, en op de terugweg was het alleen voor de leden van het huishouden die niet hadden opgelet een verrassing dat Bennett haar ten huwelijk vroeg, en Alice, met de voortvarendheid van een vogel wiens kooi ineens opengaat, aarzelde hooguit een halve seconde voor ze ja zei tegen haar smachtende – en prachtig gebruinde – Amerikaan. Wie zou er nou geen ja zeggen tegen een knappe man met zo'n kaaklijn, die naar haar keek alsof ze een juweel was? Terwijl de rest haar bekeek alsof ze een besmettelijke ziekte had.

'Je bent gewoon perfect,' zei Bennett steeds tegen haar, en hij hield zijn duim en wijsvinger om haar smalle pols als ze op de schommelbank in de tuin van haar ouders zaten, hun kragen omhoog tegen de wind en de ogen van hun welwillende vaders vanuit de ramen van de bibliotheek op hen gericht, ieder om zijn eigen redenen stiekem opgelucht met deze match. 'Je bent zo teer en zo elegant. Als een volbloed.' O, en hoe hij dat úítsprak!

'En jij bent idioot knap. Je lijkt wel een filmster.'

'Moeder zou dol op je geweest zijn.' Hij liet een vinger langs haar nek omlaagglijden. 'Je bent net een porseleinen popje.'

Een halfjaar later wist Alice vrij zeker dat hij haar niet meer zag als een porseleinen popje.

Ze waren snel getrouwd, omdat meneer Van Cleve weer aan het werk moest. Alice had het gevoel alsof haar kansen gekeerd waren: zo mistroostig als ze de hele winter was geweest, zo blij en opgewekt was ze nu. Haar moeder had haar hutkoffer ingepakt met dezelfde enigszins ongepaste verrukking als waarmee ze iedereen om zich heen had verteld over de geweldige echtgenoot van Alice en zijn vader, een rijke fabrikant. Dat zou leuk zijn geweest als ze zelfs maar een piezeltje rouwig had geleken bij het idee dat haar enige dochter zou verhuizen naar een deel van Amerika dat niemand die ze kende ooit had bezocht. Maar ja, Alice was waarschijnlijk even blij dat ze weg kon. Alleen haar broer was openlijk verdrietig, al wist ze vrij zeker dat hij daar tijdens zijn volgende weekenduitje wel weer van zou herstellen. 'Ik kom je natuurlijk opzoeken,' zei Gideon. Ze wisten allebei dat dat nooit zou gebeuren.

De huwelijksreis van Bennett en Alice bestond uit de vijfdaagse terugreis naar de Verenigde Staten over zee, gevolgd door de tocht over land van New York naar Kentucky. (Ze had Kentucky opgezocht in de encyclopedie en was nogal ingenomen met alle paardenrennen die er plaatsvonden. Het klonk als een Derby Day die het hele jaar duurde.) Ze gilde van opwinding om alles: hun enorme auto, de omvang van de gigantische oceaanstomer, de diamanten hanger die Bennett voor haar had gekocht in een winkel in de

Burlington Arcade in Londen. Ze vond het niet erg dat meneer Van Cleve hen de hele reis vergezelde. Het zou immers ook onbeleefd zijn om de oude man aan zijn lot over te laten, en zelf was ze te opgewonden door het idee weg te kunnen uit Surrey, met zijn stille salons op zondag en de permanente afkeuring, om er bezwaar tegen te hebben.

Als Alice het al jammer vond dat meneer Van Cleve aan hen vastgeplakt leek als een zeeslak, drukte ze die teleurstelling de kop in, en deed ze haar best om de schattige versie van zichzelf te zijn waar de twee mannen kennelijk op rekenden. Op het stoomschip tussen Southampton en New York konden zij en Bennett in elk geval na het avondeten een paar uurtjes alleen een wandeling aan dek maken, omdat zijn vader dan aan het werk was of met de ouderlingen zat te praten aan de tafel van de kapitein. Dan trok Bennett haar met zijn sterke armen tegen zich aan, en zij stak haar linkerhand met de fonkelnieuwe gouden trouwring omhoog, en verbaasde zich over het feit dat zij, Alice, een *getrouwde vrouw* was. En eenmaal in Kentucky, hield ze zichzelf voor, zou ze pas écht getrouwd zijn, aangezien ze dan niet met zijn drieën een hut hoefden te delen, ook al hing daar een gordijn tussen hun slaapgedeelten.

'Het is niet bepaald de uitzet die ik voor me zag,' fluisterde ze in haar hemd en pyjamabroek. Ze voelde zich niet op haar gemak in minder, aangezien Van Cleve senior een keer, nog half slapend, het gordijn voor hun tweepersoonskooi met dat voor het toilet had verward.

Bennett kuste haar op haar voorhoofd. 'Het zou sowieso niet goed voelen met vader zo dichtbij,' fluisterde hij terug. Hij legde het lange kussen tussen hen in ('Ik ben bang dat ik me anders niet kan beheersen') en zo lagen ze zij aan zij, kuis hand in hand in het donker, hoorbaar ademhalend terwijl het gigantische schip onder hen trilde.

Als ze erop terugkeek, stond die lange tocht bol van onderdrukt verlangen, heimelijke kussen achter reddingsboten, en haar fantasie die op hol sloeg terwijl de zee onder hen deinde. 'Je bent zo mooi. Als we thuis zijn, is het allemaal anders,' mompelde hij dan in haar oor, en zij keek op naar zijn prachtig gebeeldhouwde gezicht en verstopte het hare in zijn zoetgeurende nek, zich afvragend of ze het wel zo lang zou volhouden.

En toen, na de eindeloze autorit van New York naar Kentucky, en de overnachtingen bij deze en gene dominee, had Bennett aangekondigd dat ze niet in Lexington zouden wonen, zoals ze had aangenomen, maar in een klein stadje, een eindje verder naar het zuiden. Ze passeerden de stad, en reden maar door over steeds smallere en stoffiger wegen, en de groepjes willekeurig bij elkaar geplaatste huizen stonden steeds verder uit elkaar en werden overschaduwd door enorme met bomen begroeide bergen. Het was prima, verzekerde ze hem, en ze verborg haar teleurstelling toen ze de hoofdstraat van Baileyville zag, met zijn handjevol bakstenen gebouwen en smalle weggetjes die zich uitstrekten in het niets. Ze was dol op het platteland, hoor. En ze konden toch tripjes naar de stad maken, zoals haar moeder als ze naar Simpson's op The Strand ging? Ze deed enorm haar best om ook zo opgewekt te reageren op de ontdekking dat ze in elk geval het eerste jaar bij meneer Van Cleve in huis zouden wonen. ('Ik kan vader niet alleen laten zolang hij nog rouwt om moeder. Tenminste, voorlopig niet. Niet zo teleurgesteld kijken, lieveling. Het is het op een na grootste huis van de stad. En we hebben er onze eigen kamer.') En toen ze eindelijk samen in die kamer waren, ging het natuurlijk allemaal mis op een manier waar ze niet eens woorden voor had, als ze het zou moeten uitleggen.

Even tandenknarsend als ze haar kostschooltijd en paardrijlessen had doorstaan, deed Alice haar best om zich aan te passen aan het leven in dat kleine stadje in Kentucky. Het was nogal een cultuurshock. Ze zag wel een zekere woeste schoonheid in het landschap, als ze echt goed keek naar die enorme luchten, de lege wegen, de verschillende soorten licht, de bergen waar tussen de duizenden bomen heuse wilde beren rondwaarden, en waar adelaars langs de toppen scheerden. De omvang van alles boezemde haar ontzag in: de gigantische afstanden tot alles, waardoor ze haar hele perspectief had moeten aanpassen. Maar in werkelijkheid, zo schreef ze in haar wekelijkse brieven aan Gideon, was alles er verder nogal onuitstaanbaar. Ze vond het leven in het grote witte huis verstikkend, al nam Annie, de uitermate zwijgzame huishoudster, haar bijna al het werk uit handen. Het was inderdaad een van de grootste huizen in de stad, maar het stond bomvol zware antieke meubelstukken, en overal stonden foto's van de overleden mevrouw Van Cleve of ornamenten in de vorm van breed grijnzende porseleinen poppen die volgens de mannen in huis 'moeders lievelingen' waren, mocht Alice het in haar hoofd halen ze ook maar een centimeter te verplaatsen. Mevrouw Van Cleve's strenge, vrome invloed hing als een doodskleed over het huis.

Moeder zou het niet mooi hebben gevonden, die kussens daar, toch, Bennett?

O nee, moeder had heel stringente opvattingen over kussens en dat soort dingen.

Moeder was ook zo dol op haar geborduurde psalmen. En heeft dominee McIntosh niet gezegd dat hij in heel Kentucky geen vrouw kende met zo'n fraaie festonsteek?

Ze vond de voortdurende aanwezigheid van meneer Van Cleve aanmatigend: hij besloot wat ze deden, wat ze aten, hoe hun dagelijkse routine eruitzag. Hij moest en zou overal bij zijn; zelfs als Bennett en zij naar de grammofoon wilden luisteren op hun eigen kamer kwam hij onaangekondigd binnenstormen. 'Ah, dus we hebben muziek? Jullie moeten Bill Monroe eens opzetten. Niets mooiers dan die goeie ouwe Bill. Toe dan, jongen, hou eens op met dat lawaai en zet die ouwe Bill op.'

Als hij een paar glazen bourbon op had, was het helemaal erg, en Annie zocht altijd een excuus om zich in de keuken te verschuilen voor hij zich kwaad maakte en aanmerkingen kon maken op het avondeten. Hij was gewoon in de rouw, mompelde Bennett dan. Je kon het hem niet kwalijk nemen dat hij niet alleen wilde zijn met zijn gedachten.

Ze kwam er al snel achter dat Bennett zijn vader nooit tegensprak. De paar keer dat zij voor haar eigen mening uitgekomen was en heel kalm had gezegd dat zij nooit een groot fan van karbonades was geweest – of dat ze jazzmuziek heerlijk vond – lieten de twee mannen hun vorken zakken en staarden haar zo geschokt en afkeurend aan dat je zou denken dat ze spiernaakt op tafel stond te dansen. 'Waarom doe je toch zo tegendraads, Alice?' fluisterde

Bennett dan, als zijn vader was opgestaan om Annie blaffend orders te geven. Ze had al vlug door dat het veiliger was om haar mening voortaan voor zich te houden.

En buitenshuis was het nauwelijks beter: de mensen in Baileyville bekeken haar met dezelfde achterdocht als waarmee ze alles bekeken wat 'vreemd' was. De meeste mensen in de stad waren boeren die hun hele leven binnen een straal van een paar kilometer leefden en die alles van elkaar wisten. Kennelijk werkten er buitenlanders bij Hoffman Mining, de mijn waar zo'n vijfhonderd mijnwerkersgezinnen van over de hele wereld woonden, en waar meneer Van Cleve de leiding had. Maar aangezien de meeste mijnwerkers daar in arbeidershuisjes woonden van het bedrijf, hun boodschappen deden in de winkel van het bedrijf en ook naar de school en de dokter van het bedrijf gingen, en aangezien ze geen karren of paarden hadden omdat ze daar te arm voor waren, kwamen maar heel weinig van deze mensen ooit in Baileyville.

Elke ochtend reden meneer Van Cleve en Bennett in de auto van meneer Van Cleve naar de mijn, en ze kwamen iets na zessen weer terug. In de tussentijd zat Alice weg te kwijnen in een huis dat het hare niet was. Ze probeerde vriendschap te sluiten met Annie, maar de vrouw had haar door middel van een combinatie van stilzwijgen en overmatig kordaat huishoudelijk werk te verstaan gegeven dat ze niet van plan was om met haar te praten. Alice had aangeboden om zelf te koken, maar Annie liet haar weten dat meneer Van Cleve heel kieskeurig was als het op eten aankwam, en dat hij alleen hield van zuidelijke gerechten, terecht aannemend dat Alice daar geen kaas van had gegeten.

De meeste huishoudens verbouwden hun eigen groente en fruit, en bijna iedereen had wel een paar varkens of een stel kippen. Er was één kruidenierszaak, waar enorme zakken bloem en suiker in de deuropening opgesteld stonden, en met planken vol met conserven. En er was ook maar één restaurant: de Nice 'N' Quick, met zijn groene deur, de stevige vermaning aan gasten dat schoeisel verplicht was en waar ze dingen serveerden waar ze nog nooit van had gehoord, zoals gebakken groene tomaten en een vreemd soort boerenkool en dingen die ze *biscuits* noemden, maar die helemaal niet op biscuits leken, maar eerder op een kruising tussen een

knoedel en een scone. Ze had een keer een poging gewaagd om ze zelf te maken, maar ze kwamen niet zacht en sponzig van het temperamentvolle fornuis, zoals die van Annie, maar zo hard dat ze een bord deden rammelen als ze ze erop liet vallen (ze durfde er iets om te verwedden dat Annie ze had behekst).

Ze was een paar keer uitgenodigd op de thee bij dames uit de buurt en probeerde wel een gesprek met hen aan te knopen, maar ze had hun niet zoveel te vertellen, want ze was hopeloos in quilten en dat scheen hier de grootste hobby te zijn, en ze kon ook niet delen in de roddels want al die namen zeiden haar niets. En elke theepartij ging het weer over het feit dat Alice *biscuits* had aangeboden in plaats van *cookies* (wat de andere vrouwen om te gillen vonden).

Uiteindelijk was het het gemakkelijkst om maar gewoon op haar bed in hun slaapkamer te blijven zitten met een paar tijdschriften die ze uit Engeland meegenomen had, of om Gideon maar weer een brief te schrijven waarin ze probeerde niet te laten blijken hoe ongelukkig ze was.

Zo zoetjesaan had ze ingezien dat ze in feite de ene huiselijke gevangenis had ingeruild voor de andere. Er waren dagen dat ze het niet meer aankon, de aanblik van Bennetts vader die op de veranda in zijn piepende schommelstoel de Heilige Schrift zat te lezen ('Gods woord is de enige geestelijke stimulans die wij nodig hebben, zoals moeder altijd zei'), terwijl ze de lucht zat in te ademen van de in olie gedrenkte lappen die ze altijd aanstaken om de muggen te weren en ondertussen de sleetse plekken in zijn kleding verstelde ('God heeft een hekel aan verspilling, en deze broek is pas vier jaar oud, Alice, hij kan nog jaren mee'). Alice mokte inwendig dat als God in het schemerdonker andermans oude broek zou moeten repareren, Hij waarschijnlijk een mooie nieuwe had gekocht bij Arthur J. Harmon's Gentleman's Store in Lexington, maar ze toonde een zuinig glimlachje en kneep haar ogen nog wat verder tot spleetjes om het stiksel te kunnen zien. Ondertussen droeg Bennett steeds vaker het gezicht van iemand die erbij gelapt was, maar niet precies wist wáárbij, en hoe het zover had kunnen komen.

'Wat is dat überhaupt, een reizende bibliotheek?' Alice schrok op uit haar dagdroom door een vinnige stoot van Bennetts elleboog.

'Ze hebben er eentje in Mississippi, daar gebruiken ze boten,' riep een stem van achter in de kerk.

'Met een boot zul je onze beken niet op en neer kunnen varen. Te ondiep.'

'Volgens mij is het plan om paarden te gebruiken,' zei mevrouw Brady.

'Gaan ze te paard de rivier op en neer? Wat een malligheid.'

De eerste levering boeken was uit Chicago aangekomen, zei mevrouw Brady, en er waren er nog meer onderweg. Er zat een breed assortiment romans tussen, van Mark Twain tot Shakespeare, en praktische boeken, met recepten, tips voor het huishouden, en hulp bij het opvoeden. Er zouden zelfs stripboeken bij zitten; een onthulling die aan een paar van de kinderen een opgewonden gilletje ontlokte.

Alice keek op haar horloge en vroeg zich af wanneer ze haar schaafijs zou halen. Het enige fijne aan dit soort bijeenkomsten was dat ze niet de hele avond thuis opgesloten zaten. Ze vreesde de winters nu al, want dan zou het lastiger worden om excuses te vinden om te ontsnappen.

'Welke man heeft nou tijd om er op zijn paard op uit te gaan? We moeten werken, niet op bezoek gaan met de nieuwste *Ladies' Home Journal*.' Er werd zachtjes gegniffeld.

'Tom Faraday mag anders graag het damesondergoed in de Sears-catalogus bekijken. Het schijnt dat hij er uren mee op het privaat zit!'

'Meneer Porteous!'

'Het zijn ook geen mannen, het zijn vrouwen,' zei een stem.

Het bleef even stil.

Alice draaide zich om, om te kijken. Er stond een vrouw tegen de deuren achterin geleund. Ze droeg een blauwkatoenen jas, met opgerolde mouwen. Ze droeg een leren rijbroek en haar laarzen waren niet gepoetst. Ze was misschien eind dertig, begin veertig, had een knap gezicht en droeg haar lange donkere haar in een scheve knot.

'Het zijn vrouwen die de boeken rondbrengen.'

'Vrouwen?'

‘Helemaal alleen?’ vroeg een mannenstem.

‘Ik geloof dat God hun twee armen en twee benen heeft gegeven, net als mannen.’

Er klonk kort gemompel in het publiek. Alice tuurde geïntrigeerd naar de vrouw.

‘Dank je, Margery. In Harlan County hebben ze zes vrouwen en ze hebben er een heel systeem opgezet, en zoals ik zei, wij gaan hier iets soortgelijks doen. We hebben al twee bibliothecaressen, en meneer Guisler is zo vriendelijk geweest om ons een paar van zijn paarden te lenen. Ik zou graag van de gelegenheid gebruikmaken om hem te bedanken voor zijn vrijgevigheid.’

Mevrouw Brady gebaarde de vrouw bij de deur om naar voren te komen. ‘Velen van jullie kennen juffrouw O’Hare natuurlijk –’

‘O ja, de O’Hares, die kennen we wel.’

‘Dan weten jullie ook dat zij de afgelopen weken heeft geholpen om dit allemaal op te zetten. We hebben ook Beth Pinker… Sta eens op, Beth…’ Een sproeterig meisje met een stomp neusje en donkerblond haar stond verlegen op en ging meteen weer zitten. ‘Ze werkt samen met juffrouw O’Hare. Een van de vele redenen waarom ik u wilde toespreken, is dat we meer dames nodig hebben die basale kennis hebben van literatuur en organisatie, zodat we verder kunnen met dit waardevolle maatschappelijke project.’

Meneer Guisler, de paardenhandelaar, stak een hand op. Hij kwam overeind en aarzelde even voor hij zacht maar beslist zei: ‘Ik vind het een heel goed idee. Mijn moeder hield ontzettend van boeken en ik heb mijn oude melkschuur aangeboden als behuizing voor de bibliotheek. Ik vind dat elk verstandig mens dit initiatief zou moeten steunen. Dank u.’ Hij ging weer zitten.

Margery O’Hare leunde met haar achterste tegen de tafel voor in de zaal en staarde kalm naar de zee van gezichten. Alice hoorde vaag ontevreden gemompel door de hele zaal, en het leek zich op Margery te richten. Ze zag ook dat het Margery O’Hare geen biet kon schelen.

‘We hebben een groot gebied te bestrijken,’ voegde mevrouw Brady eraan toe. ‘En met maar twee meisjes lukt dat niet.’

Een vrouw voor in de zaal riep: ‘Wat heeft het dan allemaal te betekenen, dat paardrij-boekengedoe?’

‘Het houdt in dat een aantal verafgelegen huizen in onze streek bezocht wordt en dat er lectuur gebracht wordt naar mensen die niet in staat zijn om naar de regionale bibliotheken te reizen, bijvoorbeeld door ziekte, zwakte of omdat men geen vervoer heeft.’ Ze boog haar hoofd iets om over de rand van haar halve brilletje te kunnen kijken. ‘Ik moet erbij zeggen dat het ook is bedoeld in het kader van educatie, om kennis te brengen op plekken die daar momenteel helaas niet mee in aanraking komen. Onze president en zijn vrouw denken dat dit project kennis en leren weer een prominente plaats kan geven binnen het plattelandsleven.’

‘Ik laat mijn vrouw echt niet met een paard de bergen in gaan,’ riep iemand van achter in de zaal.

‘Ben je soms bang dat ze niet meer terugkomt, Henry Porteous?’

‘De mijne mag je hebben. Ik zou dolblij zijn als ze wegrijdt en nooit meer teugkomt!’

De zaal barstte in lachen uit.

Mevrouw Brady’s stem zwol gefrustreerd aan: ‘Heren. Alstublieft. Ik vraag een aantal van onze dames om een bijdrage te leveren aan het algemeen belang. De WPA biedt het paard en de boeken, en van u wordt alleen gevraagd om minimaal vier dagen per week beschikbaar te zijn om de boeken rond te brengen. U begint vroeg en het zijn lange dagen, gezien de topografie van onze prachtige streek, maar ik denk dat het zeer lonend werk is.’

‘Waarom doet u het dan niet zelf?’ vroeg iemand achter in de zaal.

‘Ik zou het graag doen, maar zoals velen van u wel weten gooien mijn heupen roet in het eten. Dokter Garnett heeft me gewaarschuwd dat het een te grote fysieke uitdaging is om zulke afstanden te rijden. We zijn idealiter op zoek naar wat jongere dames die zich zouden willen aanmelden.’

‘Het is niet veilig, voor een jongedame in haar eentje. Ik ben ertegen.’

‘Het is niet netjes. Vrouwen horen voor het huishouden te zorgen. Wat krijgen we hierna: vrouwen in de mijnen? Vrouwen die hout rondrijden in vrachtwagens?’

‘Meneer Simmonds, als u niet inziet dat er een wereld van verschil is tussen een vrachtwagen en een exemplaar van *Twelfth Night*, dan moge de Heer de economie van Kentucky bijstaan, want ik hou mijn hart vast voor waar we naartoe gaan.'

'Gezinnen horen alleen uit de Bijbel te lezen. Verder niets. En wie houdt trouwens een oogje in het zeil op wat voor boeken er rondgebracht worden? Ik weet precies hoe die noorderlingen zijn. Die verspreiden straks allerlei krankzinnige opvattingen.'

'Het zijn boeken, meneer Simmonds. Boeken zoals die waar u zelf ook uit hebt geleerd toen u nog een jonge jongen was. Maar ja, ik herinner me ook dat u zich toen meer bezighield met meisjes aan hun vlechten trekken dan met boeken lezen.'

Weer barstte de zaal in lachen uit.

Maar niemand zei verder iets. Een vrouw keek haar man aan, maar die schudde kort met zijn hoofd.

Mevrouw Brady stak haar hand op. 'O, wat ik vergeet te zeggen, het gaat om betááld werk. Het levert rond de achtentwintig dollar per maand op. Dus, wie meldt zich aan?'

Weer kort gemompel.

'Ik kan niet,' zei een vrouw met uitbundig opgestoken rood haar. 'Niet met vier koters onder de vijf.'

'Ik begrijp gewoon niet dat onze regering zuurverdiende belastingdollars verkwist aan het uitdelen van boeken aan mensen die niet eens kunnen lezen,' zei Jowly Man. 'De helft van die lui gaat niet eens naar de kerk.'

Lichte wanhoop begon door te klinken in mevrouw Brady's stem. 'Een maand op proef. Kom op, dames. Ik kan niet bij mevrouw Nofcier aankomen met de boodschap dat niet één persoon zich heeft aangemeld in Baileyville. Wat zal ze wel niet van ons denken?'

Niemand zei iets. De stilte duurde maar voort. Links van Alice botste een bij sloom tegen het raam op. Mensen begonnen onrustig te verzitten.

Onverschrokken keek mevrouw Brady haar publiek aan. 'Kom op. Laat dit niet weer zo'n verhaal worden als met de inzamelingsactie voor de weeskinderen.' Ineens waren er heel wat schoenen die kennelijk de aandacht vroegen.

'Helemaal niemand? Menen jullie dat nou? Tja... dan is Izzy de eerste.'

Een klein, bijna volmaakt rond meisje, dat zich half verscholen had gehouden tussen alle mensen, sloeg haar hand voor haar mond. Alice zag dat het meisje geluidloos protesteerde: 'Moeder!'

'Dus dat is alvast één. Mijn kleine meid is niet bang om haar plicht te doen voor ons vaderland, toch, Izzy? Nog iemand?'

Iedereen zweeg.

'Echt niemand? Vinden jullie leren dan niet belangrijk? Vinden jullie het dan niet onontbeerlijk dat we onze minderbedeelde gezinnen stimuleren om zich te ontwikkelen?' Ze keek de mensen boos aan. 'Nou, ik moet zeggen, deze reactie had ik niet verwacht.'

'Ik doe het wel,' zei Alice in de stilte.

Mevrouw Brady kneep haar ogen half toe en hield haar hand boven haar wenkbrauwen. 'Is dat mevrouw Van Cleve?'

'Ja, dat ben ik. Alice.'

'Je kunt je niet aanmelden,' fluisterde Bennett dringend.

Alice leunde naar voren. 'Mijn man heeft me net nog verteld hoe sterk hij gelooft in het belang van burgerplicht, net als zijn moeder, dus ik zou het graag willen doen.' Haar huid prikte toen alle ogen zich op haar richtten.

Mevrouw Brady wuifde zich wat energieker koelte toe. 'Maar... Je weet hier helemaal de weg niet, kindje. Ik geloof niet dat het verstandig zou zijn.'

'Inderdaad,' siste Bennett, 'jij weet hier helemaal de weg niet, Alice.'

'Ik leer het haar wel.' Margery O'Hare knikte naar Alice. 'Ik rij de routes wel mee, een week of twee. Dan houden we haar in de buurt van de stad, tot ze er slag van krijgt.'

'Alice, ik...' fluisterde Bennett. Hij leek gespannen en keek even naar zijn vader.

'Kun je paardrijden?'

'Ik rij al sinds mijn vierde.'

Mevrouw Brady schommelde tevreden heen en weer op haar hakken. 'Kijk eens aan, juffrouw O'Hare. Daar hebt u al twee bibliothecaressen.'

'We moeten ergens beginnen.'

Margery O'Hare glimlachte naar Alice, en Alice glimlachte terug voor ze goed en wel besefte wat ze deed.

‘Nou, ik vind het helemaal niet verstandig,’ zei George Simmonds. ‘En ik zal gouverneur Hatch morgen een brief sturen om hem dat te laten weten. Volgens mij is het vragen om moeilijkheden, jonge vrouwen in hun eentje eropuit te sturen. En volgens mij zal dit krankzinnige idee niets anders aanwakkeren dan goddeloze gedachten en wangedrag, of het nu van de *first lady* komt of niet. Goedendag, mevrouw Brady.’

‘Goedendag, meneer Simmonds.’

De mensen stonden moeizaam op uit de bankjes.

‘Ik zie u maandagochtend in de bibliotheek,’ zei Margery O’Hare toen ze naar buiten liepen, het zonlicht in. Ze stak haar hand uit naar Alice. ‘Noem me maar Marge.’ Ze keek op naar de hemel, plantte een breedgerande hoed op haar hoofd en beende weg, naar een grote muilezel die ze enthousiast begroette alsof hij een oude makker was die ze op straat tegen het lijf gelopen was.

Bennett keek haar na. ‘Mevrouw Van Cleve, ik heb geen idee waar je denkt dat je mee bezig bent.’

Hij moest het twee keer zeggen voor tot haar doordrong dat dát nu haar naam was.

2

Baileyville was een onopvallend stadje in Southern Appalachia. Het was tussen twee bergruggen genesteld en bestond uit twee hoofdstraten met wat stenen en houten gebouwen die samen een V vormden, met vanuit daar allerlei kronkelende laantjes en paden die leidden naar *hollers* in de verte, zoals men hier de valleien noemde, en naar de hogergelegen huizen die her en der op de beboste bergkammen stonden. In de huizen bij het hoogste punt van de beek woonden van oudsher de rijkere, hoger in aanzien staande families – het was immers gemakkelijker om de kost te verdienen op de vlakkere stukken land, en in het hogergelegen gedeelte kon je gemakkelijker sterkedrank stoken – maar naarmate de eeuw voortschreed, maakte de instroom van mijnwerkers en opzichters, de subtiele verandering in de bevolkingssamenstelling van het kleine stadje en de omliggende regio, dat je niet langer kon zeggen wie wie was op basis van aan welk gedeelte van de weg men woonde.

De paardenbibliotheek van de Baileyville WPA zou een basis krijgen in de laatste houten blokhut bovenaan Split Creek, bij Main Street rechtsaf, aan een straat waar kantoorpersoneel en winkeliers woonden, en mensen die grotendeels in hun inkomen voorzagen door te verkopen wat ze verbouwden. Het was een laag gebouw, en het was niet, zoals veel van de andere lagere gebouwen, op palen gebouwd als bescherming tegen de overstromingen in de lente. Deels in de schaduw van een enorme eik was het gebouw ongeveer vijftien bij twaalf passen groot. Je betrad het aan de voorkant via een klein, gammel trappetje en aan de achterkant via een houten deur, die vroeger breed genoeg was om er koeien doorheen te laten.

'Ik kan zo iedereen in de stad leren kennen,' had ze bij het ontbijt tegen de twee mannen gezegd, toen Bennett nogmaals in twijfel trok of het wel zo verstandig was van zijn vrouw om het baantje aan te nemen. 'Want dat wilde jij toch? Bovendien loop ik zo Annie niet de hele dag voor de voeten.'

Ze had ontdekt dat als zij haar Engelse accent overdreven aanzette, ze het moeilijker vonden om haar tegen te spreken. De afgelopen weken klonk ze ronduit koninklijk. 'En op deze manier kan ik natuurlijk met eigen ogen zien wie er behoefte heeft aan religieuze ondersteuning.'

'Ze heeft een punt,' zei meneer Van Cleve, en hij plukte een stukje baconzwoerd uit zijn mondhoek en legde het behoedzaam op de rand van zijn bord. 'Ze zou dit kunnen doen tot er koters komen.'

Alice en haar man hadden elkaars blik nadrukkelijk gemeden.

Nu liep Alice op het gebouw af, en haar laarzen deden los zand opstuiven. Ze zette haar hand tegen haar voorhoofd en kneep haar ogen half dicht. Er hing een pas geschilderd bord met daarop 'USA PACKHORSE LIBRARY, WPA', en binnen klonk staccato getimmer. Meneer Van Cleve had de vorige avond iets te diep in het glaasje gekeken en die ochtend had hij commentaar op alles wat iedereen in huis deed. Zelfs op hun ademhaling. Ze was door het huis geslopen, had zich in haar rijbroek geperst, en merkte dat ze zachtjes voor zich uit zong tijdens de wandeling van een kilometer naar de bibliotheek, puur om de vreugde dat ze ergens anders kon zijn.

Ze deed een paar stappen naar achteren en probeerde naar binnen te kijken. En terwijl ze zo stond te turen hoorde ze het geronk van een motorfiets en een ander, meer onvoorspelbaar geluid dat ze niet kon plaatsen. Toen ze zich omdraaide, zag ze de geschrokken uitdrukking op het gezicht van de chauffeur.

'Hé! Pas d'r op!'

Alice draaide zich met een ruk om toen een paard zonder ruiter over de smalle weg op haar af galoppeerde, de stijgbeugels stuiterend, de teugels verstrikt om zijn ranke benen. Terwijl de vrachtwagen uitweek om het dier te ontwijken, schrok het paard, en het struikelde, waardoor Alice languit in het stof viel.

Ze was zich vaag bewust van een overall die langs haar heen vloog, het toeteren van een claxon en het geklepper van hoeven. *Ho... Ho. Ho, jongen...*

'Au.' Ze wreef over haar elleboog, en haar hoofd bonkte van de val. Toen ze uiteindelijk rechtop ging zitten zag ze dat een paar meter verderop een man het paard bij zijn hoofdstel vasthield en een hand over zijn hals haalde in een poging hem te kalmeren. Het paard rolde met zijn ogen tot je het wit ervan kon zien, en op zijn hals kwamen aderen omhoog als een landkaart in reliëf.

'Wat een gek!' Er kwam een jonge vrouw op hen afgehold over de weg. 'Die ouwe Vance toeterde expres en toen gooide hij me van zijn rug, midden op straat.'

'Gaat het? Dat was nogal een val.' Er werd een hand uitgestoken om Alice omhoog te trekken. Ze stond op, knipperde met haar ogen en bekeek de eigenaar van die hand: een lange man in overall en een geruit overhemd, wiens blik vol medeleven verzachtte. In zijn mondhoek bungelde een spijker. Hij spuugde hem uit in zijn handpalm en stak hem in zijn zak voordat hij zijn hand naar haar uitstak. 'Frederick Guisler.'

'Alice Van Cleve.'

'De Engelse bruid.' Zijn handpalm was ruw.

Beth Pinker kwam hijgend tussen hen in staan en griste de teugels met een grauw uit Frederick Guislers handen.

'Scooter, wat ben je ook een ezelsveulen.'

De man keek haar aan. 'Ik zei toch, Beth, je kunt een volbloed niet meteen laten galopperen. Daar raakt hij van over de kook. Laat hem eerst een minuut of twintig rustig stappen, en daarna kun je alle kanten met hem op.'

'Wie heeft er nou tijd om te stappen? Ik moet tegen de lunch al in Paint Lick zijn. Verdorie, nou zit er dus een gat in mijn beste rijbroek.' Beth trok het paard mee naar het opstapblok en bleef zachtjes mopperen, tot ze zich ineens omdraaide. 'O, jij bent het nieuwe meisje, toch? Ik moest van Marge zeggen dat ze eraan komt.'

'Bedankt.' Alice bekeek haar handpalm en begon toen aan de diverse kleine steentjes te pulken die zich erin vastgezet hadden. Beth controleerde ondertussen haar zadeltassen, vloekte nog eens, draaide het paard om en galoppeerde toen met hem de weg weer op.

Frederick Guisler keerde zich weer om naar Alice en schudde zijn hoofd. 'Gaat het echt wel? Ik kan anders wel wat water voor je halen.'

Alice probeerde nonchalant te kijken, alsof haar elleboog helemaal niet bonsde, en ze niet doorhad dat een dun laagje viezigheid haar bovenlip sierde. 'Het gaat prima, hoor. Ik... ik ga gewoon even op het bordes zitten.'

'Je bedoelt het stoepje?' vroeg hij grinnikend.

'Ook goed,' zei ze.

Frederick Guisler liet haar alleen. Hij was bezig de muren van de bibliotheek te bekleden met boekenplanken van ruw grenen, en daaronder stonden de dozen met boeken te wachten. Eén wand was al gevuld met de meest uiteenlopende titels, allemaal keurig voorzien van een etiketje, en in de hoek lag een stapeltje dat deed vermoeden dat sommige boeken al teruggebracht waren. In tegenstelling tot het huis van de Van Cleves had dit gebouw iets doelgerichts en kreeg je er het gevoel dat het iets nuttigs zou worden.

Terwijl ze het stof van haar kleren sloeg, liepen aan de overkant van de weg twee jonge vrouwen voorbij, allebei in lange rokken van seersucker en met breedgerande hoeden op om de ergste zon te weren. Ze wierpen een blik op haar om vervolgens hun hoofden bij elkaar te steken voor overleg. Alice glimlachte en stak voorzichtig een hand op om hen te groeten, maar ze bekeken haar vol misprijzen en keerden haar de rug toe. Alice besefte met een zucht dat ze waarschijnlijk bevriend waren met Peggy Foreman. Ze overwoog weleens om een bord te maken dat ze om haar nek kon hangen: *Nee, ik wist niet dat hij al een liefje had.*

'Fred zei dat je al bent gevallen nog voordat je zelfs maar op een paard hebt gezeten. Da's knap.'

Alice keek op en zag dat Margery O'Hare naar haar stond te kijken. Ze zat op een groot, lelijk paard met uitzonderlijk lange oren, en had een kleiner bruin met wit paardje aan een leidsel vast.

'Eh... Nou ja, ik...'

'Heb je weleens een muilezel bereden?'

'Is dat een muilezel?'

'Zekers. Maar dat moet je niet tegen hem zeggen. Hij denkt zelf dat hij een Arabische hengst is.' Margery tuurde naar haar van onder de brede rand van haar hoed. 'Probeer deze kleine paint maar eens. Ze is pittig, maar ze is even vast ter been als Charley hier, en ze deinst nergens voor terug. Het andere meisje komt niet.'

Alice stond op en aaide de witte neus van de merrie. Het paard deed haar ogen half dicht. Haar wimpers waren half wit en half bruin en ze rook zoet, naar gras. Alice voelde zich meteen weer veertien, toen ze in de zomers op het landgoed van haar grootmoeder in Sussex uit rijden ging, vrij om hele dagen te ontsnappen in plaats van de hele tijd te horen krijgen hoe ze zich moest gedragen.

Alice, je bent veel te impulsief.

Ze boog wat naar voren en snuffelde aan het babyzachte haar bij de oren van de merrie.

'Zeg, ga je knuffelen of ga je rijden?'

'Nu?' vroeg Alice.

'Wacht je soms op toestemming van mevrouw Roosevelt? Kom, we moeten nog een heel eind.'

Zonder te wachten draaide ze de muilezel om en Alice moest snel in het zadel springen, omdat de kleine paint erachteraan liep.

Het eerste halfuur zei Margery O'Hare weinig, en Alice reed in stilte achter haar aan en moest haar best doen om zich aan de totaal andere rijstijl aan te passen. Margery zat niet met haar rug recht, haar hakken omlaag en haar kin omhoog, zoals de meisjes met wie ze in Engeland had gereden. Ze zat losjes, zwaaide heen en weer als een jonge boom terwijl ze de muilezel heuvelop en heuvelaf stuurde, en absorbeerde elke beweging. Ze zei meer tegen haar dier dan tegen Alice, berispte hem of zong voor hem, en zo nu en dan draaide ze zich honderdtachtig graden om in haar zadel, alsof ze zich ineens herinnerde dat ze gezelschap had, en riep: 'Gaat het een beetje?'

'Prima!' riep Alice dan, en ze probeerde niet te wiebelen als de merrie weer eens probeerde rechtsomkeert te maken en weer naar de stad te draven.

'Ach, ze stelt je gewoon op de proef,' zei Margery toen Alice een kreet slaakte. 'Als je haar eenmaal hebt laten weten wie de baas is, is ze zo zoet als stroop.'

Alice, die de kleine merrie boos onder zich voelde aanspannen, was daar niet zo van overtuigd, maar ze wilde niet klagen, want straks dacht Margery nog dat ze niet geschikt was voor dit werk. Ze reden door het kleine stadje, langs weelderige, omheinde moestuinen vol met mais, tomaten en andere groenten, en Margery tikte aan haar hoed om de paar mensen die hen te voet passeerden te groeten. Het paard en het muildier snoven en deinsden achteruit toen er een enorme vrachtwagen met boomstammen voorbijreed, maar ineens waren ze de stad uit en liepen ze een steil, smal pad op. Margery hield even in toen het pad breder werd, zodat ze naast elkaar konden rijden.

'Dus jij bent het meisje uit Engeland.'

'Ja.' Alice bukte om een laaghangende tak te ontwijken. 'Ben je daar weleens geweest?'

Margery bleef recht vooruitkijken, zodat Alice zich moest inspannen om haar te verstaan. 'Nooit verder oostwaarts geweest dan Lewisburg. Daar woonde mijn zus vroeger.'

'O, is ze verhuisd?'

'Ze is overleden.' Margery stak haar hand uit om een twijgje van een tak te breken en trok er de bladeren af, terwijl ze de teugels los op de hals van het muildier liet liggen.

'Wat erg. Heb je nog meer familie?'

'Had. Eén zus en vijf broers. Ik ben de enige die nog leeft.'

'Woon je in Baileyville?'

'Vlakbij. In het huis waarin ik ben geboren.'

'Heb je nooit ergens anders gewoond?'

'Nope.'

'Ben je dan niet nieuwsgierig?'

'Waarnaar?'

Alice haalde haar schouders op. 'Weet ik het. Naar hoe het zou zijn om ergens anders naartoe te gaan?'

'Waarom? Is het dan beter waar jij vandaan komt?'

Alice dacht aan de verpletterende stilte in de voorkamer van haar ouders, het zachte gepiep van het hek voor het huis, haar vader die elke zaterdagochtend toonloos door zijn tanden fluitend zijn automobiel poetste, de minutieuze schikking van visbestek op een zorgvuldig gestreken zondags tafelkleed. Ze keek uit over de eindeloze groene weiden, de enorme bergen die aan weerszijden van hen verrezen. Boven haar cirkelde een havik die in de lege blauwe hemel krijste.

'Waarschijnlijk niet.'

Margery vertraagde de pas zodat Alice naast haar kon blijven. 'Ik heb hier alles wat ik nodig heb. Ik red me prima alleen, en de mensen laten me meestal gewoon mijn gang gaan.' Ze leunde naar voren en aaide de muilezel over zijn hals. 'En dat vind ik prettig.'

Alice hoorde iets van een aarzeling in haar stem en bleef stil. Ze liepen een paar kilometer in stilte door, waarbij Alice zich bewust was van hoe het zadel nu al aan de binnenkant van haar knieën schuurde en de hitte van de dag zich had vastgezet op haar blote hoofd. Margery gebaarde dat ze linksaf zouden slaan, over een open plek tussen de bomen.

'We gaan hier wat sneller. Houd je maar stevig vast, voor het geval ze weer wil omkeren.'

Alice voelde het kleine paard naar voren schieten en ze gingen in galop een lang, onverhard kiezelpad op, waar steeds meer schaduw was, tot ze echt in de bergen waren en de dieren hun halzen strekten en hun neus steeds lager hing, omdat het ze meer moeite kostte om omhoog te komen over het steile stenen pad tussen de bomen. Alice ademde de koelere lucht in, de zoete, vochtige geuren van het bos, en op het pad scheen hier en daar wat gebroken licht, terwijl de bomen hoog boven hen een kathedraalachtig baldakijn vormden waaruit flarden vogelzang klonken. Alice boog zich over de hals van haar paard terwijl ze voortsuisden en ineens, onverwacht, voelde ze zich gelukkig. Het was een opmerkelijke sensatie, alsof ze een verlamd been ineens weer kon gebruiken.

'Dit is de noordoostelijke route. Het leek me verstandig als we ze in achten verdeelden.'

'Mijn hemel, wat is het hier prachtig,' zei Alice. Ze keek naar de enorme zandkleurige rotsen die uit het niets opdoemden en een natuurlijke schuilplaats vormden. De blokken stonden overal om hen heen en kwamen bijna horizontaal uit de zijkant van de berg, in dikke rijen, en sommige vormden natuurlijke stenen poorten, door eeuwenlange wind en regen uitgesleten. Hier boven was ze door meer dan alleen door geografische afstand afgescheiden van het stadje, van Bennett en zijn vader. Ze had het gevoel alsof ze op een andere planeet was, waar de zwaartekracht niet werkte zoals anders. Ze was zich sterk bewust van het tjirpen van de krekels, het stille, trage wieken van de vogels boven hen, het lome zwiepen van de paardenstaarten om de vliegen van hun flanken te verjagen.

Margery liet haar muilezel naar een overhangende rots stappen en wenkte Alice om mee te komen. 'Zie je dat? Dat hol? Dat is een *hominy*-hol. Weet je wat dat is, een *hominy*-hol?'

Alice schudde haar hoofd.

'Het is een plek waar de Indianen hun mais tot maisgries vermalen. Kijk, op die steen zie je twee sleetse plekken, daar zat het oude stamhoofd met zijn achterste op terwijl de vrouwen aan het werk waren.'

Alice voelde haar wangen gloeien en onderdrukte een glimlach. Ze staarde omhoog naar de bomen, en ineens verdampte haar ontspannen stemming. 'Zijn ze... Zijn ze hier nog steeds?'

Margery staarde haar even aan van onder de brede rand van haar hoed. 'Ik denk dat u wel veilig bent, mevrouw Van Cleve. Meestal lunchen ze rond deze tijd.'

Ze stopten om hun boterhammen te eten onder de beschutting van een spoorbrug, en reden toen de hele middag door de bergen, over slingerende paden en haarspeldbochten, zodat Alice geen idee had waar ze vandaan kwamen of waar ze naartoe gingen. Het was lastig om in te schatten waar het noorden was als de boomtoppen zo hoog boven hun hoofden de zon en de schaduw tegenhielden. Ze vroeg Margery waar ze zouden stoppen voor een plaspauze, en Margery maakte een handgebaar: 'Achter een boom naar keuze.'

Haar nieuwe kompaan sprak niet vaak, en als ze iets zei, was het kernachtig, en ging het meestal over wie er allemaal wel en niet dood waren. Zijzelf, zei ze, had Cherokee-bloed in zich, van generaties geleden. 'Mijn overgrootvader was met een Cherokee getrouwd. Ik heb Cherokee-haar en een goeie, rechte neus. We waren allemaal een beetje donker van huid, bij ons in de familie, al is mijn nichtje als albino geboren.'

'Hoe ziet zij er dan uit?'

'Ze is maar twee jaar geworden. Werd gebeten door een koperkop. Iedereen dacht dat ze gewoon wat uit haar hum was, tot ze de beet zagen. Toen was het natuurlijk al te laat. O ja, uitkijken voor slangen dus. Heb je verstand van slangen?'

Alice schudde haar hoofd.

Margery knipperde met haar ogen, alsof het wat haar betrof ondenkbaar was dat iemand geen verstand van slangen had. 'Nou, de gifslangen hebben meestal een kop met de vorm van een spade, weet je wel?'

'Gesnopen.' Alice bleef even stil. 'Zo'n vierkante, toch? Of bedoel je zo eentje om mee te graven, met zo'n punt? Mijn vader heeft zelfs een drainagespade, daarmee kun je –'

Margery slaakte een zucht. 'Blijf voorlopig maar gewoon bij alle slangen uit de buurt.'

Naarmate ze hoger kwamen, weg van de beek, sprong Margery af en toe uit het zadel om een stuk rood draad om een boomstam te binden, dat ze met een zakmes afsneed, of afbeet, waarna de ze restjes uitspuugde. Zo kon Alice haar weg naar het gewone pad straks weer terugvinden, zei ze.

'Zie je het huis van de oude Muller, daar links? Zie je die rook? Daar woont hij met zijn vrouw en vier kinderen. Zij kan niet lezen, maar het oudste kind wel en hij gaat het haar leren. Muller vindt het niet zo prettig dat ze iets leren, maar hij is van 's ochtends vroeg tot 's avonds laat in de mijn, dus ik breng ze gewoon boeken.'

'Vindt hij dat dan niet erg?'

'Hij weet het niet. Hij komt binnen, wast het stof van zich af, eet wat zij voor hem heeft gekookt en slaapt nog voor de zon ondergaat. Het is zwaar werk, onder de grond, en als ze thuiskomen, zijn ze bekaf. En trouwens, ze bewaart ze in haar kist met jurken. Daar kijkt hij nooit in.'

Het bleek dat Margery helemaal in haar eentje al een paar weken een bescheiden bibliotheekdienst runde. Ze passeerden wat schattige huisjes op palen, piepkleine vervallen blokhutten die zo door de wind omvergeblazen zouden worden, hutten waarnaast in geïmproviseerde kraampjes groente en fruit te koop aangeboden werden. Margery wees alles aan en vertelde wie er woonden, of ze konden lezen, hoe je hun het best nieuwe boeken kon aanbieden en bij welke huizen je uit de buurt moest blijven. Voornamelijk de huizen van illegale stokers die hun drank stookten in ketels die ze in de bossen hadden verstopt. Er zaten kerels tussen die je omlegden als je die ketels had gezien, en er waren er die van de drank dronken, en bij hen in de buurt was je ook niet veilig. Ze leek alles over iedereen te weten en bracht elk brokje informatie op dezelfde laconieke toon. Dit was het huis van Bob Gillman; arm kwijtgeraakt in een van de machines in een fabriek in Detroit, moest weer bij zijn vader wonen. Dat was het huis van mevrouw Coghlan; haar man ranselde haar altijd gruwelijk af, tot hij een keer straalbezopen thuiskwam en ze hem in zijn bed vastbond, en hem een pak slaag gaf met een bezem tot hij zwoer dat hij het nooit meer zou doen. En hier waren een keer twee stookketels ontploft met zo'n harde knal dat je die honderd kilometer verderop kon horen. De Campbells gaven de Mackenzies er nog altijd de schuld van en als ze maar genoeg gedronken hadden, kwamen ze nog weleens langs om op het huis te schieten.

'Ben je weleens bang?' vroeg Alice.

'Bang?'

'Hier boven, helemaal alleen. Uit wat je allemaal vertelt, lijkt het alsof er van alles kan gebeuren.'

Margery keek alsof die gedachte nog nooit bij haar opgekomen was. 'Ik reed al door deze bergen voordat ik kon lopen. Ik zoek de moeilijkheden niet op.'

Kennelijk keek Alice sceptisch.

'Zo moeilijk is het niet. Weet je hoe het gaat als er een stel wilde dieren bij een drinkplaats staat?'

'Eh, nee, niet echt. In Surrey zie je dat maar weinig.'

'In Afrika drinkt de olifant naast de leeuw, en die staat naast een nijlpaard te drinken, en dat nijlpaard drinkt naast een gazelle. En ze vallen elkaar niet lastig, snap je? Weet je waarom niet?'

'Nee.'

'Omdat ze elkaar lezen. En die oude gazelle ziet dat de leeuw totaal ontspannen is, en dat hij alleen iets wil drinken. En het nijlpaard is in zijn hum, dus het is allemaal leven en laten leven. Maar zet ze bij zonsondergang in het open veld, en diezelfde ouwe leeuw sluipt rond met een valse glinstering in zijn ogen... Nou, dan weten die gazelles wel hoe snel ze weg moet komen.'

'Dus er zitten niet alleen slangen, maar ook nog leeuwen?'

'Je moet mensen ook lezen, Alice. Je ziet iemand in de verte en het is een of andere mijnwerker op weg naar huis, en je ziet aan zijn manier van lopen dat hij moe is en dat hij alleen maar zo snel mogelijk naar huis wel, zijn buik rond eten en uitrusten. Zie je diezelfde mijnwerker op vrijdagmiddag voor een kroeg met een halve fles bourbon in zijn mik en hij loert naar je? Dan moet je uit zijn buurt blijven, snap je?'

Ze reden een poosje in stilte door.

'Hé... Margery?'

'Yep?'

'Als jij nooit verder oostwaarts bent geweest dan... Waar was het, Lewisburg...? Hoe kan het dan dat jij zoveel weet over dieren in Afrika?'

Margery hield haar muildier staande en keek Alice aan. 'Meen je dat nou?'

Alice keek haar niet-begrijpend aan.

'En dat wil bibliothecaresse worden.'

Het was voor het eerst dat ze Margery had zien lachen. Ze kraste als een kerkuil. En halverwege de berg omlaag naar Salt Lick lachte ze nog steeds.

'En, hoe ging het vandaag?'

'Prima, hoor.'

Ze wilde het niet hebben over het feit dat haar achterwerk en dijen zoveel pijn deden dat ze het bijna uitschreeuwde toen ze zich op de wc-bril liet zakken. Of over de piepkleine blokhutjes die ze onderweg hadden gezien, waarvan de muren met kranten bekleed waren, volgens Margery 'om de tocht buiten te houden in de winter'. Terwijl ze een zo horizontaal mogelijk pad zochten door een verticaal landschap, had ze de tijd gebruikt om de omvang te bevatten van het land waar ze had gereden; om het gevoel op zich in te laten werken dat ze voor het eerst van haar leven echt in de wildernis was, met die enorme vogels, de schichtige herten, de kleine blauwe hagedisjes. Het leek haar beter om het niet te hebben over de tandeloze man die hen onderweg uitgescholden had, of over de uitgeputte jonge moeder met vier kleine kinderen die buiten rondrenden in adamskostuum. Maar ze wilde er vooral niets over zeggen omdat deze dag zo bijzonder was geweest, zo kostbaar, dat ze geen zin had om het met de twee mannen te delen.

'Hoorde ik nou dat je uit rijden was met Margery O'Hare?' Meneer Van Cleve nam een slok van zijn borrel.

'Ja, dat klopt. En Isabelle Brady.' Ze vertelde er niet bij dat die Isabelle niet was komen opdagen.

'Bij die meid van O'Hare zou ik maar uit de buurt blijven. Dat is een onruststoker.'

'Hoezo, onrust?'

Ze zag de snelle blik die Bennett haar toewierp: *niks zeggen.*

Meneer Van Cleve wees naar haar met zijn vork. 'Let op mijn woorden, Alice. Margery O'Hare komt uit een familie die niet deugt. Frank O'Hare was de grootste illegale stoker van hier tot Tennessee. Jij bent hier nog te nieuw om te begrijpen wat dat wil zeggen. O, ze verschuilt zich tegenwoordig misschien achter boeken en dure woorden, maar daaronder is ze nog precies even rot als de rest van die familie. Ik zal je dit zeggen: er is geen fatsoenlijke dame in deze streek die haar op de thee zou willen hebben.'

Alice dacht niet dat Margery ook maar de minste interesse had in theedrinken bij wat voor dame dan ook. Ze nam de schaal met *corn bread* aan van Annie en legde een snee op haar eigen bord voor ze de schaal doorgaf. Ineens voelde ze hoeveel trek ze had, ondanks de hitte. 'Maakt u zich geen zorgen. Ze laat me alleen maar zien waar ik de boeken moet afleveren.'

'Ik zeg het maar. Kom niet te veel bij haar in de buurt. Straks neem je haar slechte manieren nog over.' Hij nam twee stukken *corn bread,* stopte een halve snee in zijn mond en begon luid te smakken, waar Alice van griezelde. Ze wendde haar blik af. 'Wat zijn het trouwens voor boeken?' vroeg hij.

Alice haalde haar schouders op. 'Gewoon... boeken. Mark Twain en Louisa May Alcott, wat cowboyverhalen en boeken over het huishouden, kookboeken en dat soort dingen.'

Meneer Van Cleve schudde zijn hoofd. 'De helft van die berglui kan geen woord lezen. Ouwe Henry Porteous vindt het verspilling van tijd en belastingcenten, en ik moet zeggen, daar ben ik het mee eens. En zoals ik al zei, alles waar Margery O'Hare mee te maken heeft, kan niet deugen.'

Alice wilde net iets zeggen om Margery te verdedigen, maar een ferme druk van haar mans hand, onder tafel, weerhield haar daarvan.

'Ik weet het niet.' Meneer Van Cleve veegde wat jus uit zijn mondhoek. 'Ik weet vrij zeker dat mijn vrouw dit soort praktijken niet had goedgekeurd.'

'Maar ze geloofde toch in liefdadigheid, tenminste, dat hoor ik van Bennett,' zei Alice.

Meneer Van Cleve keek over tafel. 'Dat deed ze zeker. Ze was een zeer godvrezende vrouw.'

'Nou,' zei Alice na een korte stilte. 'Ik geloof dat als we die goddeloze gezinnen kunnen stimuleren om te lezen, we ze ook kunnen stimuleren om het Heilige Boek eens open te slaan, en dat lijkt me toch goed voor ons allemaal.' Ze glimlachte liefjes en leunde over de tafel. 'Moet u zich eens indenken, meneer Van Cleve, al die gezinnen die het woord van God eindelijk tot zich kunnen laten doordringen, omdat ze de Bijbel echt kunnen lezen. Zou dat niet fantastisch zijn? Ik weet zeker dat uw vrouw zoiets alleen maar had aangemoedigd.'

Er viel een lange stilte.

'Nou, ja,' zei meneer Van Cleve. 'Dat is een goed punt.' Hij knikte om aan te geven dat het onderwerp hiermee afgesloten was, tenminste, voorlopig. Alice zag dat haar man een beetje inzakte van opluchting en wenste dat haar dat niet zo tegenstond in hem.

Drie dagen later had Alice wel door dat er niemand in Kentucky was met wie ze liever tijd doorbracht dan met Margery O'Hare, slechte familie of niet. Margery zei niet veel. Ze was totaal niet geïnteresseerd in de roddels, al dan niet verkapt, waar de vrouwen hier tijdens hun eindeloze theepartijtjes en quiltsessies zo dol op waren. Hoe Alice eruitzag, wat ze dacht en waar ze vandaan kwam boeide haar niet. Margery ging en stond waar ze wilde en ze zei wat ze dacht, zonder iets te verbergen achter de beleefde eufemismen die alle andere mensen hier zo graag gebruikten.

O, doet men dat zo in Engeland? Wat interessant.

Dus meneer Van Cleve junior vindt het goed dat zijn vrouw in haar eentje in de bergen rondrijdt? Gunst.

Tja, misschien heb je hem overtuigd van de Engelse manieren. Wat... apart.

Ineens drong het tot Alice door*: Margery gedroeg zich als een man.*

Dit was zo'n eigenaardig idee dat ze Margery van een afstandje bestudeerde en probeerde te bedenken hoe die zich zo verbluffend had weten te bevrijden. Maar ze had nog niet de moed – of misschien was ze gewoon te Engels – om het haar te vragen.

Alice kwam altijd net iets na zeven uur 's ochtends aan bij de bibliotheek, als de dauw nog in een dikke laag op het gras lag, en sloeg Bennetts aanbod om haar met de auto te brengen af, zodat hij met zijn vader aan het ontbijt achterbleef. Ze begroette Frederick Guisler, die vaak tegen een paard stond te praten, net als Margery, en dan liep ze achterom naar waar Spirit en de muilezel vastgebonden stonden, en waar hun adem dampte in de koele ochtendlucht. De boekenkasten waren nu bijna klaar, en stonden vol met boeken die gedoneerd waren in verre oorden als New York en Seattle. (De WPA had een oproep gedaan aan bibliotheken voor donaties, en die werden twee keer per week in in bruin papier verpakte pakketjes geleverd.) Meneer Guisler had een oude schooltafel opgelapt die door een school in Berea was geschonken, dus nu hadden ze een plek om het enorme in leer gebonden boek neer te leggen waar de hele uitleenadministratie in stond. De bladzijden raakten snel gevuld: Alice kwam tot de ontdekking dat Beth Pinker al om vijf uur 's ochtends vertrok en dat Margery, voordat

Alice met haar afsprak, al twee uur had gereden, en boeken naar afgelegen hoeves in de bergen had gebracht. Ze wierp altijd een snelle blik op het uitleenboek om te zien waar Margery en Beth allemaal waren geweest.

Woensdag de 15[e]
De kinderen Farley, Crystal – twee stripalbums

Mw. Petunia Grant, het schoolmeestershuis in Yellow Rock – twee nummers van de *Ladies' Home Journal* (feb. en april 1937), een exemplaar *Black Beauty* door Anna Sewell (inktvlekken op blz. 34 en 35)

Dhr. F. Homer, Wind Cave – een exemplaar van *Volksgeneeskunde* door D.C. Jarvis

De gezusters Fritz, The End Barn, White Ash – een exemplaar van *Cimarron* door Edna Ferber, *Magnificent Obsession*, door Lloyd C. Douglas (N.B.: drie bladzijden achterin ontbreken, watervlekken op voorzijde)

De boeken waren zelden nieuw, vaak ontbraken er bladzijden of omslagen, zo ontdekte ze terwijl ze Frederick Guisler hielp om de boeken in de kasten te zetten. Hij was een pezige, verweerde man van achter in de dertig, die achthonderd hectare grond van zijn vader had geërfd en die, net als zijn vader had gedaan, paarden fokte en zadelmak maakte, waaronder Spirit, de kleine merrie waar Alice op had gereden. 'Ze heeft een eigen mening, die dame,' zei hij, terwijl hij de hals van het paardje aaide. 'Maar ja, ik heb nog nooit een fatsoenlijke merrie gezien die dat niet had.' Zijn glimlach was loom en samenzweerderig, alsof hij het niet echt over paarden had.

Die eerste week stippelde Margery steeds de route van de dag uit, en dan vertrokken ze in de stille ochtend en snoof Alice gretig de berglucht op na de bedomptheid van het huis van meneer Van Cleve. In de volle zon steeg de hitte in trillende golven op uit de grond naarmate de dag vorderde, en het was een opluchting om de bergen in te gaan, waar niet de hele tijd vliegen en prikkende beestjes om haar gezicht gonsden. Op de meer afgelegen routes stapte Margery bij elke vierde boom af om er een stukje touw omheen te binden, zodat Alice, als ze deze routes alleen moest doen, de weg kon terugvinden, en ze wees Alice op gebouwen en opvallende rotspartijen die daar ook bij konden helpen.

'Als je het echt niet meer weet, heb je altijd nog Spirit, die weet wel hoe je weer thuiskomt,' zei ze. 'Ze is een slimmerd.'

Alice was inmiddels gewend aan het kleine bruin-witte paardje. Ze wist precies waar Spirit zou proberen om rechtsomkeert te maken, en waar ze graag tempo maakte, en dus hoefde Alice niet meer te gillen als dat gebeurde, maar leunde ze naar voren en aaide het dier over de hals zodat het haar oren heen en weer bewoog. Ze wist wel zo ongeveer welke paden haar waarheen leidden, en had zelf voor elke route een kaart getekend, die ze in haar rijbroek had gestoken, in de hoop dat ze straks ook alleen alle huizen zou weten te vinden. Ze genoot nu vooral van haar tijd in de bergen, de onverwachte rust die uitging van het enorme landschap, de aanblik van Margery die voor haar uit reed en boog om laaghangende takken te ontwijken, en naar de afgelegen blokhutten wees die als vanzelfsprekend leken te ontspruiten op open plekken tussen de bomen.

'Kijk om je heen, Alice,' zei Margery vaak, en haar stem werd door de wind gedragen. 'Het heeft geen nut om je zorgen te maken over wat de stad van je denkt; daar heb je toch geen invloed op. Maar als je om je heen kijkt, nou ja, er is zoveel moois te zien.'

Voor het eerst in bijna een jaar had Alice het gevoel dat niemand haar op de vingers keek. Er was geen mens die aanmerkingen had op hoe ze zich kleedde of hoe ze zich gedroeg, niemand die nieuwgierig naar haar loerde, of bleef dralen om te kunnen horen hoe ze sprak. Ze zag wel waarom Margery wilde dat mensen haar 'met rust lieten'.

Margery kwam plotseling slippend tot stilstand en maakte zo een eind aan Alice' overpeinzingen.

'Daar gaan we, Alice.' Ze sprong over een gammel hek waarachter her en der wat kippen in het losse zand pikten en een groot zwijn aan een boom stond te snuffelen. 'Tijd om de buren te leren kennen.'

Alice volgde haar voorbeeld, stapte van haar paard en gooide de teugels over de paal bij het hek. De paarden begonnen meteen te grazen en Margery tilde een van haar tassen van het zadel en gebaarde Alice dat ze mee moest lopen. Het huis was krakkemikkig, de planken hingen scheef aan de gevel, als een halve glimlach. Op de ramen zat een dikke laag vuil, zodat je nauwelijks naar binnen kon kijken, en buiten, op de as van een gedoofd vuur, stond een ijzeren wasketel. Je kon je nauwelijks voorstellen dat hier iemand woonde.

'Goeiemorgen!' Margery liep tot halverwege de deur. 'Hallo?'

Eerst was het stil, toen klonk er een krakende plank en verscheen er een man in de deuropening, met een geweer tegen zijn schouder. Hij droeg een overall die al vrij lang geen wastobbe meer had gezien, en onder zijn borstelige snor stak een stenen pijp vandaan. Achter hem stonden twee jonge meisjes die hun hoofd schuin hielden om een glimp op te vangen van hun bezoek. Hij keek hen achterdochtig aan.

'Alles goed, Jim Horner?' Margery liep het kleine omheinde stukje grond in (een tuin kon je het eigenlijk niet noemen) en deed het hek achter hen dicht. Kennelijk had ze het geweer niet gezien, of ze negeerde het gewoon. Alice voelde haar hart wat sneller slaan, maar volgde haar gedwee.

'Wie is dat?' De man knikte naar Alice.

'Dit is Alice. Ze helpt me met de reizende bibliotheek. Ik vroeg me af: mogen we je eens vertellen wat we allemaal hebben?'

'Ik wil niks kopen.'

'Dat komt dan mooi uit, want we hebben niks te verkopen. Het kost je hooguit vijf minuten. En heb je misschien een beker water? Want het is bloedheet.' Bestudeerd kalm deed Margery haar hoed af en gebruikte die om haar hoofd koelte toe te wuiven. Alice wilde zeggen dat ze nog geen kilometer geleden een kruik water hadden gedeeld, maar ze hield zich in. Horner keek haar even aan.

'Wacht hier maar,' zei hij uiteindelijk, en hij gebaarde naar de lange houten bank voor het huis. Hij mompelde iets tegen een van de meisjes, een mager kind met vlechtjes, dat het donkere huis in verdween en even later weer tevoorschijn kwam met een emmer, haar voorhoofd gerimpeld om de taak die haar opgedragen was. 'Zij haalt wel even water voor jullie.'

'Mae, wil je zo vriendelijk zijn om ook wat water voor mijn vriendin mee te nemen?' vroeg Margery aan het kind.

'Dat zou ik heel erg op prijs stellen,' zei Alice, en de man keek verbluft toen hij haar accent hoorde.

Margery neeg met haar hoofd. 'O, zij komt uit Engeland. Ze is met die jongen van Van Cleve getrouwd, weet je wel?'

Zijn blik gleed onbewogen van de een naar de ander. Hij hield het geweer nog altijd tegen zijn schouder. Alice ging voorzichtig op de houten bank zitten terwijl Margery bleef praten, met zachte, zangerige stem. Zo sprak ze ook tegen Charley, de muilezel, als hij 'knorrig deed', zoals ze dat noemde.

'Je hebt vast wel gehoord in de stad dat we een bibliotheek zijn begonnen, met boeken. Voor mensen die van verhalen houden, maar ook om je kinderen wat bij te leren, vooral als ze niet naar de bergschool gaan. Dus ik kom even langs omdat ik me afvroeg of je soms een paar boeken zou willen proberen voor die van jou.'

'Ik heb toch al gezegd dat ze niet lezen.'

'Ja, dat klopt. Dus ik heb een paar makkelijke boeken meegebracht, om erin te komen. Het zijn boeken met plaatjes en alle letters, zodat ze zichzelf kunnen leren lezen. Hoeven ze niet eens voor naar school. Kunnen ze gewoon hier thuis doen.'

Ze gaf hem een van de prentenboeken. Hij liet het geweer zakken en nam het boek heel voorzichtig van haar aan, alsof ze hem een explosief overhandigde, en bladerde het door.

'Ik heb de meisjes nodig bij het plukken en inblikken.'

'Ja, natuurlijk. Drukke tijd van het jaar.'

'Ik wil niet dat ze afgeleid raken.'

'Snap ik. Dat inblikken moet geen vertraging oplopen. Ik moet zeggen, de mais staat er mooi bij, dit jaar. Dat was vorig jaar wel anders, toch?' Margery glimlachte toen het meisje voor hen kwam staan, scheef van het gewicht van de halfgevulde emmer. 'Dank je, *sweetheart*.' Ze stak haar hand uit terwijl het meisje een oude blikken beker vulde. Ze dronk gretig en gaf de beker toen aan Alice. 'Lekker koud. Heel erg bedankt.'

Jim Horner duwde het boek weer naar haar toe. 'En ze willen geld voor zulke dingen.'

'Kijk, dat is dus het mooie, Jim. Geen geld, geen abonnement, niks. De bibliotheek is opgericht zodat mensen eens kunnen proberen om wat te lezen. Misschien steken ze er iets van op, als het lezen hun bevalt.'

Jim Horner staarde naar de kaft van het boek. Alice had Margery nog nooit zo lang aan één stuk door horen praten.

'Weet je wat? Als ik ze nou eens een week hier laat? Je hoeft ze niet te lezen, maar kijk er gewoon eens in, als je zin hebt. Dan komen we volgende week maandag weer langs, en dan halen we ze weer op. Als ze bevielen, laat de kinderen het me dan vertellen en dan breng ik er nog een paar. Wat vind je?'

Alice keek achter zich, en een tweede kleintje verdween meteen weer in het duistere huis.

'Doe maar niet.'

'Eerlijk gezegd zou je me er een gunst mee bewijzen. Dan hoef ik niet weer met die zware krengen helemaal de berg weer af. Man, we hébben toch zware tassen, de laatste tijd! Alice, is je water al op? We moeten deze meneer niet nog langer ophouden. Goed je weer eens te zien, Jim. En dank je wel, Mae. Wat ben je toch weer gegroeid, sinds ik je voor het laatst heb gezien. Je lijkt wel een snijboon!'

Toen ze bij het hek waren, klonk de stem van Jim Horner luider en harder. 'Ik wil verder door niemand lastiggevallen worden. Ik wil met rust gelaten worden en ik wil dat ze mijn kinderen met rust laten. Ze hebben al genoeg op hun bord.'

Margery draaide zich niet eens om. Ze stak een hand op. 'Begrepen, Jim.'

'En op liefdadigheid zitten we niet te wachten. Ik wil niet dat iemand uit de stad hier komt. Ik snap niet wat je hier moest.'

'We gaan naar alle huizen tussen hier en Berea. Maar ik snap je.' Margery's stem schalde over de heuvel toen ze bij hun rijdieren kwamen.

Alice keek achter zich en zag dat hij zijn geweer weer aan zijn schouder had gezet. Haar hart bonsde in haar oren en ze liep snel door. Ze durfde niet nog eens om te kijken. Terwijl Margery zich op haar muilezel hees, pakte ze de teugels, besteeg Spirit met trillende handen en pas toen ze zeker wist dat ze zover uit zijn buurt waren dat Jim Horner hen niet meer zou kunnen beschieten, blies ze haar ingehouden adem uit. Ze gaf de merrie een schopje zodat die vaart maakte en ze naast Margery kwam te rijden.

'Allemachtig. Zijn ze allemaal zo verschrikkelijk?' Haar benen waren helemaal slap, merkte ze nu.

'Verschrikkelijk? Alice, dat liep juist gesmeerd.'

Alice dacht dat ze haar niet goed had verstaan.

'De laatste keer dat ik langs Red Creek omhoogreed, schoot Jim Horner mijn hoed van mijn hoofd.' Margery draaide zich een slag en zette haar hoed schuin zodat Alice het kleine brandgaatje bovenin kon zien.

Ze zette hem weer op haar hoofd. 'Kom, laten we een beetje opschieten. Ik wil je nog aan Nancy voorstellen voor we even pauze nemen voor de lunch.'

3

'...en het mooiste van alles, de wildernis van boeken waar ze door kon dwalen, waar ze kon gaan waar ze maar wilde, maakte de bibliotheek een gelukzalige plek voor haar.'
– Louisa May Alcott, *Little Women*

Twee blauwe plekken op haar knieën, een op haar linkerenkel en blaren op plekken waarvan ze niet wist dat je er blaren kon krijgen, een paar ontstoken insectenbeten achter haar rechteroor, vier gebroken nagels (een beetje onfris, vond ze zelf ook) en haar nek en neus waren verbrand door de zon. Een tien centimeter lange schram op haar rechterschouder, omdat ze zich aan een boom had geschaafd, en een afdruk op haar linkerelleboog waar Spirit haar had gebeten toen ze een daas weg wilde slaan. Alice keek in de spiegel naar haar smoezelige gezicht en vroeg zich af wat ze thuis in Engeland zouden vinden van de smoezelige cowgirl die haar nu aanstaarde.

Ze was nu al twee weken bezig en niemand had nog iets gezegd over Isabelle Brady die zich nog altijd niet bij het kleine ploegje paardenbibliothecaressen had gevoegd, dus Alice had het gevoel dat ze er niet naar kon vragen. Frederick zei nooit veel. Hij bood haar alleen koffie aan en hulp met Spirit. Beth – de middelste in een gezin met acht broers – kwam met een kordaat, jongensachtig soort energie de bibliotheek in en uit stampen, knikte vrolijk bij wijze van groet terwijl ze haar zadel op de grond liet vallen en uitriep dat ze haar vervloekte zadeltassen niet kon vinden, en Isabelles naam verscheen gewoon niet op de kleine kaartjes aan de muur waarmee ze zich aan- en afmeldden voor hun diensten. Af en toe reed er een grote, groene auto voorbij met mevrouw Brady aan het stuur, en dan knikte Margery, maar ze wisselden nooit een woord. Alice begon te geloven dat mevrouw Brady haar dochter alleen naar voren had geschoven om andere jonge vrouwen over te halen.

Het was dan ook nogal een verrassing toen die auto op donderdagmiddag tot stilstand kwam en de enorme wielen daarbij zand en steentjes deden opspatten tegen de stoep. Mevrouw Brady was een enthousiaste, maar snel afgeleide chauffeur, en de mensen in de stad moesten soms wegspringen als ze haar hoofd omdraaide om naar iemand te zwaaien, of als ze overdreven uitweek omdat er een kat op de weg zat.

'Wie is dat?' Margery keek niet op. Ze was bezig twee stapels boeken weg te werken die weer teruggekomen waren en bekeek welke te veel beschadigd waren om weer uitgeleend te kunnen worden. Het had weinig nut om een boek uit te lenen waar de laatste bladzijde van ontbrak, wat al een keer was gebeurd. *Wat een tijdverspilling*, was de reactie van de pachter die *The Good Earth* van Pearl S. Buck had gekregen. *Ik lees nooit meer een boek.*

'Volgens mij is dat mevrouw Brady.'

Alice, die bezig was een blaar op haar hiel te verzorgen, probeerde zo onopvallend mogelijk uit het raam te turen. Ze zag mevrouw Brady het portier aan de bestuurderskant dichtdoen en zwaaien naar iemand aan de andere kant van de straat. En toen zag ze aan de andere kant van de auto een jongere vrouw uitstappen, wier rode haar in keurige krullen vastgespeld was. Isabelle Brady.

'Ze zijn er allebei,' zei Alice zachtjes. Ze trok haar sok weer aan en kromp ineen van pijn.

'Dat verbaast me.'

'Hoezo?' vroeg Alice.

Isabelle liep om de auto heen tot ze naast haar moeder stond. Pas toen zag Alice dat ze vreselijk hinkte, en dat haar linkeronderbeen in een brace van leer en metaal zat en dat haar linkerschoen een dikke zool had, zodat het net een kleine zwarte baksteen leek. Ze gebruikte geen stok, maar sleepte zich een beetje voort, en de concentratie – en misschien ook de pijn – was duidelijk van haar gezicht te lezen.

Alice ging weg bij het raam, want ze wilde niet dat zij haar zouden zien terwijl ze langzaam de stoep op liepen. Ze hoorde hen gedempt praten, en toen ging de deur open.

'Juffrouw O'Hare!'

'Goedemiddag mevrouw Brady, Isabelle.'

'Het spijt me zo dat Isabelle pas zo laat kan beginnen. Ze had nog wat... dingen die haar aandacht nodig hadden.'

'Fijn dat jullie er zijn. We kunnen mevrouw Van Cleve al bijna in haar eentje eropuit sturen, dus hoe meer zielen... Ik moet natuurlijk wel een paard voor u regelen, juffrouw Brady. Ik wist niet of u wel zou komen.'

'Ik kan niet goed paardrijden,' zei Izzy zachtjes.

'Dat dacht ik al. U hebt nog nooit op een paard gezeten. Dus meneer Guisler leent u zijn oude gezelschapspaard, Patch. Hij is een beetje zwaar, maar heel lief, dus hij zal u nooit laten schrikken. Hij weet wat hij doet en hij houdt uw tempo aan.'

'Ik kan niet rijden,' zei Izzy, feller dit keer. Ze keek haar moeder opstandig aan.

'Je kunt het niet omdat je het nooit hebt geprobeerd, lieverd,' zei haar moeder, zonder haar aan te kijken. Ze sloeg haar handen in elkaar. 'En, hoe laat zullen we morgen komen? Izzy, we moeten met je naar Lexington voor een nieuwe rijbroek. Je oude zit veel te strak.'

'Nou, Alice hier zadelt op om zeven uur, dus als jullie er dan ook zijn? We kunnen ook wat vroeger beginnen, bij het indelen van de routes.'

'Je luistert niet naar m–' begon Izzy.

'Dan zien we jullie morgen.' Mevrouw Brady keek om zich heen in de kleine blokhut. 'Goed om te zien dat jullie al een begin hebben gemaakt. Ik hoor van dominee Willoughby dat de meisjes van McArthur bijna zonder voorzeggen hun lezing uit de Bijbel konden doen, afgelopen zondag, dankzij de boeken die jullie hun hebben gebracht. Geweldig. Goedemiddag, mevrouw Van Cleve, juffrouw O'Hare. Ik ben u beiden veel dank verschuldigd.'

Mevrouw Brady knikte en de twee vrouwen draaiden zich om en liepen de bibliotheek uit.

Margery en Alice hoorden de motor ronkend starten, en toen volgde er een slippend geluid en een gealarmeerde uitroep en reed mevrouw Brady de weg op.

Alice keek Margery aan, maar die haalde haar schouders op. Ze zaten er zwijgend bij tot het geluid van de motor wegstierf.

'Bennett.'

Alice sprong de veranda op, waar haar man zat met een glas ijsthee. Ze wierp een blik op de schommelstoel, die leeg was, en dat was ongebruikelijk. 'Waar is je vader?'

'Die is aan het dineren bij de familie Lowe.'

'Is dat die vrouw die maar doorratelt? Allemachtig, dan komt hij er nooit meer weg. Het verbaast me dat mevrouw Lowe nog tijd heeft om tussendoor een hap van haar eten te nemen!' Ze veegde een lok haar van haar voorhoofd. 'Goh, ik heb toch zo'n wonderlijke dag achter de rug. We gingen naar een huis midden in de rimboe en die man daar wilde ons neerschieten. Serieus. Maar dat heeft hij natuurlijk niet gedaan –'

Ze stopte met praten toen ze zag dat zijn blik op haar vuile laarzen was gevallen. Alice keek omlaag en zag de modder op haar rijlaarzen en rijbroek.

'O. Dat. Ja. Verkeerd ingeschat waar ik de beek in moest, en toen struikelde mijn paard. Ze gooide me zo over d'r hoofd. Het was zo grappig. Ik dacht dat Margery niet meer bijkwam van het lachen. Gelukkig was ik zo weer opgedroogd, maar wacht maar tot je mijn blauwe plekken ziet. Ik ben gewoon helemaal beurs.' Ze liep naar hem toe en boog zich om hem te kussen, maar hij wendde zijn gezicht af.

'Je stinkt wel heel erg naar paard, tegenwoordig,' zei hij. 'Misschien moet je je eerst maar eens gaan wassen. Het... blijft nogal hangen.'

Ze wist wel dat hij het niet zei om haar te kwetsen, maar dat deed het toch. Ze rook aan haar schouder. 'Je hebt gelijk,' zei ze met een geforceerde glimlach. 'Ik stink als een cowboy! Weet je wat, als ik me nu eens ga opfrissen en iets leuks aantrek, dan kunnen we daarna misschien naar de rivier rijden. Dan maak ik een lekkere picknick voor ons. Heeft Annie niet nog wat van die stroopcake staan? En we hebben ook nog wat ham, dat weet ik zeker. Toe, zeg ja, lieveling. Wij met z'n tweetjes. We hebben al in geen weken een uitje gehad.'

Bennett stond op uit zijn stoel. 'Nou, ik... Eh... Ik heb met de mannen afgesproken om een potje te honkballen. Ik zat te wachten tot je thuis was om je dat te vertellen.' Hij stond voor haar en ze zag dat hij de witte broek aanhad waar hij altijd in sportte. 'We gaan naar het veld daar bij Johnson.'

'Oké. Nou, prima. Dan kom ik wel kijken. Ik ben zo gewassen en omgekleed, echt.'

Hij wreef met zijn hand over zijn voorhoofd. 'Het is meer iets voor de mannen. De vrouwen komen nooit.'

'Ik zal niets zeggen, lieve Bennett, en ik zal je niet lastigvallen.'

'Daar gaat het niet om –'

'Het zou gewoon zo leuk zijn om je te zien spelen. Je ziet er altijd zo... uitgelaten uit als je speelt.'

Uit de manier waarop hij haar ineens aankeek en zijn blik afwendde, kon ze opmaken dat ze te veel had gezegd. Ze stonden er even zwijgend bij.

'Zoals ik al zei, het is voor de mannen.'

Alice slikte. 'Oké. Een ander keertje, dan.'

'Tuurlijk!' Nu dit gevaar geweken was, leek hij ineens blij. 'Een picknick zou leuk zijn. Misschien kunnen we afspreken met een paar van de jongens. Pete Schrager misschien? Je vond zijn vrouw toch aardig, of niet? Patsy is leuk. Jullie worden vast dikke vriendinnen.'

'O. Ja. Ja, goed.'

Ze stonden nog even ongemakkelijk tegenover elkaar. Toen stak Bennett zijn hand uit en leunde naar voren alsof hij haar wilde kussen. Maar dit keer was Alice degene die terugdeinsde. 'Dat hoeft echt niet hoor. Jeetje, ik stink echt een uur in de wind! Verschrikkelijk! Hoe hou je het uit?'

Ze liep een stukje naar achteren, draaide zich toen om en holde met twee treden tegelijk de trap op zodat hij niet zou zien dat de tranen haar in de ogen stonden.

Sinds ze werkte, verliepen Alice' dagen volgens een vast patroon. Ze stond op om halfzes, waste zich en kleedde zich aan in de kleine badkamer verderop in de gang (ze was blij met die badkamer, want ze kwam er al snel achter dat de helft van de huizen in Baileyville nog altijd een privaat had, buiten – of zelfs dat niet). Bennett lag dan nog in coma, en verroerde zich nauwelijks als zij haar laarzen aantrok, zich vooroverboog om hem een lichte kus op zijn wang te geven en vervolgens op haar tenen naar beneden liep. In de keuken pakte ze de boterhammen die ze de avond ervoor had gesmeerd, pakte een paar van de *biscuits* die Annie op het dressoir had laten staan, verpakte die in een servet en at ze op tijdens haar wandeling naar de bibliotheek. Inmiddels kende ze een paar van de gezichten die ze onderweg tegenkwam: boeren op de bok achter hun paarden, vrachtwagenchauffeurs op weg naar de enorme houtzagerijen, en af en toe een mijnwerker die zich had verslapen, met zijn lunchemmertje in zijn hand. Ze knikte inmiddels naar de mensen die ze herkende; mensen in Kentucky waren een stuk vriendelijker dan die in Engeland, waar ze je achterdochtig bekeken als je een vreemde wat al te hartelijk groette. Er waren er die vanaf de overkant van de straat naar haar riepen: *Hoe gaat het met die bibliotheek van jullie?* En dan antwoordde ze: *O, heel goed, dank u.* Iedereen glimlachte, al vermoedde ze weleens dat ze tegen haar praatten omdat ze haar accent zo grappig vonden. Hoe dan ook, het was fijn om ergens bij te horen.

Soms kwam ze Annie tegen, die met gebogen hoofd naar hun huis beende – tot haar schande had ze geen idee waar de huishoudster woonde – en dan zwaaide ze vrolijk, maar Annie knikte alleen met een stalen gezicht, alsof Alice een ongeschreven regel uit het handboek voor werkgevers en werknemers had geschonden. Bennett, zo wist ze, zou pas opstaan als Annie er was en hem met een kop koffie op een dienblad had gewekt, nadat ze datzelfde had gedaan voor meneer Van Cleve. Tegen de tijd dat beide mannen aangekleed waren, stonden de eieren met spek en de maispap al voor hen klaar op de keurig gedekte tafel. Om kwart voor acht reden ze naar de mijn in meneer Van Cleve's bordeauxrode Ford cabriolet.

Alice probeerde niet te veel te denken aan de vorige avond. Haar lievelingstante had haar ooit verteld dat je in het leven maar beter niet te lang moest stilstaan bij nare dingen, en dus had ze de gebeurtenissen van die avond in een koffer gestopt en die achter in haar denkbeeldige kast geschoven, waar al talloze van dat soort koffers stonden. Het had geen zin om lang na te denken over het feit dat Bennett duidelijk was gaan drinken na hun potje honkbal, en dat hij bij terugkomst in slaap was gevallen op de divan in de salon, waar ze hem tot de zon opging had horen snurken. Het had ook geen zin om te lang stil te staan bij het feit dat dit nu al zes maanden aan de gang was, lang genoeg om onder ogen te moeten zien dat dit misschien geen normaal gedrag was voor pasgehuwden. Zoals het ook geen nut had om onder ogen te zien dat ze geen van beiden een idee hadden hoe ze het daarover moesten hebben. Ze wist niet eens wat er precies aan de hand was. Ze was nog te jong om daar de woorden of de ervaring voor te hebben. En ze had niemand die ze in vertrouwen kon nemen. Haar moeder vond het ordinair om het over lichamelijke zaken te hebben, zelfs al ging het maar over nagels vijlen.

Alice haalde diep adem. Nee. Ze kon maar beter vooruitkijken, naar de lange, zware dag, met zijn boeken en zijn administratie, zijn paarden en lommerrijke groene bossen. Het was maar het beste om verder nergens te hard over na te denken, en om in plaats daarvan lange, zware ritten te maken, zich vol overgave op haar nieuwe taak te storten, routes uit het hoofd te leren, adressen en namen te noteren en boeken te sorteren, zodat ze als ze weer thuis was nog net lang genoeg wakker kon blijven om te eten, lang in bad te gaan, en uiteindelijk in een diepe slaap te vallen.

Het was een routine, realiseerde ze zich, die hun kennelijk allebei prima uitkwam.

'Ze is er,' zei Frederick Guisler, die langs haar heen liep toen ze binnenkwam. Hij tikte aan zijn hoed en kneep zijn ogen half dicht.

'Wie?' Ze zette haar lunch neer en keek naar het raam aan de achterkant van het gebouwtje.

'Juffrouw Isabelle.' Hij pakte zijn jasje en liep naar de deur. 'Het is voorlopig geen kandidaat voor de Kentucky Derby, vermoed ik. Er staat koffie achter, mevrouw Van Cleve. Ik heb ook wat room meegebracht, want zo drinkt u het blijkbaar het liefst.'

'Dat is ontzettend aardig van u, meneer Guisler. Ik moet zeggen, zo zwart als Margery het drinkt, dat krijg ik niet naar binnen. Haar koffie is zo sterk dat een lepel rechtop in haar beker blijft staan.'

'Zeg maar gewoon Fred. En tja, Margery doet dingen graag op haar eigen manier, zoals u weet.' Met een knikje trok hij de deur achter zich dicht.

Alice bond een zakdoek om haar nek om die tegen de zon te beschermen, schonk een beker koffie in, en liep toen door de achterdeur naar buiten, waar de paarden vaststonden in een kleine weide. Daar zag ze Margery voorovergebogen staan om Isabelle Brady's been vast te houden terwijl het meisje zich vastklampte aan het zadel van een stevig uitziend, voskleurig paard. Hij stond er roerloos bij en kauwde ontspannen op een pluk gras, alsof hij daar al een poosje stond.

'U moet een beetje meeveren, juffrouw Isabelle,' zei Margery ingespannen. 'Als u uw schoen niet in de stijgbeugel krijgt, dan moet u er verend op zien te komen. Gewoon een, twee, drie, en hup!'

Er gebeurde niks.

'Veren!'

'Ik kan niet veren,' zei Isabelle boos. 'Ik ben niet van rubber.'

'Leun dan gewoon tegen mij aan, en dan een, twee, drie, je been erover. Kom op. Ik hou je wel tegen.'

Margery had Isabelles been met de brace stevig vast. Maar het meisje leek niet te kunnen springen. Margery keek op, zag Alice staan en keek haar aan met een nadrukkelijk uitgestreken gezicht.

'Het heeft geen zin,' zei het meisje, terwijl ze rechtop ging staan. 'Ik kan het niet. En het heeft geen nut om het te blijven proberen.'

'Nou, het is een verdraaid eind lopen, die bergen in, dus je zult toch een manier moeten verzinnen om op dat paard te komen.' Margery wreef even ongemerkt over haar onderrug.

'Ik zei nog tegen moeder dat dit een slecht idee was. Maar ze wilde niet luisteren.' Isabelle zag Alice staan en daar leek ze alleen nog maar bozer van te worden. Ze verschoot van kleur, en toen bewoog het paard ineens. Ze slaakte een kreet omdat het dier bijna op haar voet ging staan, en struikelde bij haar poging om weg te komen. 'Stom beest!'

'Dat is ook niet erg beleefd,' zei Margery. 'Niet naar luisteren, Patch.'

'Ik kan niet overeind komen. Ik heb geen kracht. Dit slaat toch allemaal nergens op? Ik snap niet waarom mijn moeder niet naar me luistert. Waarom kan ik niet gewoon hier in de blokhut blijven?'

'Omdat we je nodig hebben voor het rondbrengen van boeken.'

Dat was het moment waarop Alice de tranen zag in Isabelle Brady's ooghoeken, alsof dit niet alleen maar een driftbui was, maar iets wat voortkwam uit echt verdriet. Het meisje wendde zich af, en veegde met een bleke hand over haar gezicht. Margery wreef over haar ellebogen om het zand van haar blouse te krijgen. Alice dronk haar koffie. De regelmatige kauwgeluiden van Patch, die zich nergens van bewust was, waren het enige wat de stilte verbrak.

'Isabelle, mag ik je iets vragen?' vroeg Alice na een poosje. 'Moet je de brace ook dragen als je zit, en als je maar een klein stukje moet lopen?'

Het bleef ijzig stil, alsof Alice een verboden woord in de mond had genomen.

'Hoe bedoel je?'

Ik ook altijd met mijn grote mond, dacht Alice. Maar ze had het nu al gezegd. 'Die beenbrace. Ik bedoel, als we die afdoen, en als je nou eens... eh... gewone rijlaarzen aandeed in plaats van die schoenen, dan zou je aan de andere kant van Patch omhoog kunnen, met je andere been. En dan geef je de boeken gewoon af bij het hek in plaats van steeds af te stijgen, zoals wij. Of maakt het niet uit als je maar een klein stukje hoeft te lopen?'

Isabelle fronste.

'Maar ik... Ik doe de brace nooit af. Ik moet hem de hele dag dragen.'

Margery fronste en dacht na. 'Maar je hoeft toch niet te staan?'

'Nou. Nee,' zei Isabelle.

'Zal ik eens kijken of ik ergens nog een paar andere laarzen heb?' vroeg Margery.

'Wil je dat ik andermans laarzen aantrek?' vroeg Isabelle bedenkelijk.

'Tot je ma een chic paar heeft meegebracht uit Lexington.'

'Wat is je maat? Ik heb wel een extra paar,' zei Alice.

'Maar zelfs als ik in het zadel kom, dan nog is mijn... Nou, mijn ene been is dus... Het is korter. Dus dan zit ik niet in balans,' zei Isabelle.

Margery grijnsde. 'Daarom hebben we ook verstelbare stijgbeugels. De meeste mensen hier hangen sowieso half scheef in het zadel, of ze nou dronken zijn of niet.'

Misschien kwam het doordat Alice Brits was en ze Isabelle op dezelfde afgemeten toon had toegesproken die ze altijd gebruikte bij de Van Cleves als ze iets gedaan wilde krijgen, of misschien was het de nieuwigheid van het niet hoeven dragen van haar brace, maar een uur later zat Isabelle Brady op Patch, met witte knokkels van haar stevige greep om de teugels, haar lichaam verstijfd van angst.

'Jullie gaan toch niet heel hard, hè?' vroeg ze met trillende stem. 'Ik wil echt niet heel hard.'

'Kom, je, Alice? Dit lijkt me een goeie dag voor een rondje om de stad, langs de school, en zo. Zolang we ervoor zorgen dat Patch niet in slaap valt, wordt het vast een prima dagje. Alles oké, dames? Daar gaan we.'

Het eerste uur van de rit zei Isabelle bijna geen woord. Alice, die achter haar reed, terwijl Margery voorop ging, hoorde haar af en toe een gilletje slaken als Patch moest hoesten of zijn hoofd bewoog. Dan leunde Margery naar achteren in haar zadel en riep iets bemoedigends. Pas na een dikke vijf kilometer zag Alice dat Isabelle weer normaal durfde te ademen, maar ze zag er nog steeds zowel woedend als ongelukkig uit, en haar ogen glommen van de tranen ook al liepen ze stapvoets.

Ook al was het gelukt haar in het zadel te krijgen, Alice zag niet hoe dit in vredesnaam ooit zou moeten werken. Het meisje wilde dit helemaal niet. Ze kon niet lopen zonder brace. Ze had duidelijk niks met paarden. Ze wisten niet eens of ze überhaupt iets met boeken had. Alice vroeg zich af of ze de dag erop wel zou komen opdagen, en als ze zo nu en dan Margery's blik ving, wist ze dat die hetzelfde dacht. Ze miste hun gebruikelijke tochten, de prettige stiltes, en hoe fijn het was iets te leren telkens als Margery iets tussen neus en lippen opmerkte. Ze miste het opwindende galopperen over de vlakkere stukken, hoe ze elkaar bemoedigende dingen toeriepen als hun paarden rechtsomkeert wilden maken en ze rivieren wilden oversteken, of door een hek moesten, en hoe lekker het voelde als ze over een met kiezels gevulde kuil in het pad sprongen. Het zou misschien makkelijker zijn als het meisje niet zo mokte: haar stemming leek een schaduw over de ochtend te werpen, en zelfs de schitterende zon en het zachte briesje hielpen niet. Morgen is alles waarschijnlijk weer gewoon zoals het was, hield Alice zichzelf voor, en die gedachte stelde haar gerust.

Het was bijna halftien toen ze bij de school stopten, een klein houten gebouw met maar één lokaal, eigenlijk net zoals de bibliotheek. Buiten was een grasveldje, half stukgelopen, en er stond een bankje onder een boom. Sommige kinderen zaten in kleermakerszit buiten over hun leitjes gebogen, terwijl anderen binnen wat onzeker tafels opdreunden.

'Ik wacht hier wel,' zei Isabelle.

'Helemaal niet,' zei Margery. 'Jij komt mee naar het schoolplein. Je hoeft niet van je paard af, als je dat liever niet wilt. Mevrouw Beidecker? Bent u daar?'

Er verscheen een vrouw in de deuropening, en binnen begonnen de kinderen te joelen.

Terwijl Isabelle met een ontevreden gezicht achter hen aan kwam, het plein op, stapte Margery af en stelde de andere twee voor aan de schooljuffrouw, een jonge vrouw met keurige blonde pijpenkrullen en een Duits accent, die, zoals Margery later verklaarde, de dochter was van een van de opzichters in de mijn. 'Er werken daar mensen van over de hele wereld,' zei ze. 'Alle talen die je maar kunt bedenken worden daar gesproken. Mevrouw Beidecker spreekt er zelf vier.'

De juffrouw, die zei dat ze dolblij was hen te zien, liet de hele klas van zo'n veertig kinderen naar buiten komen om de vrouwen te begroeten, de paarden te aaien en vragen te stellen. Margery haalde wat kinderboeken uit haar zadeltas die ze eerder deze week ontvangen hadden en vertelde bij het uitdelen waar die over gingen. De kinderen vochten erom, en gingen er in groepjes mee in het gras zitten om zich eroverheen te buigen. Een van de kinderen, kennelijk niet bang voor de muilezel, zette een voet in Margery's stijgbeugel om in haar tas te kijken of er niet toevallig nog eentje in zat.

'Miss? Miss? Hebt u nog meer van die boeken?' Een meisje met een fietsenrek in haar mond en twee vlechtjes in haar haar keek op naar Alice.

'Deze week niet,' zei ze. 'Maar ik beloof dat ik volgende week weer nieuwe kom brengen.'

'Wilt u dan een stripboek voor me meenemen? Mijn zusje heeft een stripboek gelezen en het was zo mooi. Met piraten en een prinses en alles.'

'Ik zal mijn best doen,' zei Alice.

'U praat als een prinses,' zei het meisje verlegen.

'Nou, jij ziet eruit als een prinses,' zei Alice, en het meisje giechelde en holde weg.

Twee jongens van een jaar of acht slenterden langs Alice naar Isabelle, die bij het hek stond te wachten. Ze vroegen hoe ze heette, en ze gaf hun kortaf antwoord zonder een glimlach.

'Is dit uw paard, Miss?'

'Nee,' zei Isabelle.

'Hebt u een paard?'

'Nee. Ik hou niet van paarden,' zei ze nors, maar dat ging aan de jongens voorbij.

'Hoe heet hij?'

Isabelle aarzelde. 'Patch,' zei ze toen, en ze keek snel achterom, alsof ze bang was dat iemand haar zou verbeteren.

Het ene jongetje vertelde het andere vol vuur over het paard van zijn oom dat kennelijk over een brandweerauto kon springen zonder een centje pijn, waarop de andere zei dat hij ooit op de rug van een eenhoorn had gezeten, tijdens de kermis. Een echte, met een hoorn en alles. Toen, nadat ze nog een paar minuten bleven staan om Patch over zijn harige neus te aaien, leken ze ineens niet meer zo geïnteresseerd, en met een zwaai naar Isabelle liepen ze naar hun klasgenootjes die de boeken aan het bekijken waren.

'Wat heerlijk, hè, kinderen?' riep mevrouw Beidecker. 'Deze lieve dames brengen ons elke week nieuwe boeken! Dus moeten wij er goed voor zorgen, en we mogen de ruggen niet breken en, William Bryant, we mogen ze niet naar het hoofd van onze zusjes gooien. Zelfs niet als die ons in ons oog prikken. Tot volgende week, dames! En heel hartelijk dank.'

De kinderen zwaaiden vrolijk en hun stemmen zwollen aan tot een crescendo van groeten. Toen Alice een paar minuten later omkeek, zag ze nog steeds een paar bleke gezichtjes naar buiten kijken en enthousiast naar hen zwaaien. Alice zag Isabelle ook omkijken, en ze bespeurde iets van een glimlach bij het meisje; traag en droefgeestig, niet echt vol blijdschap, maar toch, een glimlach.

Ze reden zwijgend verder, de bergen in, over de smalle paden langs de beek, en ze bleven achter elkaar rijden, met Margery voorop, die het tempo aangaf. Af en toe riep ze achterom en wees ze hun op dingen om hen heen, misschien in de hoop dat het Isabelle wat afleiding bood of dat ze eindelijk eens ergens wat enthousiasme voor toonde.

'Ja, ja,' zei Isabelle, 'ik weet het, dat is Handmaiden's Rock.'

Margery keerde zich om in haar zadel. 'Ken jij Handmaiden's Rock?'

'Mijn vader nam me vroeger altijd mee de bergen in om te wandelen, toen ik aan het herstellen was van de polio. Elke dag, urenlang. Hij dacht dat ik als bij toverslag weer de oude zou worden als ik mijn benen maar genoeg zou gebruiken.'

Ze stopten op een open plek. Margery stapte af, haalde een waterfles en een paar appels uit haar zadeltas, deelde die uit en nam toen een slok uit de fles. 'Maar het heeft dus niet geholpen,' zei ze met een knikje naar Isabelles been. 'Dat lopen.'

Isabelles ogen werden groot. 'Niks helpt,' zei ze. 'Ik ben een invalide.'

'Nee hoor, dat ben je niet.' Margery wreef de appel over haar jasje. 'Als dat zo zou zijn, zou je niet kunnen lopen en zou je niet kunnen rijden. En dat kun je duidelijk allebei wel, ook al ben je een beetje scheef.' Margery bood Alice het water aan, die er gretig van dronk en de fles toen wilde doorgeven aan Isabelle, die bedankte.

'Heb je dan geen dorst?' protesteerde Alice.

Isabelles mond werd een streep. Margery bekeek haar doodkalm. Toen pakte ze een zakdoek, wreef de hals van de fles zorgvuldig af en gaf hem toen aan Isabelle, terwijl ze nauwelijks merkbaar met haar ogen rolde naar Alice.

Isabelle zette de fles aan haar mond en dronk met gesloten ogen. Ze gaf de fles terug, trok een klein kanten zakdoekje uit haar zak en veegde haar voorhoofd af. 'Het is vreselijk warm vandaag,' gaf ze toe.

'Yep. En er is geen betere plek dan de koelte van de bergen.' Margery beende naar de beek, vulde haar fles nog eens bij, en schroefde de dop er weer stevig op. 'Geef mij en Patch twee weken, Miss Brady, en ik beloof je, benen of geen benen, er is geen plek in heel Kentucky waar je liever zou willen zijn.'

Isabelle wist het nog niet zo net. De vrouwen aten hun appel in stilte, voerden de klokhuizen aan de paarden en Charley, en toen bestegen ze de dieren weer. Dit keer, zag Alice, lukte het Isabelle om er zelfstandig en zonder mopperen op te klauteren. Ze reed een poosje achteraan om haar te bekijken.

'Je vond het leuk, bij de kinderen.'

Alice kwam weer naast haar rijden toen ze op een pad langs een lange, groene weide kwamen. Margery was al een stukje voor hen uit, en zat bij zichzelf te zingen, of misschien zong ze voor de muilezel, dat was vaak moeilijk te zeggen.

'Pardon?'

'Je zag er blijer uit. Daar bij de school.' Alice glimlachte voorzichtig. 'Ik dacht dat je dat vandaag wel leuk vond.'

Isabelles gezicht betrok. Ze pakte haar teugels bij elkaar en draaide zich zo'n beetje weg.

'Neem me niet kwalijk, Miss Brady,' zei Alice na een korte stilte. 'Mijn man zegt vaak dat ik niet nadenk voor ik mijn mond opendoe, en dat heb ik nu duidelijk ook weer gedaan. Het is niet mijn bedoeling om zo... nieuwsgierig te zijn, of brutaal. Neem me niet kwalijk.'

Ze hield haar paard in, zodat ze weer achter Isabelle Brady kwam te lopen. Ze vervloekte zichzelf inwendig en vroeg zich af of ze ooit zou leren hoe ze deze mensen moest benaderen. Isabelle had overduidelijk geen zin om te praten. Alice dacht aan Peggy's kliek van jongedames, van wie ze de meesten alleen herkende aan de boze blikken die ze haar toewierpen in de stad. Ze dacht aan Annie, die haar bijna altijd bekeek alsof ze iets van haar had gestolen. Margery was de enige bij wie ze zich geen buitenstaander voelde. En die was eerlijk gezegd zelf een beetje vreemd.

Ze liepen nog een kilometer door en ineens keek Isabelle over haar schouder. 'Het is Izzy,' zei ze.

'Izzy?'

'Mijn naam. Mensen die ik leuk vind, noemen me Izzy.'

Alice had nauwelijks de tijd om dit te verwerken, want het meisje zei: 'En ik moest glimlachen omdat... het de eerste keer was.'

Alice leunde naar voren in een poging de woorden te verstaan. Het meisje praatte zo zachtjes. 'De eerste keer wat? Dat je in de bergen rijdt?'

'Nee.' Izzy ging wat rechter zitten. 'Deze eerste keer dat ik op een school was en dat niemand me uitlachte vanwege mijn been.'

'Denk je dat ze terugkomt?'

Margery en Alice zaten op de hoogste trede naar de veranda en joegen de vliegen weg terwijl ze toekeken hoe de hitte van de zinderende weg sloeg. De paarden waren gewassen en losgelaten in de weide, en de twee vrouwen dronken koffie, rekten hun krakende ledematen en probeerden de energie bij elkaar te sprokkelen om de administratie van die dag bij te werken.

'Valt niet te zeggen. Ze leek er niet veel aan te vinden.'

Alice moest toegeven dat ze daar waarschijnlijk gelijk in had. Ze keek naar een hond die hijgend voorbijliep en zich toen vermoeid in de schaduw van een houtopslag verderop liet zakken.

'In tegenstelling tot jou.'

Alice keek haar aan. 'Mij?'

'Jij bent 's ochtends meestal net een gevangene die uit de bajes is ontsnapt.' Margery nam weer een slok van haar koffie en staarde naar de weg. 'Ik denk weleens dat je net zoveel van de bergen houdt als ik.'

Alice schopte met haar hak tegen een kiezelsteentje. 'Ik geloof dat ik liever in de bergen ben dan waar dan ook. Ik voel me gewoon... meer mezelf, daar boven.'

Margery keek haar even aan en glimlachte samenzweerderig. 'Dat zien de mensen dus niet, die zo vastzitten in hun steden, met al dat lawaai en al die rook, en de piepkleine blokkendozen waar ze in wonen. Daar boven kun je ademen. Je hoort er al dat geklets in de stad niet. Niemand die je in de gaten houdt, behalve God. Je bent er alleen met de bomen en vogels en de rivier en de hemel en je vrijheid... Daar boven zijn is goed voor je ziel.'

Een gevangene die uit de bajes is ontsnapt. Alice vroeg zich weleens af of Margery meer wist over haar leven bij de Van Cleves dan ze liet blijken. Een keiharde claxon deed haar uit haar gedachten ontwaken. Bennett reed in de auto van zijn vader op de bibliotheek af. Hij remde abrupt, zodat de hond opsprong, met zijn staart tussen zijn poten. Bennett zwaaide naar haar, breeduit en ongecompliceerd. Ze moest wel teruglachen: hij was zo knap, hij leek wel een filmster op een sigarettenkaartje.

'Alice! ... Miss O'Hare,' zei hij, toen hij die zag zitten. 'Ik kom je ophalen. Ik dacht dat we vanavond misschien die picknick konden doen waar je het over had.'

Alice keek verbaasd. 'Echt?'

'Er zijn wat problemen met de kolenoverslag die pas morgen weer opgelost zijn en pa is op kantoor om te proberen dat allemaal te regelen. Dus ik ben snel naar huis gereden en heb Annie gevraagd een picknick voor ons in te pakken. Ik dacht, ik race je terug in de auto, dan kun je je snel omkleden en dan gaan we meteen, nu het nog licht is. We mochten de dame de hele avond gebruiken, zei pa.'

Alice stond dolblij op. Toen betrok haar gezicht. 'O Bennett, ik kan niet weg. We hebben de boeken nog niet bijgeschreven en uitgezocht, en we lopen al zo achter. We zijn net pas klaar met de paarden.'

'Ga maar,' zei Margery.

'Maar dat is niet eerlijk tegenover jou. Beth is nog weg en Izzy is hem meteen gesmeerd toen we terugkwamen.'

Ze wuifde het weg.

'Maar –'

'Ga nou maar. Ik zie je morgen.'

Alice keek haar nog even aan om te zien of ze het meende, pakte toen haar spullen op en joelde blij toen ze het trappetje af racete.

'Ik zal wel weer stinken als een cowboy,' waarschuwde ze, terwijl ze in de auto stapte en haar man een kus op zijn wang gaf.

Hij grinnikte. 'Waarom denk je dat ik met open dak rij?'

Hij maakte een snelle draai in zijn achteruit die het stof op de weg deed opwaaien, en Alice slaakte een gilletje toen ze naar huis stoven.

Hij was er het dier niet naar om overdreven temperamentvol of emotioneel te worden, maar toch liet Margery Charley heel rustig naar huis sjokken. Hij had hard gewerkt en zij had geen haast. Ze dacht terug aan de dag en slaakte een zucht. Een lichtzinnige Engelse die de streek totaal niet kende, die de bergmensen misschien niet zouden vertrouwen, en die uiteindelijk waarschijnlijk door die brallende blaaskaak van een Van Cleve thuisgehouden zou worden, en een meisje dat nauwelijks kon lopen, niet kon rijden, en dat eigenlijk niet wilde. Beth werkte zoveel ze kon, maar haar familie had haar bijna de hele maand september nodig bij de oogst. Niet bepaald een vliegende start voor een reizende bibliotheek. Ze had geen idee hoelang de andere drie het zouden volhouden.

Ze kwamen aan bij de vervallen boerderij waar het pad zich splitste en ze liet haar teugels op Charleys smalle nek vallen, want het dier wist zelf de weg wel. Ze had het nog niet gedaan of haar hond, een jonge gevlekte jachthond met blauwe ogen, kwam op haar af gerend, met zijn staart tussen zijn poten geklemd en zijn tong uit zijn bek bungelend, zo blij was hij om haar weer te zien. 'Wat doe jij hier in vredesnaam, Bluey, jongen? Nou? Waarom ben je niet op het erf?'

Ze kwam aan bij de kleine paardenwei en toen ze afsteeg, voelde ze de pijn in haar onderrug en schouders, die eerder het gevolg was van het omhoog en omlaag helpen van Izzy Brady dan omdat ze nou zo'n eind had gereden. De hond sprong om haar heen, en bleef pas staan toen ze met haar handen door zijn nekharen woelde en zei dat hij een *brave jongen, ja hoor, braaf* was, waarna hij weer terugrende naar het huis. Ze liet de muilezel los en keek naar hoe Charley zich op de grond liet zakken, zijn knieën onder zich vouwde en daarna tevreden kreunend door het stof begon te rollen.

Ze nam het hem niet kwalijk: haar eigen voeten voelden zwaar toen ze de traptreden op liep. Ze stak haar hand uit naar de deur, maar stopte. De grendel zat er niet op. Ze staarde er even naar en dacht na. Toen liep ze zachtjes naar het lege vat aan de zijkant van de boerderij waar ze haar reservegeweer onder een jutezak bewaarde en ze sloop de treden weer op, haalde diep adem en trok de deur voorzichtig open met de neus van haar laars.

'Wie is daar?'

Recht tegenover haar in de kamer zat Sven Gustavsson in haar schommelstoel, met zijn voeten op een laag tafeltje en met *Robinson Crusoë* in zijn handen. Hij gaf geen krimp, maar wachtte even tot ze haar geweer liet zakken. Hij legde het boek behoedzaam op tafel, kwam langzaam overeind en bracht zijn handen bijna overdreven beleefd achter zijn rug. Ze staarde hem even aan en zette het geweer toen tegen de tafel.

'Ik vroeg me al af waarom de hond niet blafte.'

'Ja, nou, ja. Hij en ik. Je weet hoe dat gaat.'

Bluey, die slijmerige verrader, had zich inmiddels onder Svens arm genesteld en duwde met zijn lange snuit tegen hem aan, bedelend om te worden geaaid.

Margery zette haar hoed af, hing hem aan de kapstok en veegde het bezwete haar van haar voorhoofd. 'Ik had je niet verwacht.'

'Je verwacht ook nooit veel.'

Zonder hem aan te kijken liep ze langs hem heen naar de tafel, waar ze het kanten kleedje dat als deksel diende van een kan met water trok en zichzelf een beker inschonk.

'Ga je mij niks aanbieden?'

'Ik wist niet dat je ook water dronk.'

'En iets sterkers ga je me ook niet aanbieden?'

Ze zette de beker neer. 'Wat kom je hier doen, Sven?'

Hij bleef naar haar kijken. Hij droeg een schoon geruit overhemd en hij rook naar teerzeep en naar iets wat typisch bij hem hoorde, iets wat deed denken aan de zwavelgeur van de mijn en rook en mannelijkheid.

'Ik miste je.'

Ze voelde dat er iets week werd vanbinnen, en ze bracht de beker naar haar mond om het te verbergen. Ze slikte. 'Zo te zien red je je anders prima zonder mij.'

'Dat ik me wel red zonder jou, weten we allebei. Maar het punt is: ik wil niet zonder jou.'

'We hebben het hier al over gehad.'

'En ik begrijp het nog steeds niet. Ik heb gezegd, ik zal je niet aan banden leggen als we trouwen. Ik zal je niet zeggen wat je moet doen en laten. Ik laat je precies leven zoals je nu leeft, behalve dan dat jij en ik –'

'O, dus jij "laat" me?'

'Verdorie, Marge, je weet best wat ik bedoel.' Hij verbeet zich. 'Ik laat je je eigen gang gaan. We kunnen gewoon doen wat we nu ook altijd doen.'

'Wat heeft het dan voor nut om een bruiloft te houden?'

'Het punt is dat we dan getrouwd zijn voor God in plaats van alles stiekem te doen alsof we potdomme een stel pubers zijn. Denk je soms dat ik dit leuk vind? Denk je dat ik voor mijn eigen broer, voor de rest van de stad verborgen wil houden hoe zielsveel ik van je hou?'

'Ik trouw niet met je, Sven. Ik heb je altijd duidelijk gezegd dat ik nooit met iemand ga trouwen. En ik zweer het, iedere keer als je er weer over begint, heb ik het gevoel dat mijn hoofd explodeert, net als het dynamiet in die tunnels van je. Ik praat niet met je als je hier alleen maar komt om het steeds maar over hetzelfde te hebben.'

'Je praat sowieso niet met me. Dus wat moet ik dan?'

'Mij met rust laten. Zoals we hadden besloten.'

'Zoals jij hebt besloten.'

Ze draaide zich van hem weg en liep naar de kom in de hoek van de kamer, waar ze wat bonen afgedekt had staan die ze die ochtend had geplukt. Ze begon ze een voor een af te halen, brak de uiteinden af en gooide ze in een pan, terwijl ze wachtte tot het bloed niet meer zo in haar oren zou bonzen.

Ze voelde hem nog voor ze hem zag. Hij liep zachtjes de kamer door en ging vlak achter haar staan, zodat ze zijn adem op haar blote nek kon voelen. Ze wist zonder te kijken dat haar huid er rood werd.

'Ik ben niet zoals je vader, Margery,' zei hij zachtjes. 'Als je dat niet inziet, dan weet ik ook niet hoe ik het je duidelijk moet maken.'

Haar handen bleven druk bezig. *Knap. Knap. Knap. Bonen in de pan. Taaie draadjes weggooien.* De planken kraakten zachtjes onder haar voeten.

'Zeg dan dat je mij niet hebt gemist.'

Tien bonen klaar. Dat blaadje eraf halen. Knap. En nog eentje. Hij was nu zo dichtbij dat ze zijn borst tegen zich aan kon voelen als hij sprak.

Hij fluisterde: 'Zeg dat je mij niet hebt gemist en dan ben ik weg. Dan zal ik je nooit meer lastigvallen. Dat beloof ik.'

Ze deed haar ogen dicht. Toen liet ze het mes vallen en zette haar handen op het aanrecht, met de palmen omlaag, en liet haar hoofd zakken. Hij wachtte even, legde toen zijn handen over de hare zodat die helemaal bedekt waren. Ze deed haar ogen weer open en keek ernaar: sterke handen, knokkels bedekt met dikke littekens van brandwonden. Handen waar ze al bijna tien jaar van hield.

'Zeg het dan?' zei hij zachtjes in haar oor.

Toen draaide ze zich om, nam zijn gezicht snel tussen haar handen, en kuste hem hevig. O, wat had ze dit gemist, het gevoel van zijn lippen op de hare, zijn huid tegen die van haar. Er steeg warmte op tussen hen, ze begon sneller te ademen en alles wat ze zichzelf had voorgehouden, alle logica, alle argumenten die ze zich in de langere, donkere uren had ingeprent, smolten weg toen zijn arm om haar heen gleed, haar tegen zich aan trok. Ze kuste hem en ze kuste hem en ze kuste hem, zijn lichaam vertrouwd en toch ook niet, en met de pijntjes en de frustraties van de dag loste ook haar redelijke verstand op. Ze hoorde gekletter toen de kom op de grond viel, en toen waren er alleen nog maar zijn adem, zijn lippen, zijn huid op de hare en Margery O'Hare, die niemands bezit wilde zijn, die zich door niemand de les liet lezen, verzachtte en gaf toe, en haar lichaam helde steeds wat verder achterover tot ze tegen het houten dressoir gedrukt stond, met zijn gewicht tegen zich aan.

‘Wat is dat voor vogel? Moet je die kleur zien. Wat prachtig.’

Bennett lag op zijn rug op het kleed, terwijl Alice naar de boomtakken boven hun hoofden wees. Om hen heen lagen de restanten van de picknick.

‘Liefste? Weet jij wat dat voor een vogel is? Ik heb er nog nooit eentje gezien met zulke rode veren. Kijk dan! Zelfs zijn snavel is rood.’

‘Ik heb geen verstand van vogels en zo, schatje.’ Ze zag dat Bennett zijn ogen dicht had. Hij sloeg naar een insect op zijn wang, en stak zijn hand uit voor nog een glas gemberbier.

Margery kende alle vogels, dacht Alice, terwijl ze naar de mand greep. Ze nam zich voor het haar de volgende ochtend te vragen. Onder het rijden vertelde Margery Alice over zijdeplanten en guldenroede, en wees ze naar Jan-op-de-preekstoel en de kleine, tere bloempjes van het kruidje-roer-me-niet, en ze had daarmee een sluier opgetrokken van alles wat voorheen wat Alice betrof gewoon achtergrondgroen was, en wat nu een heel nieuwe dimensie had gekregen.

Onder hen stroomde de beek vredig; diezelfde beek, had Margery gewaarschuwd, zou in de lente een vernielzuchtige stortvloed worden. Het leek zo onwaarschijnlijk. Voorlopig was de grond droog, en tjirpten de krekels onophoudelijk in het gras. Alice gaf de fles aan haar man en wachtte tot hij op een elleboog overeind kwam om er een slok uit te nemen, half in de hoop dat hij voorover zou leunen en haar in zijn armen zou nemen. Toen hij zich weer liet vallen, kroop ze onder zijn arm en legde haar hand op zijn overhemd.

‘Ik zou zo wel de hele dag kunnen blijven liggen,’ zei hij inschikkelijk.

Ze sloeg haar arm om hem heen. Haar man rook lekkerder dan alle mannen die ze ooit had ontmoet. Het was alsof hij het zoete van het gras in Kentucky met zich meedroeg. Andere mannen zweetten en roken na verloop van tijd zurig en vies. Bennett kwam altijd terug van het mijnencomplex alsof hij regelrecht uit een advertentie in een of ander tijdschrift gestapt was. Ze keek omhoog naar zijn gezicht, naar de krachtige contouren van zijn kin, en naar het honingkleurige haar dat vlak boven zijn oren kort opgeschoren was.

'Vind je dat ik er leuk uitzie, Bennett?'
'Dat weet je best.' Zijn stem klonk slaperig.
'Ben je blij dat we getrouwd zijn?'
'Tuurlijk ben ik blij.'
Alice trok een cirkeltje rondom een hemdsknoopje. 'Maar... Waarom...?'
'Niet zo ernstig, Alice, oké? We hoeven toch niet alles te fileren? Kunnen we het gewoon gezellig houden?'
Alice trok haar hand van zijn overhemd. Ze draaide zich half om en ging ook op het kleed liggen, zodat hun schouders elkaar raakten. 'Ja, hoor.'
Zo lagen ze in het gras, zij aan zij, omhoogkijkend naar de lucht, in stilte. Toen hij weer sprak, klonk zijn stem zacht. 'Alice?'
Ze keek naar hem. Ze slikte, en haar hart bonsde tegen haar ribben. Ze legde haar hand op de zijne en probeerde hem stilzwijgend aan te moedigen, hem zonder woorden te zeggen dat ze hem tot steun zou zijn, dat het prima was, wat hij haar ook maar te zeggen had. Ze was per slot van rekening zijn vrouw.
Ze wachtte nog even. 'Ja?'
'Het is een kardinaal,' zei hij. 'Die rode vogel. Ik weet bijna zeker dat het een kardinaal is.'

4

'...ze zeggen dat het huwelijk je rechten halveert en je plichten verdubbelt.'

– Louisa May Alcott, *Little Women*

De eerste herinnering van Margery O'Hare was die aan hoe ze onder haar moeders keukentafel tussen haar vingers door keek naar haar vader die haar veertienjarige broer Jack door de kamer sleurde en hem twee tanden uit de mond sloeg toen Jack probeerde te voorkomen dat hun vader hun moeder afranselde. Haar moeder, die zelf behoorlijk wat slaag kreeg maar niet tolereerde dat haar kinderen dat lot ook moesten ondergaan, gooide haar man meteen een keukenstoel naar het hoofd, wat hem een rafelig litteken op zijn voorhoofd bezorgde dat daar tot zijn dood zou blijven zitten. Hij sloeg natuurlijk terug met de kapotte stoelpoot toen hij eenmaal weer kon staan, en het gevecht stopte pas toen Papaw O'Hare, die naast hen woonde, binnen kwam strompelen met zijn geweer tegen zijn schouder en een moorddadige blik, en hij dreigde dat hij Frank O'Hares vervloekte kop van zijn vervloekte romp zou schieten als hij nu niet ophield. Niet omdat opa het nou zo verkeerd vond dat zijn zoon zijn vrouw in elkaar sloeg, zoals Margery later zou ontdekken, maar omdat Memaw naar de radio wilde luisteren, wat niet kon door al dat geschreeuw. Er zat een gat in de grenen wand waar Margery de rest van haar jeugd haar hele vuist in kwijt kon.

Jack vertrok die dag voorgoed, met een prop bebloede watten in zijn mond en zijn enige goede overhemd in zijn tas, en de eerste keer dat Margery daarop zijn naam weer hoorde (weggaan werd beschouwd als zo'n daad van verraad aan de familie dat hij uit de familiegeschiedenis werd geschrapt), was acht jaar later, toen ze een telegram ontvingen waarin stond dat Jack was overleden nadat hij onder een treinwagon was gekomen in Missouri. Haar moeder had zoute tranen van verdriet gehuild in haar schort, maar haar vader had een boek naar haar hoofd gesmeten en haar toegebeten dat ze normaal moest doen voor hij zou zorgen dat ze écht iets zou hebben om om te huilen, en was vervolgens naar zijn stokerij verdwenen. Het boek dat hij gooide was *Black Beauty*, en Margery zou het hem nooit vergeven dat de achterkant daarbij afscheurde, en op de een of andere manier smolten op dat moment haar liefde voor haar broer en al haar verlangens om in de wereld van boeken te ontsnappen samen tot iets heftigs en koppigs, allemaal dankzij dat ene kapotte boek.

Trouw niet met zo'n dwaas, fluisterde haar moeder altijd tegen haar en haar zusje als ze hen instopte in het grote bed van stro, in de achterkamer. *Jullie twee moeten zo ver mogelijk bij deze vervloekte berg vandaan zien te komen. Zo snel als je kunt. Beloof het me.*

De meisjes hadden ernstig geknikt.

Virginia was inderdaad vertrokken, naar Lewisburg, maar daar was ze met een man getrouwd die al even goed met zijn vuisten was als hun vader. Haar moeder was niet meer in leven en hoefde het goddank niet mee te maken, want zes maanden na het huwelijk kreeg ze longontsteking waar ze binnen drie dagen aan overleed; hetzelfde virus werd ook drie van Margery's broers noodlottig. Op hun graven, boven op een heuvel met uitzicht over het dal, stonden kleine stenen.

Toen hun vader stierf – hij werd doodgeschoten tijdens een dronken vuurgevecht met Bill McCullough; de laatste treurige episode van een vete tussen de clans die al generaties duurde – merkten de inwoners van Baileyville op dat Margery O'Hare er geen traan om liet. 'Waarom zou ik huilen?' zei ze, toen dominee McIntosh haar vroeg of het wel goed ging met haar. 'Ik ben blij dat hij dood is. Kan hij niemand meer iets aandoen.' Het feit dat Frank O'Hare in de stad beschimpt werd, en dat iedereen vond dat ze gelijk had, weerhield hen er niet van om het enige overgebleven lid van de familie O'Hare even vreemd te vinden als de rest, en men vond dat er maar beter zo min mogelijk van die bloedlijn kon overblijven, heel eerlijk gezegd.

'Mag ik vragen hoe het zit met jouw familie?' had Alice haar gevraagd toen ze vlak na zonsopkomst de paarden opgezadeld hadden.

Alice moest haar vraag twee keer herhalen voordat tot Margery, die nog steeds in gedachten bij Svens sterke, stevige lichaam was, doordrong wat ze zei.

'Vragen staat vrij.' Ze keek Alice aan. 'Laat me raden. Iemand heeft tegen je gezegd dat je je niet met mij moet ophouden vanwege mijn vader?'

'Nou... ja,' zei Alice. Meneer Van Cleve had de vorige avond precies over dit onderwerp een hele preek gehouden, met veel gesputter en vingerwijzen. Alice had de goede naam van mevrouw Brady als schild gebruikt, maar het was een onprettig gesprek geweest.

Margery knikte, alsof dit haar niet verbaasde. Ze zwaaide haar zadel over de reling en liet haar vingers over Charleys rug glijden, om te controleren of hij bobbels of zweren had. 'Frank O'Hare voorzag de halve county van illegale alcohol. Hij schoot op iedereen die zijn plek probeerde in te nemen. Hij schoot zelfs al als hij alleen maar een vermoeden had dat ze erover zaten te dénken. Hij heeft meer mensen omgelegd dan ik ken en iedereen die in zijn buurt kwam heeft hij littekens bezorgd.'

'Iedereen?'

Margery aarzelde even en liep toen naar Alice toe. Ze rolde haar mouw op, trok hem tot boven haar elleboog en liet een wasachtig, muntvormig litteken op haar bovenarm zien. 'Hij schoot op me met zijn jachtgeweer toen ik elf was omdat ik hem een grote mond gaf. Als mijn broer me niet aan de kant had geduwd, was ik nu dood geweest.'

Het duurde even voor Alice kon reageren. 'Deed de politie dan niks?'

'De politie? Hier regelen de mensen hun eigen zaken. Toen Memaw erachter kwam wat hij had gedaan, ging ze hem met een paardenzweep te lijf. Er waren maar twee mensen voor wie hij bang was, en dat waren zijn eigen pa en ma.'

Margery boog haar hoofd zodat haar lange donkere haar naar voren viel. Ze haalde haar vingers vlug over haar schedel tot ze had gevonden wat ze zocht en trok haar haar opzij om een drie centimeter breed gat van naakte huid te tonen. 'Dit is van die keer dat hij me twee trappen op omhoogtrok aan mijn haar, drie dagen nadat Memaw overleed. Hij trok er zo een hele handvol uit. Ze zeggen dat mijn halve hoofdhuid er nog aan zat toen hij het op de grond smeet.'

'Kun je je dat zelf dan niet meer herinneren?'

'Nee, hij had me eerst buiten westen geslagen.'

Alice stond er verbluft bij. Margery's stem klonk even uitgestreken als altijd.

'Wat erg voor je,' zei Alice hakkelend.

'Welnee. Toen hij doodging kwamen er uit het hele stadje precies twee mensen naar de begrafenis en die kwamen ook alleen maar omdat ze met mij te doen hadden. En je weet dat de mensen hier graag voor elk wissewasje bij elkaar komen, dus uit het feit dat ze niet naar zijn begrafenis kwamen blijkt wel hoe erg ze hem haatten.'

'Dus... je mist hem niet.'

'Ha! Weet je Alice, je hebt hier een heleboel mannen die overdag braveriken zijn, maar die 's avonds, als ze aan het drinken slaan, veranderen in een paar vuisten op zoek naar een doelwit.'

Alice dacht aan meneer Van Cleve's door de bourbon ingegeven tirades en huiverde ondanks de hitte.

'En mijn vader was niet eens aan de drank. Hij was kil en koelbloedig. Ik heb niet één goede herinnering aan hem.'

'Niet eentje?'

Margery dacht even na. 'O nee, wacht, je hebt gelijk. Ik heb er inderdaad een.'

Alice wachtte af.

'Yep. De dag dat de sheriff langskwam om me te vertellen dat hij dood was.'

Margery draaide zich weg van de muilezel en de twee vrouwen maakten hun werk in stilte af.

Alice had geen idee hoe ze hierop moest reageren. Bij ieder ander had ze haar medeleven uitgesproken. Maar Margery leek niet op medeleven te zitten wachten.

Misschien voelde Margery deze hersengymnastiek aan, of misschien vond ze dat ze een beetje hard was geweest, want ze draaide zich ineens met een glimlach om naar Alice, waardoor het Alice opviel dat Margery eigenlijk heel mooi was.

'Toen we boven in de bergen waren, laatst, toen vroeg je me of ik ooit bang was.'

Alice' hand bleef op de gesp van de singel van haar paard liggen.

'Weet je, sinds de dag dat mijn vader is overleden ben ik nergens meer bang voor. Zie je dat, daar?' Ze wees naar de bergen die in de verte opdoemden. 'Daar droomde ik als kind van. Charley en ik, hoog in de bergen, dat is voor mij de hemel, Alice. En tegenwoordig mag ik elke dag de hemel in.'

Ze zuchtte diep, en terwijl Alice het zachtere gezicht nog moest verwerken, de wonderlijk stralende glimlach, draaide Margery zich om en gaf een klap op de achterkant van haar zadel. 'Oké. Ben je er klaar voor? Dit wordt een belangrijke dag voor ons allemaal.'

Het was de eerste week dat de vier vrouwen ieder hun eigen route reden. Ze hadden afgesproken dat ze steeds aan het begin en einde van de week bij elkaar zouden komen voor een nabespreking, om de boeken op orde te houden, en om te controleren in wat voor toestand ze teruggegeven waren. Margery en Beth reden de langere routes en parkeerden hun boeken vaak op een tweede post, een schoolgebouw dat twintig kilometer verderop lag, om die eens in de veertien dagen terug te brengen naar de bibliotheek, terwijl Alice en Izzy de kortere routes voor hun rekening namen. Izzy had veel meer zelfvertrouwen, en Alice was een paar keer aan komen lopen vlak voor ze wegreed, met haar glanzend gepoetste nieuwe laarzen uit Lexington, hoorbaar neuriënd, de hele hoofdstraat lang. 'Goeiemorgen, Alice,' riep ze dan, en ze zwaaide nog wat voorzichtig, alsof ze niet zeker was hoe de reactie zou zijn.

Alice wilde niet toegeven hoe gespannen ze was. Het was niet alleen de angst om te verdwalen, of zichzelf belachelijk te maken, maar het kwam ook door een gesprek tussen Beth en mevrouw Brady dat ze een week geleden had opgevangen, toen ze buiten bezig was om Spirit af te zadelen.

O, wat doen jullie het toch allemaal geweldig. Al moet ik wel bekennen dat ik me een beetje zorgen maak om het Engelse meisje.

Die doet het prima, mevrouw Brady. Volgens Marge kent ze de meeste routes behoorlijk goed.

Het gaat me niet om de routes, Beth. Het hele punt van het inzetten van meisjes uit de streek voor dit werk was dat de mensen die je bezoekt je kennen. Ze vertrouwen je, weten dat je niet op hen neerkijkt, en dat je hun gezin niet iets te lezen geeft wat niet geschikt is voor hen. Als we werken met een vreemd meisje dat met een accent praat en doet alsof ze de koningin van Engeland is, dan worden ze achterdochtig. En ik ben bang dat ons hele programma daaronder lijdt.

Spirit had gesnoven en ze waren meteen stilgevallen, alsof ze zich toen pas realiseerden dat er iemand buiten kon zijn. Bij Alice, die snel wegdook van het raam, was de angst ineens om het hart geslagen. Als de mensen in de streek geen boeken van haar wilden aannemen, besefte ze, zouden ze haar haar baantje afpakken. Ze zag zichzelf ineens weer voor zich, thuis bij de Van Cleves, in de intense stilte, met Annies argwanende blik op haar gericht, en elk uur dat wel tien jaar leek te duren. Ze dacht aan Bennett en de muur die zijn slapende rug was, en zijn weigerachtigheid om het te hebben over wat er aan de hand was. Ze dacht aan de irritatie van meneer Van Cleve omdat ze hem nog geen 'kleine Van Cleve' hadden gegeven.

Als ik dit werk kwijtraak, dacht ze, en ze voelde ineens iets loodzwaars in haar maag, *dan heb ik niks meer.*

'Goeiemorgen!'

De hele rit de berg op had Alice zitten oefenen. Ze had de hele tijd tegen Spirit gezegd: '*Well, good morning!* En hoe is het dan met ú, op deze stralende dag?' zoals ze dat hier in de buurt zeiden, en ze deed haar best om niet zo kortaf en zo Engels te klinken.

Een jonge vrouw, waarschijnlijk niet veel ouder dan Alice zelf, kwam een blokhut uit lopen en keek haar aan, met haar hand boven haar ogen. Op het zonnige stukje gras voor het huis keken twee kinderen even naar haar op, om zich vervolgens weer op hun halfhartige gevecht om een stok te storten, terwijl hun hond toekeek. Er stond een kom met maiskolven met het blad er nog omheen alsof die ergens naartoe gebracht moest worden, en er lag een stapel wasgoed op een laken op de grond. Bij de moestuin lag een hoop onkruid, pas gewied, met de aarde nog aan de wortels. Het huis leek omringd door half afgemaakte taken. Binnen hoorde Alice een baby huilen, een woedend, ontroostbaar gejammer.

'Mevrouw Bligh?'

'Kan ik u helpen?'

Alice haalde diep adem. '*Good mooohning*! Ik ben van de reizende bibliotheek,' zei ze nadrukkelijk en ze vervolgde met haar beste Kentucky-accent: 'Ik vroeg me af of u soms een paar boeken zou willen lenen voor uzelf en de jonkies. Zodat ze wat kunnen leren.'

De glimlach van de vrouw verdween.

'Het kost niks, hoor,' voegde Alice er lachend aan toe. Ze haalde een boek uit haar zadeltas. 'U mag er vier lenen en die kom ik dan volgende week weer halen.'

De vrouw bleef stil. Ze kneep haar ogen tot spleetjes, klemde haar lippen op elkaar en keek naar haar schoenen. Toen veegde ze haar handen af aan haar schort en keek weer op. 'Miss, maakt u me soms belachelijk?'

Alice keek haar verbaasd aan.

'U bent toch die Engelse? Getrouwd met die jongen van Van Cleve? Want als u hier komt om mij belachelijk te maken, dan rijdt u die berg maar weer gewoon af.'

'Ik maak u niet belachelijk,' zei Alice snel.

'Is er dan soms iets mis met uw kaken?'

Alice slikte. De vrouw keek fronsend.

'Het spijt me,' zei ze. 'Maar ze zeiden dat mensen me niet zouden vertrouwen en geen boeken van me zouden willen aannemen als ik te Engels klonk. Dus ik probeerde...'

'Dus u wilde net doen alsof u hier uit de streek kwam?' De vrouw trok haar kin in haar nek.

'Ik weet het. Als je het zo zegt, klinkt het een beetje... Ik...' Alice deed haar ogen dicht en kreunde inwendig.

De vrouw barstte in lachen uit. Alice deed meteen haar ogen weer open. De vrouw klapte dubbel over haar schort. 'U probeerde te doen alsof u van hier was. Garrett? Hoorde je dat?'

'Ik heb het gehoord,' klonk een mannenstem, gevolgd door een hoestbui.

Mevrouw Bligh zette haar handen in haar zij en lachte tot ze de tranen uit haar ogen moest vegen. De kinderen keken naar haar en begonnen ook te grinniken, met van die hoopvolle, verwonderde gezichtjes waaruit sprak dat ze niet precies begrepen waar ze om lachten.

'O, o, o. O, Miss, ik kan me niet heugen wanneer ik voor het laatst zo heb gelachen. Kom maar gauw binnen. Al kwam u van de andere kant van de wereld, dan nog zou ik boeken van u aannemen. Ik ben Kathleen. Kom maar mee. Wilt u een beetje water? Het is zo heet dat een slang nog zou verbranden.'

Alice bond Spirit aan de dichtstbijzijnde boom en haalde een stapeltje boeken uit haar tas. Ze liep achter de jonge vrouw aan de blokhut in, en zag dat er geen glas in de ramen zat en dat ze alleen houten luiken hadden, en ze vroeg zich af hoe het hier in de winter moest zijn. Ze wachtte bij de deur terwijl haar ogen wenden aan het donker, en het interieur zich stukje bij beetje onthulde. De hut bleek in twee gedeelten te zijn verdeeld. De muren van de voorste ruimte waren met oude kranten beplakt, en aan het ene eind stond een grote kachel met een stapel houtblokken ernaast. Boven de kachel hing een rijtje aan elkaar geknoopte kaarsen en aan de muur een groot jachtgeweer. In de hoek stonden een tafel en vier stoelen, en in een groot krat ernaast lag een baby die met zijn vuistjes in de lucht stompte onder het huilen. De vrouw boog zich naar voren, pakte het kindje met een vaag air van vermoeidheid op, en het huilen hield meteen op.

Pas op dat moment zag Alice de man in het bed aan de andere kant van de ruimte. De doorgestikte deken was opgetrokken tot zijn borst, hij was jong, en knap, maar zijn huid had die transparante bleekheid van iemand die chronisch ziek is.

'Goeiemorgen,' zei ze, toen ze zag dat hij naar haar keek.

'Morgen,' zei hij, en zijn stem klonk zwak en rasperig. 'Garrett Bligh. Het spijt me dat ik even niet kan opstaan om –'

Ze schudde haar hoofd, alsof het niet uitmaakte.

'Hebt u nog van die tijdschriften, *Woman's Home Companion*?' vroeg de jonge vrouw. 'De baby is niet rustig te krijgen en ik vroeg me af of zij soms tips hebben. Ik kan goed genoeg lezen, toch, Garrett? Miss O'Hare heeft me er een poos terug een paar gebracht en daar stonden allerlei adviezen in. Ik denk dat het zijn tandjes zijn, maar hij wil nergens op bijten.'

Alice kwam meteen in actie. Ze begon door haar boeken en tijdschriften te bladeren en trok er toen twee uit die ze aan Kathleen overhandigde. 'Zouden de kinderen ook iets willen?'

'Hebt u nog van die prentenboeken? Pauly kent het alfabet, maar zijn zusje kijkt alleen maar plaatjes. Ze vindt ze trouwens wel geweldig.'

'Ja, natuurlijk.' Alice zocht twee prentenboeken uit en gaf die ook aan Kathleen.

Kathleen glimlachte en legde de boeken plechtig op tafel, en gaf Alice toen een beker water. 'Ik heb een paar recepten. Een voor een honing-appeltaart die ik nog van mijn moeder heb. Als je wilt, schrijf ik het met plezier voor je op.'

Margery had haar al geleerd dat bergmensen trots waren. Velen van hen vonden het niet prettig om iets van je te krijgen zonder er iets voor terug te doen. 'Heel graag! Dank u wel.' Alice dronk het water op en gaf haar de beker terug. Ze maakte aanstalten om te vertrekken en mompelde dat het tijd was om te gaan, en zag dat Kathleen en haar man een blik wisselden. Ze vroeg zich af of ze soms iets over het hoofd had gezien. Toen keken ze haar weer aan en de vrouw glimlachte opgewekt. Geen van beiden zei een woord. Alice wachtte even, tot het ongemakkelijk werd.

'Nou, het was ontzettend leuk om jullie te ontmoeten. Ik zie jullie volgende week weer, en ik zal ondertussen even zoeken naar artikelen over baby's die tandjes krijgen. Wat je maar wilt, ik zoek het graag voor je op. En we krijgen elke week nieuwe boeken en tijdschriften.' Ze pakte de rest van haar boeken op.

'Tot volgende keer.'

'Dank u wel,' klonk de zachte stem vanuit het bed, en er volgde weer een hoestbui.

Buiten leek het onmogelijk licht na het donker in de blokhut. Alice moest haar ogen een beetje dichtknijpen terwijl ze naar de kinderen zwaaide en over het gras naar Spirit liep. Ze had nog helemaal niet door hoe hoog deze mensen eigenlijk woonden: ze had van hieraf uitzicht over de halve county. Ze bleef even staan om ervan te genieten.

'Miss?'

Ze draaide zich om. Kathleen Bligh holde op haar af. Ze bleef vlak voor Alice staan en klemde toen haar lippen even op elkaar, alsof ze bang was om te spreken.

'Is er nog iets?'

'Miss, mijn man, hij houdt erg van lezen, maar zijn ogen zijn niet goed genoeg in het donker en hij kan zich eerlijk gezegd ook niet zo goed concentreren vanwege de zwarte long. Hij heeft meestal te veel pijn. Zou u hem misschien nog even kunnen voorlezen?'

'Hem voorlezen?'

'Dat biedt hem een beetje afleiding. Ik kan het zelf niet omdat ik met het huis en de baby zit en omdat ik aanmaakhout moet hakken. Ik zou het anders niet vragen, maar Margery heeft hem vorige week ook voorgelezen, en als ik zelf een halfuurtje had om hem een hoofdstuk uit het een of ander voor te lezen, nou ja... U zou ons er echt een groot plezier mee doen.'

Nu haar man niet meer in de buurt was, stonden de uitputting en spanning op Kathleens gezicht te lezen, alsof ze hem niet durfde tonen hoe ze zich voelde. Haar ogen glinsterden. Ze tilde haar kin op, alsof ze zich schaamde om ergens om te vragen. 'Maar als u het te druk hebt, dan niet natuurlijk.'

Alice legde een hand op Kathleens arm. 'Als je me nou eens vertelt wat hij leuk vindt? Ik heb hier een nieuw boek met korte verhalen; dat lijkt me heel geschikt. Wat vind jij?'

Veertig minuten later reed Alice voorzichtig de berg af. Garrett Bligh had met zijn ogen dicht geluisterd terwijl zij voorlas, en na een minuut of twintig – het was een spannend verhaal over een zeeman die schipbreuk leed op volle zee – had ze even opzijgekeken vanaf haar krukje naast het bed en gezien dat de spieren van zijn gezicht, dat strak van pijn had gestaan, inderdaad wat ontspanden, alsof hij even heel ergens anders was. Ze las zachtjes, mompelend, en zelfs de baby leek wat te kalmeren van het geluid. Buiten was Kathleen een vage vlek die aanmaakhoutjes hakte, dingen haalde, plukte en droeg, en ondertussen ruzies suste en uitbranders gaf. Tegen de tijd dat het verhaal uit was, lag Garrett te slapen, zijn adem raspend in zijn borst.

'Bedankt,' zei Kathleen terwijl Alice haar zadeltassen weer inlaadde. Ze gaf haar twee grote appels en een stuk papier waar ze zorgvuldig het recept op had geschreven. 'Dit is van die taart waar ik het over had. Dit zijn goeie appels om mee te bakken, want ze worden niet helemaal papperig. Gewoon niet te lang in de oven doen.' Ze keek weer wat vrolijker, en haar vastberadenheid leek weer teruggekeerd.

'Dat is heel lief, dank u wel,' zei Alice en ze stak de appels zorgvuldig in haar zakken. Kathleen knikte, alsof ze een schuld ingelost had, en Alice besteeg haar paard. Ze bedankte Kathleen nog een keer en reed weg.

'Mevrouw Van Cleve?' riep Kathleen haar na toen Alice een paar meter verderop was.

Alice draaide zich om op haar zadel. 'Ja?'

Kathleen sloeg haar armen voor haar borst en keek omhoog. 'Met uw stem is volgens mij niks mis.'

De zon scheen fel en de muggen sloegen genadeloos toe. De hele middag lang bleef Alice vloekend in haar nek slaan, en ze was blij met de canvas hoed met de brede rand die Margery haar had geleend. Ze had een paar tweelingzusjes die aan de beek woonden een borduurboek in de maag weten te splitsen, en zelfs dat hadden die zusjes nog argwanend bekeken. Ze was weggejaagd bij een groot huis door een vals uitziende hond, en had een Bijbelstudieboek achtergelaten bij een gezin met elf kinderen in het kleinste huis dat ze ooit had gezien, waar een rijtje stromatrassen op de veranda lagen. 'Mijn kinderen lezen alleen het Goede Boek,' had de moeder van achter een halfgesloten deur gezegd en ze had haar kaken op elkaar geklemd alsof ze zich schrap zette voor tegenspraak.

'Dan zal ik volgende week voor u op zoek gaan naar nog meer Bijbelverhalen,' zei Alice en ze had geprobeerd om vrolijker te glimlachen dan ze zich voelde toen de deur weer dichtging.

Na de kleine overwinning bij de familie Bligh begon ze de moed een beetje te verliezen. Ze wist niet of de mensen argwanend waren vanwege de boeken of vanwege haar. Ze hoorde steeds weer de stem van mevrouw Brady, haar aarzeling over of Alice wel geschikt was voor dit werk, omdat ze zo *buitenlands* was. Deze gedachte leidde haar zo af dat het even duurde voor ze besefte dat ze niet meer op Margery's rode draadjes aan de bomen had gelet, en dat ze nu verdwaald was. Ze bleef staan op een open plek en probeerde aan de hand van haar met de hand getekende kaarten te bepalen waar ze was, en het kostte haar moeite om de positie van de zon te bepalen door het donkergroene gebladerte boven haar. Spirit stond stokstijf stil en liet haar hoofd hangen in de hitte van de middag die door dat bladerdek wist te dringen.

'Ik dacht dat jij de weg naar huis wist?' zei Alice bozig. Ze kon er niet omheen: ze had geen idee waar ze was. Ze zou weer terug moeten tot ze een herkenningsteken tegenkwam. Ze keerde het paard en liep met tegenzin de berg weer op.

Het duurde een dik halfuur voor de omgeving haar weer bekend voorkwam. Ze had een stijgend gevoel van paniek ervaren om het besef dat ze zomaar 's nachts in de bergen zou kunnen stranden, tussen de slangen en de poema's en de hemel mocht weten wat nog meer, of, wat net zo zorgwekkend was, op een van de adressen waar ze onder geen beding mocht aankloppen: *Beever aan Frog Creek (knettergek), het huis van de familie McCullough (illegale stokers, bijna altijd dronken, de meisjes weet ik niet, want niemand heeft hen ooit gezien), de broers Garside (ook altijd stomdronken en agressief).* Ze wist niet waar ze banger voor was: voor het vooruitzicht dat iemand op haar zou schieten omdat ze zijn land betrad, of om mevrouw Brady's reactie als bekend zou worden dat die Engelse inderdaad geen idee had waar ze mee bezig was.

Om haar heen leek het landschap nog uitgestrekter dan anders, en het toonde haar zijn onmetelijkheid en haar eigen gebrek aan inzicht in wat precies haar plek was. Waarom had ze niet beter opgelet toen Margery haar instructies gaf? Ze tuurde naar de schaduwen in een poging te bepalen waar ze zou kunnen zijn op basis van hoe die vielen en vloekte als de wolken of de bewegingen van de takken ze weer lieten verdwijnen. Ze was zo opgelucht toen ze de rode knoop aan de boomstam zag hangen dat het even duurde voor de identiteit van het huis waar ze op af reed tot haar doordrong.

Alice reed met haar ogen en hoofd omlaag langs het hek. Het was stil in het houten huis. Buiten stond een ijzeren ketel midden in een hoop koude as en in een boomstronk was een bijl achtergelaten. Twee vuile ruiten staarden haar nietszeggend aan. En daar lagen ze, vier boeken, keurig op een stapeltje bij het hek, precies waar Margery Jim Horner had gezegd de boeken neer te leggen als hij ze toch niet in huis wilde. Ze liet Spirit ernaartoe lopen en steeg af, terwijl ze met één oog het raam in de gaten hield en aan het kogelvormige gat in Margery's hoed dacht. De boeken leken onaangeroerd. Ze pakte ze onder een arm en stopte ze zorgvuldig in haar zadeltassen, en controleerde toen de singel om haar merries buik. Ze had al één voet in de stijgbeugel toen ze een mannenstem door de vallei hoorde galmen.

'Hé!'

Ze stopte.

'Hé, jij!'

Alice sloot haar ogen.

'Jij bent toch dat meisje van de bibliotheek dat hier laatst ook is geweest?'

'Ik wil u verder niet lastigvallen, meneer Horner,' riep ze. 'Ik... Ik kwam de boeken ophalen en ik ben zo weer weg. Dan komt er verder niemand meer.'

'Dus jullie hebben gelogen?'

'Wat?' Alice haalde haar voet uit de stijgbeugel en draaide zich met een ruk om.

'Jullie zeiden dat jullie ons nog meer boeken zouden brengen.'

Alice keek verbaasd. Hij lachte er niet bij, maar hij had ook geen geweer in zijn handen. Hij stond in de deuropening, zijn handen losjes in zijn zij, en tilde er eentje op om naar het hek te wijzen.

‘Dus u wilt nog meer boeken?’

‘Dat zei ik toch?’

‘O, jemig. Natuurlijk. Eh...’ Ze werd onhandig van de zenuwen. Ze rommelde wat in de tas, haalde er van alles uit en keurde alles af. ‘Ja, eh... Ik heb boeken van Mark Twain bij me en een kookboek. O, en dit tijdschrift, met tips voor het inmaken van groente. Dat deed u toch ook, inmaken? Dat kan ik voor u achterlaten, als u wilt.’

‘Ik wil een spellingsboek.’ Hij wees achteloos, alsof hij daarmee zo’n boek tevoorschijn kon toveren. ‘Voor de meisjes. Ik wil er eentje met een plaatje en wat woorden per bladzijde. Niks ingewikkelds.’

‘Ik geloof dat ik nog wel zoiets heb... Wacht even.’ Alice zocht in haar zadeltas en trok er toen een leesboek voor kinderen uit. ‘Zoiets? Deze is heel populair onder de –’

‘Laat maar bij het hek liggen.’

‘Zo! Alstublieft! ... Mooi!’ Alice hurkte om de boeken netjes op een stapeltje te leggen en draaide zich toen om, om op haar paard te springen. ‘Nou. Dan... Dan ga ik maar weer. Laat me het vooral weten als u wilt dat ik volgende week iets speciaals meebreng.’

Ze stak een hand op. Jim Horner stond in zijn deuropening en achter hem keken twee meisjes toe. En al ging haar hart wild tekeer, toen ze onderaan het onverharde pad was, merkte ze dat ze glimlachte.

5

'Elke mijn, of groep mijnen, werd een sociaal centrum waar op de mijn na verder niets privébezit was, en waar geen openbare plekken of openbare weg waren anders dan de bedding van de beek die tussen de bergwanden stroomde. Deze verzameling dorpjes ligt verspreid over de berghellingen in de riviervalleien en het enige wat eraan ontbreekt zijn kastelen, ophaalbruggen en torens met kantelen, maar verder waande je je er in feodale tijden.'

– United States Coal Commission in 1923

Margery vond het vreselijk om het te moeten toegeven, maar de kleine bibliotheek begon een chaos te worden. De vraag naar boeken nam steeds toe en zij hadden alle vier geen tijd om daar iets aan te doen. Ook al waren sommige bewoners van Lee County eerst nog wat achterdochtig, het nieuws over de boekendames had de ronde gedaan, en toen mensen eenmaal van hen wisten, werden ze binnen een paar weken eerder door enthousiaste gezichten begroet dan door dichtgegooide deuren. Gezinnen riepen om leesvoer, van de *Woman's Home Companion* voor de vrouwen tot *The Furrow*, speciaal voor mannen. Alles van Charles Dickens tot het *Dime Mystery Magazine* werd zo ongeveer uit hun handen gerukt zodra ze het uit hun zadeltassen haalden. De stripalbums, die razend populair waren onder de kinderen in de county, hadden het zwaarst te lijden, en werden helemaal stuk gebladerd of verscheurd door broertjes en zusjes als die erom vochten. Uit de tijdschriften bleek bij terugkomst soms stiekem een geliefd artikel te zijn gescheurd. En steeds weer die vraag: *Miss, hebt u nog nieuwe boeken voor ons?*

Als de bibliothecaressen weer terugkeerden naar hun basis in Frederick Guislers blokhut, plukten ze niet de keurig georganiseerde boeken van de planken, maar was de kans groter dat je hen op de grond aantrof, waar ze eindeloze stapels doorspitten op zoek naar de titels waar mensen om hadden gevraagd, en ze foeterden op elkaar als er iemand op het boek bleek te zitten waar zij net naar op zoek waren.

'We gaan ten onder aan ons eigen succes,' zei Margery met een blik op al die stapels.

'Moeten we dan niet beginnen met sorteren?' Beth rookte een sigaret – haar vader zou haar met de zweep geven als hij dat zou zien, en Margery deed net alsof zij het niet zag.

'Heeft geen zin. Vanochtend hebben we nauwelijks nog tijd en als we terugkomen is het precies even erg. Nee, ik heb zitten denken, we hebben hier iemand nodig die dit fulltime komt doen.'

Beth keek Izzy aan. 'Jij wilde toch liever hier blijven? En te paard ben je ook niet echt de sterkste.'

Izzy reageerde gepikeerd: 'Dat wil ik helemaal niet, Beth. Mijn gezinnen kennen me. Ze zouden het niet fijn vinden als iemand anders mijn routes overneemt.'

Daar had ze een punt. Ondanks Beths steken onder water was Izzy Brady in zes weken tijd uitgegroeid tot een prima ruiter, al was ze dan niet de allerbeste, die met haar balans haar gehandicapte been compenseerde. Dat been zag je niet meer in de donkere mahoniekleurige leren rijlaarzen ze die altijd glimmend oppoetste. Ze stopte tegenwoordig een wandelstok achter in het zadel, zodat ze wat steun had als ze het laatste stukje naar een huis moest lopen, en ze vond het ook handig om er takken mee aan de kant te slaan, valse honden op afstand te houden, en zo nu en dan een slang opzij te schuiven. De meeste gezinnen rondom Baileyville hadden ontzag voor mevrouw Brady en als Izzy zich voorstelde, werd ze meestal welkom geheten.

'En trouwens,' zei Izzy, die handig haar troefkaart speelde, 'je weet best dat als ik hier blijf, mijn moeder zich hier ook overal tegenaan komt bemoeien. De enige reden waarom ze dat nu niet doet, is omdat zij denkt dat ik de hele dag onderweg ben.'

'Nou, ik zou liever niet hier blijven,' zei Alice toen Margery haar aankeek. 'Mijn families doen het ook zo goed. Het oudste meisje van Jim Horner heeft verleden week *The American Girl* helemaal uitgelezen. Hij was zo trots dat hij vergat om me uit te schelden.'

'Dan moet Beth het dus doen,' zei Izzy.

Beth maakte haar sigaret met de hak van haar laars uit op de houten vloer. 'Mij moeten jullie niet hebben. Ik heb een hekel aan schoonmaken. Moet ik al genoeg doen voor die vervloekte broers van me.'

'Is het nou nodig, dat gevloek?' vroeg Izzy nuffig.

'Het is niet alleen schoonmaken,' zei Margery, terwijl ze een exemplaar van *The Pickwick Papers* oppakte waarvan de bladzijden vermoeid uit de kaft zakten. 'Deze boeken waren sowieso al beduimeld, maar inmiddels vallen ze helemaal uit elkaar. We hebben iemand nodig die de boeken weer in elkaar kan naaien en die misschien plakboeken kan maken van al deze losse pagina's met recepten en verhalen, en zo. Dat doen ze bij Hindman ook, en daar zijn ze heel populair.'

'Ik ben hopeloos met naald en draad,' zei Alice snel, en de anderen zeiden vlug dat zij er ook niets van konden.

Margery keek geërgerd. 'Nou, ik ga het ook niet doen. Ik heb geen handen maar poten.' Ze dacht even na. 'Maar ik heb wel een idee.' Ze stond op van achter de tafel en pakte haar hoed.

'Wat dan?' vroeg Alice.

'Waar ga je heen?' vroeg Beth.

'Naar Hoffman. Beth, wil jij een paar van mijn rondes overnemen? Dan zie ik jullie later.'

Je hoorde de onheilspellende geluiden vanuit de Hoffman Mining Company al mijlen voordat je het bedrijf kon zien: het geronk van de kolenvrachtwagens, de verre *plof* van de explosies die je onder je voeten voelde trillen, het gerinkel van de mijnbel. Wat Margery betrof zag het er bij Hoffman uit als de hel, met de groeve die de gehavende en uitgeholde hellingen rondom Baileyville opvrat, en gigantische striemen achterliet, en de mannen die er werkten, hun ogen wit oplichtend in hun vuile gezichten als ze uit de krochten tevoorschijn kwamen, en het zachte industriële gebrom waarmee de natuur kaalgeplukt en verwoest werd. Rondom de nederzetting hing de smaak van steenkoolstof in de lucht als een continue dreiging, en explosies bedekten de vallei met een grijze stoflaag. Zelfs Charley weigerde verder te lopen. Het was een speciaal soort man die naar Gods land keek en in plaats van schoonheid en wonderen alleen maar dollartekens zag.

Hoffman was een stad met eigen regels. De prijs voor een salaris en een dak boven je hoofd was een langzaam oplopende schuld bij de winkel van het bedrijf, en de voortdurende angst voor een verkeerd afgemeten hoeveelheid dynamiet, of een losgeslagen trolley waar je je been door kon kwijtraken, of nog erger: het absolute einde, een paar honderd meter diep onder de grond, met weinig kans dat je geliefden ooit nog een lichaam naar boven konden halen.

En een jaar geleden was dat allemaal ondergedompeld geraakt in een sfeer van wantrouwen toen de stakingsbrekers kwamen om iedereen die het waagde om actie te voeren voor betere arbeidsvoorwaarden aan te pakken. De mijnbazen hielden niet van verandering en dat lieten ze blijken ook: niet met tegenargumenten, maar met knokploegen en wapens, zodat er inmiddels veel rouwende families waren.

'Ben jij dat, Margery O'Hare?' De wachter kwam een paar passen dichterbij toen ze aan kwam rijden, met zijn hand boven zijn ogen tegen de zon.

'In hoogsteigen persoon, Bob.'

'Je weet dat Gustavsson er is?'

'Alles in orde?' Ze proefde die vertrouwde metalige smaak in haar mond bij het horen van Svens naam.

'Iedereen is er. Ik denk dat ze even iets eten voor ze weer gaan. Toen ik ze voor het laatst zag, waren ze in blok B.'

Ze steeg af van haar muilezel en bond hem vast, liep toen de poort door en negeerde de blikken van de mijnwerkers bij de prikklok. Ze liep snel langs de mijnwinkel waar in de etalage allerlei koopjes werden aangeprezen die, zoals iedereen wel wist, helemaal geen koopjes waren. De winkel stond op de heuvel, op dezelfde hoogte als het enorme mijngebouw. Erboven lagen de ruime, keurig onderhouden huizen van de mijnbazen en hun voormannen, de meeste met fraaie achtertuinen. Hier zou Van Cleve hebben gewoond als Dolores niet had geweigerd om haar familie in Baileyville achter te laten. Het was niet een van de grotere kolenkampen, zoals Lynch, waar tienduizenden huizen in de heuvels waren gebouwd. Hier strekten een paar honderd mijnwerkershutjes zich uit langs de paden, de daken bekleed met bitumen, en in ruim veertig jaar niet onderhouden. Een paar kinderen, de meeste zonder schoenen aan hun voeten, speelden in het zand naast een wroetend varken. Voor de huizen lag allerlei rommel, en zwerfhonden scharrelden daartussendoor. Margery sloeg rechtsaf, weg van de straat waar de huizen aan lagen, en liep vlug over het kleine bruggetje dat naar de mijnen leidde.

Zijn rug was het eerste wat ze zag. Hij zat op een omgekeerd krat, met zijn helm tussen zijn voeten terwijl hij een stuk brood at. Ze zou hem uit duizenden herkennen, dacht ze. Zoals zijn nek overging in zijn schouders en hij zijn hoofd iets schuin naar links hield als hij sprak. Zijn hemd zat onder de vlekken en de hes waarop BRANDWEER stond hing een beetje scheef.

'Hoi.'

Hij draaide zich om bij het horen van haar stem, stond op en tilde zijn handen op toen zijn collega's begonnen te fluiten, alsof hij een vuurtje wilde doven. 'Marge! Wat doe jij nou hier?' Hij pakte haar bij de arm en leidde haar weg van het gefluit, de hoek om.

Ze keek naar Svens zwarte handpalmen. 'Is alles goed met iedereen?'

Hij tilde zijn wenkbrauwen op. 'Dit keer wel.' Hij wierp een blik in de richting van het kantoorgebouw waar de leiding zat en dat zei haar genoeg.

Ze veegde wat vuil uit zijn gezicht met haar duim. Hij pakte haar hand en drukte die tegen zijn lippen. Het deed altijd iets met haar, vanbinnen, ook al liet ze daar niets van merken.

'Dus je miste me?'

'Nee.'

'Leugenaar.'

Ze keken elkaar grijnzend aan.

'Ik kwam voor William Kenworth. Ik moet zijn zus spreken.'

'William, die donkere? Die is hier niet meer, Marge. Die is een maand of zes, of negen geleden gewond geraakt.'

Ze keek geschrokken.

'Ik dacht dat ik het je had verteld. Een of andere kruitaap had een foutje gemaakt met de bedrading en hij stond in de weg toen ze met het dynamiet aan de gang gingen voor die tunnel door Feller's Top. Kreeg een rotsblok op zijn been. Been er helemaal af.'

'Waar is hij dan nu?'

'Geen idee. Maar daar kan ik wel achter komen.'

Ze wachtte bij het kantoorgebouw terwijl Sven naar binnen ging en flirtte met mevrouw Pfeiffer, wier lievelingswoord 'nee' was, maar dat zelden liet horen aan Sven. Iedereen in de vijf mijnen in Lee County hield van Sven. Naast brede schouders en vuisten zo groot als kolenschoppen had hij kalm overwicht, een twinkeling in zijn ogen waar mannen uit opmaakten dat hij een van hen was, en vrouwen dat hij hen leuk vond, alleen niet op díé manier. Hij was goed in zijn werk, vriendelijk als hij dat nodig vond, en hij sprak iedereen toe met dezelfde ongebruikelijke hoffelijkheid, of het nu een in lompen gekleed kind uit een nabijgelegen vallei was, of een van de grote bazen in de mijn. Ze had een hele lijst dingen die ze leuk vond aan Sven Gustavsson. Niet dat ze dat ooit aan hem zou vertellen.

Hij kwam de trappen voor het kantoorgebouw af met een stuk papier in zijn hand. 'Hij zit in Monarch Creek, in het huis van zijn overleden moeder. Het gaat kennelijk niet zo goed met hem. Blijkt dat ze hem alleen de eerste paar maanden hier in het ziekenhuis hebben behandeld, en toen hebben ze hem ontslagen.'

'Leuk van ze.'

Sven wist hoe weinig ze op had met Hoffman. 'Waar heb je hem eigenlijk voor nodig?'

'Ik ben op zoek naar zijn zus. Maar als hij ziek is, weet ik niet of ik hem wel moet lastigvallen. Het laatste wat ik van haar weet is dat ze in Louisville werkte.'

'O, nee. Mevrouw Pfeiffer zei net dat zijn zus degene is die voor hem zorgt. Dus als je daarnaartoe gaat, tref je haar daar waarschijnlijk ook.'

Ze nam het stuk papier van hem aan en keek op. Hij had zijn ogen op haar gericht en zijn gezicht verzachtte onder het zwart. 'Hé, wanneer zie ik je weer?'

'Hangt ervan af wanneer je stopt met zaniken over trouwen.'

Hij keek even achterom, trok haar toen mee de hoek om, zette haar met haar rug tegen de muur en ging heel dicht bij haar staan, zo dicht als hij maar kon. 'Oké, wat zeg je hiervan? Margery O'Hare, ik beloof plechtig dat ik nooit met je zal trouwen.'

'En?'

'En ik zal het ook niet meer over trouwen hebben. Of liedjes zingen over trouwen. Of er zelfs maar aan denken.'

'Beter.'

Hij keek om zich heen en fluisterde met zijn mond vlak bij haar oor, zodat ze een beetje onrustig werd: 'Maar ik kom langs om zondige dingen te doen met dat prachtige lichaam van je. Als het mag.'

'Hoe zondig precies?' fluisterde ze.

'O. Heel erg. Goddeloos.'

Ze liet haar hand in zijn overall glijden en voelde het lichte waas van zweet op zijn warme huid. Heel even was er niets anders dan zij tweeën. De geluiden en geuren van de mijn verdwenen naar de achtergrond, en het enige wat ze hoorde was het bonzen van haar hart, het pulseren van zijn huid tegen de hare, het ritme van haar behoefte aan hem die er altijd was. 'God houdt van een zondaar, Sven.' Ze nam zijn gezicht in haar handen en kuste hem, om vervolgens snel in zijn onderlip te bijten. 'Maar niet zoveel als ik.'

Hij barstte in lachen uit en tot haar verbazing merkte ze, toen ze terugliep naar haar muilezel en het gefluit van de reddingsploeg nog nagalmde, dat haar wangen heel erg rood waren.

Het was een lange dag geweest, en tegen de tijd dat ze bij de kleine blokhut aan Monarch Creek aankwam, was zowel zij als de muilezel doodop. Ze steeg af en gooide haar teugels over de paal. 'Hallo?'

Er kwam niemand naar buiten. Een keurig bijgehouden moestuin lag links van de hut, waar een klein schuurtje tegenaan stond, en bij de voordeur hingen twee manden met bloemen. In tegenstelling tot de meeste huizen in deze vallei was het fris geschilderd, het gras was gemaaid en het onkruid was bedwongen. Naast de deur stond een rode schommelstoel die uitkeek op de drassige oevers van de beek.

'Hallo?'

Er verscheen een vrouwengezicht achter de hordeur. Ze keek langs Margery heen, alsof ze iets wilde checken, draaide zich toen om, en zei iets tegen iemand die binnen was. 'Bent u dat, Miss Margery?'

'Hallo, Miss Sophia. Hoe gaat het ermee?'

De hordeur ging open en de vrouw deed een stap naar achteren om Margery binnen te laten, haar handen in haar zij, dikke donkere krullen vastgespeld op haar hoofd. Ze tilde haar hoofd iets op alsof ze Margery eens goed wilde bekijken. 'Allemachtig. Ik heb jou al in geen... wat zal het zijn... acht jaar gezien.'

'Zoiets. Maar je bent geen spat veranderd.'

'Kom binnen.'

Haar gezicht, zo smal en ernstig als het onbewogen was, begon nu stralend te glimlachen en Margery lachte even hartelijk terug. Margery had haar vader jarenlang begeleid als hij bij Hoffman zijn illegale drank ging verkopen, een van de lucratievere routes. Frank O'Hare had bedacht dat niemand er iets van zou denken als een klein meisje en haar vader spullen kwamen afleveren, en dat had hij goed gezien. Maar als hij dan zijn adresjes in de woonwijk afging, en potten inwisselde en bewakers omkocht, glipte zij snel naar het gedeelte waar de zwarten woonden, naar Miss Sophia die haar boeken leende uit de kleine verzameling van haar familie.

Margery mocht niet naar school, daar had Frank een stokje voor gestoken. Hij geloofde niet in boekenwijsheid, hoe hard haar moeder ook smeekte. Maar Miss Sophia en haar moeder, Miss Ada, hadden hun liefde voor lezen op haar overgebracht en die liefde had haar menig avond miljoenen mijlen ver van haar sombere, gewelddadige huis gevoerd. En het waren niet alleen de boeken: Miss Sophia en Miss Ada zagen er altijd zo onberispelijk uit, met perfect gevijlde nagels, hun haren in de krulspelden of met chirurgische precisie gevlochten. Miss Sophia was maar een jaar ouder dan Margery, maar haar familie stond wat Margery betrof voor de suggestie dat je het leven ook heel anders kon leven dan in het lawaai, de chaos en de angst van het hare.

'Ik dacht weleens dat je die boeken zou opeten, zo hongerig was je ernaar. Ik heb nog nooit een meisje gekend dat zo snel en zo veel las.'

Ze keken elkaar lachend aan. En toen zag Margery William. Hij zat in een stoel bij het raam en zijn linkerbroekspijp was netjes afgespeld op de plek waar zijn stomp eindigde. Ze probeerde absoluut niet te laten merken dat het haar choqueerde.

'Goedemiddag, Miss Margery.'

'Ik hoorde van je ongeluk, William. Wat vreselijk. Heb je veel pijn?'

'Het is te doen,' zei hij. 'Ik vind het alleen niet prettig om niet te kunnen werken.'

'Hij is niet echt in zijn hum,' zei Sophia en ze rolde met haar ogen. 'Hij vindt het nog erger om thuis te moeten zitten dan om dat been kwijt te zijn. Ga zitten, dan maak ik iets te drinken voor je.'

'Ze zegt steeds dat ik een troep maak in huis.' William haalde zijn schouders op.

De blokhut van de familie Kenworth was de netste binnen een straal van dertig kilometer, vermoedde Margery. Er was geen stofje te zien en alles stond keurig op zijn plek, waaruit Sophia's geduchte organisatorische talent al bleek. Ze dronk een glas sarsaparilla en luisterde naar William, die haar vertelde dat de mijn hem had ontslagen na zijn ongeluk. 'De vakbond heeft nog geprobeerd om voor me op te komen, maar sinds die schietpartijen... Nou ja, niemand wil zijn nek uitsteken voor een zwarte man. Snap je?'

'Ze hebben vorige maand weer twee vakbondsmannen neergeschoten.'

'Ik heb het gehoord.' William schudde zijn hoofd.

'De gebroeders Stiller hebben de banden van drie vrachtwagens die op weg waren vanaf de mijn lekgeschoten. En daarna zijn ze de mijnwinkel bij Friars in gegaan om een paar mannen de les te lezen. Een stel van die boeven had hen daar klemgezet en er moesten een heleboel mensen van Hoffman komen om hen vrij te krijgen. Hij doet het om mensen te waarschuwen.'

'Wie?'

'Van Cleve. Je weet toch wel dat hij achter de helft van dit soort dingen zit?'

'Dat weet iedereen,' zei Sophia. 'Iedereen weet precies wat er daar aan de hand is, maar niemand wil er iets aan doen.'

Ze zaten met zijn drieën te zwijgen, en de stilte hield zo lang aan dat Margery bijna vergat waar ze eigenlijk voor gekomen was. Uiteindelijk zette haar glas neer. 'Ik kom niet alleen voor de gezelligheid,' zei ze.

'Dat dacht ik al,' zei Sophia.

'Ik weet niet of je het al hebt gehoord, maar we hebben een bibliotheek opgezet in Baileyville. We zijn met vier bibliothecaressen, gewoon meisjes uit de buurt, en we hebben een heleboel gedoneerde boeken en tijdschriften. Sommige boeken vallen bijna uit elkaar van ouderdom. Maar goed, we hebben iemand nodig om de boeken voor ons te organiseren en op te lappen, want het blijkt dat je niet vijftien uur per dag in het zadel kunt zitten en ook de rest nog op orde kunt houden.'

Sophia en William keken elkaar aan.

'Ik snap niet precies wat wij daarmee te maken hebben,' zei Sophia.

'Nou, ik vroeg me af of jij zou willen komen om ons te helpen met de organisatie. We hebben een budget voor vijf bibliothecaressen, en het salaris is heel redelijk. We worden betaald door de WPA, en er is genoeg geld voor minstens een jaar.'

Sophia leunde achterover in haar stoel.

Margery drong aan: 'Ik weet dat je je werk in de bibliotheek in Louisville heerlijk vond. En je bent hier binnen een uur weer thuis. We zouden je heel graag willen hebben.'

'Dat is er eentje voor kleurlingen,' zei Sophia scherp. Ze vouwde haar handen in haar schoot. 'De bibliotheek in Louisville. Die is voor zwarten. Dat moest je toch weten, Miss Margery. Ik kan niet komen werken in een bibliotheek voor witte mensen. Als je me vraagt om ook op een paard rond te rijden, kan je wel vertellen: geen haar op mijn hoofd die daaraan denkt.'

'Het is een reizende bibliotheek. Mensen komen er niet om dingen te lenen. Wij gaan naar hén toe.'

'Dus?'

'Dus geen mens hoeft te weten dat je daar werkt. Luister, Miss Sophia, we hebben je hulp heel hard nodig. Ik heb iemand nodig van wie ik weet dat ze de boeken kan repareren, en dat ze de boel fatsoenlijk op de rit krijgt, en jij bent de beste bibliothecaresse in de drie county's.'

'Ik zeg het nog één keer: het is een bibliotheek voor blanken.'

'Dingen veranderen.'

'Zeg dat maar tegen die mannen met witte puntmutsen als ze weer eens bij ons aankloppen.'

'Maar wat doe je hier dan?'

'Ik zorg voor mijn broer.'

'Dat weet ik ook wel. Ik bedoel, hoe kom je aan geld?'

De broer en zus keken elkaar aan.

'Dat is wel een beetje een persoonlijke vraag. Zelfs voor jouw doen.'

William slaakte een zucht. 'We staan er niet al te best voor. We leven van ons spaargeld en het kleine beetje dat ma ons nagelaten heeft. Maar veel is het niet.'

'William!' zei Sophia berispend.

'Nou, het is de waarheid. We kennen Miss Margery. En zij kent ons.'

'Dus jij wilt dat ik me mijn hersens laat inslaan omdat ik in een bibliotheek voor blanken ga werken?'

'Dat laat ik niet gebeuren,' zei Margery kalm.

Voor het eerst gaf Sophia geen antwoord. Afstammeling zijn van Frank O'Hare had niet veel voordelen, maar de mensen die hem hadden gekend begrepen dat als Margery iets beloofde, dat waarschijnlijk ook zou gebeuren. Als je een jeugd met Frank O'Hare had overleefd, stond je verder eigenlijk niets meer in de weg.

'O, en het betaalt achtentwintig dollar per maand,' zei Margery. 'Hetzelfde loon als wij allemaal.'

Sophia keek haar broer weer aan en boog toen haar hoofd. Toen ze eindelijk weer opkeek, zei ze: 'We moeten erover nadenken.'

'Oké.'

Sophia perste haar lippen op elkaar. 'Ben je nog altijd zo'n sloddervos?'

'Nog erger, zelfs.'

Sophia stond op en trok haar rok recht. 'Zoals ik al zei. We zullen erover nadenken.'

William bracht haar naar de deur. Dat wilde hij per se, en hij hees zich moeizaam op uit zijn stoel, terwijl Sophia hem zijn kruk aanreikte. Zijn gezicht vertrok van het ingespannen schuifelen, en Margery deed net alsof ze het niet zag. Ze stonden bij de deur en keken uit over de vredige beek.

'Wist je dat ze bezig zijn om een hap uit de noordkant van de bergrug te blazen?'

'Wat?'

'Dat heb ik van Big Cole. Ze gaan er zes gaten in slaan, want ze denken dat er veel steenkool zit.'

'Maar dat deel van de berg is toch bewoond? Op de noordkant alleen al wonen veertien, vijftien gezinnen.'

'Dat weten wij en dat weten zij. Maar denk je dat dat hen tegenhoudt als ze papiergeld ruiken?'

'Maar... Wat gebeurt er dan met die gezinnen?'

'Wat er altijd gebeurt.' Hij wreef over zijn voorhoofd. 'Kentucky... de mooiste plek op aarde, en de wreedste. Ik denk weleens dat God ons hier alles wil laten zien waar hij toe in staat is.'

William leunde tegen de deurpost en zette de houten kruk recht onder zijn oksel, terwijl Margery dit nieuws op zich in liet werken.

'Goed je te zien, Miss Margery. Hou je haaks.'

'Jij ook, William. En zeg tegen je zus dat ze in de bibliotheek moet komen werken.'

Hij trok een wenkbrauw op. 'Poeh! Ze is net als jij. Ze laat zich door geen man de wet voorschrijven.'

Ze kon hem nog horen grinniken toen hij de hordeur achter zich dichttrok.

6

'Mijn moeder hield niet van baksels van meer dan een dag oud, behalve dan van mince pies. Ze stond altijd een uur eerder op om nog voor het ontbijt een taart te bakken, en ze bakte nooit een custard- of vruchtentaart een dag voor die gegeten zou worden, en trouwens, als ze dat wel had gedaan, zou mijn vader er niet van gegeten hebben.'

– Della T. Lutes, *Farm Journal*

In de eerste maanden nadat ze in Baileyville was komen wonen, had Alice bijna nog genoten van de wekelijkse etentjes met mensen van de kerk. Een vierde of vijfde gast aan tafel te hebben leek de sfeer in het sombere huis aanmerkelijk te verbeteren, en het eten was doorgaans net iets beter dan Annies gebruikelijke vettige kost. Meneer Van Cleve gedroeg zich meestal netjes, en dominee McIntosh, die meestal van de partij was, was in feite een aardige man, al verviel hij vaak in herhalingen. Het prettigste aan de mensen in Kentucky, had ze gemerkt, waren de eindeloze verhalen: het ongeluk dat families was overkomen, roddels over de buren... Elke anekdote werd schitterend naverteld, en meestal met een clou die de tafel deed schudden van het lachen. Als er meer dan één verhalenverteller aan tafel zat, werd het een strijd om wie de beste was. Maar wat het belangrijkste was: door die geanimeerde sterke verhalen kon Alice haar eten grotendeels opeten zonder dat iemand haar in de gaten hield.

Tenminste, tot nu toe.

'En, wanneer gaan de jongelui mijn oude vriend hier zegenen met een stel kleinkinderen?'

'Dat vraag ik nou ook steeds.' Meneer Van Cleve wees naar Bennett en Alice met zijn mes. 'Een huis is pas een thuis als er een kleintje in rondrent.'

Misschien als onze slaapkamer niet zo dicht bij die van jou ligt dat ik het kan horen als je een wind laat, antwoordde Alice in stilte, en ze schepte wat aardappelpuree op haar bord. *Misschien als ik een keer rustig naar de wc kan zonder me tot mijn enkels te hoeven bedekken. Misschien als ik niet minstens twee keer in de week hetzelfde gesprek hoef aan te horen.*

Pamela, de zus van dominee McIntosh die op bezoek was uit Knoxville, merkte op, zoals altijd wel iemand opmerkte, dat haar zoon zijn nieuwe vrouw op de huwelijksdag al zwanger had gemaakt. 'Op de kop af negen maanden en toen kwam de tweeling. Niet te geloven, toch? Maar haar huishouden gaat op rolletjes, hoor. Let op mijn woorden, zodra die twee kleintjes van de borst zijn, is ze meteen weer in verwachting.'

'Ben jij niet een van die paardenbibliothecaressen, Alice?' Pamela's echtgenoot bekeek de wereld achterdochtig van onder twee dikke wenkbrauwen.

'Zeker, dat ben ik.'

'Die meid is de hele dag van huis!' riep meneer Van Cleve uit. 'Soms is ze 's avonds zo moe dat ze haar ogen nauwelijks open kan houden.'

'Met zo'n knappe vent als jij, Bennett. Die Alice van je zou te moe moeten zijn om überhaupt op zo'n paard te klimmen!'

'Ze zou kromme benen moeten hebben, als een cowboy!'

De twee mannen bulderden van het lachen. Alice forceerde een flauwe glimlach. Ze keek naar Bennett, die intens geconcentreerd zijn zwarte bonen over zijn bord heen en weer schoof. Toen keek ze naar Annie, die de schaal met zoete aardappels vasthield en tevreden leek over de kant die het gesprek op ging. Alice verhardde haar blik tot Annie haar ogen afwendde.

'U had vlekken van de maandstonde op uw rijbroek,' had Annie opgemerkt toen Alice de vorige avond een stapel wasgoed aan haar had gegeven. 'Ik kreeg het er niet helemaal uit.' Ze had gezwegen en er toen aan toegevoegd: 'Net als vorige maand.'

Alice vond het irritant dat het mens haar 'maandstonden' in de gaten hield. Ze had ineens het gevoel dat de halve stad het erover had dat het haar maar niet lukte om zwanger te worden. Want Bennetts schuld kon het natuurlijk niet zijn. Niet hun honkbalheld. Niet hun *golden boy*.

'Weet je, mijn nicht, die ene, die in Berea woont, kon ook met geen mogelijkheid zwanger worden. Ik zweer het, haar man kon niet met zijn handen van haar afblijven. Ze is naar zo'n slangenkerk gegaan... Ja, dominee, ik weet dat u dat afkeurt, maar let op. Ze bonden een kousenbandslang om haar nek en binnen een week was ze zwanger. Volgens mijn nicht heeft het kind ogen die zo goudkleurig zijn als de huid van een mocassinslang. Maar ja, die heeft dan ook altijd al veel fantasie gehad.'

'Bij mijn tante Lola ging het precies zo. Haar dominee heeft de hele gemeente laten bidden of God haar schoot wilde zegenen. Het duurde een jaar, maar inmiddels hebben ze vijf kinderen.'

'Voel je alsjeblieft niet verplicht om dat voor mij te doen,' zei Alice.

'Ik denk dat het door al dat paardrijden van dat meisje komt. Het is niet goed voor een vrouw om de hele dag met haar benen wijd te zitten. Volgens dokter Freeman raken de vrouwelijke organen daar helemaal van in de war.'

'Ja, ik geloof dat ik ook zoiets heb gelezen.'

Meneer Van Cleve pakte het zoutvaatje op en liet het tussen zijn vingers wiebelen. 'Als je een kan met melk te veel heen en weer schudt, dan wordt die melk zuur. Dan stremt het, om het zo maar te zeggen.'

'Mijn organen zijn nog volkomen ongestremd,' zei Alice stijfjes, en ze voegde er na een korte stilte aan toe: 'Maar dat artikel zou ik weleens willen lezen.'

'Artikel?' vroeg dominee McIntosh.

'Waar u het net over had. Het artikel waarin staat dat een vrouw niet zou moeten paardrijden. Vanwege het "in de war raken". Als medische term komt me dat namelijk niet bekend voor.'

De twee mannen keken elkaar aan.

Alice sneed een stuk kip door met haar mes en keek niet op van haar bord. 'Kennis is zo belangrijk, vindt u ook niet? In de bibliotheek zeggen we het ook allemaal: zonder de feiten hebben we niets. En als ik mijn gezondheid daadwerkelijk op het spel zet door paard te rijden, dan lijkt het me niet meer dan verantwoord om dat artikel waar u het over hebt te lezen. Misschien kunt u het volgende week zondag meebrengen, dominee.' Ze keek op en schonk hem een stralende glimlach.

'Tja,' zei dominee McIntosh, 'ik weet niet of ik het zo gemakkelijk kan terugvinden.'

'De dominee heeft heel veel kranten,' zei meneer Van Cleve.

'Wat zo grappig is,' vervolgde Alice, en ze zwaaide met haar vork om haar woorden kracht bij te zetten, 'in Engeland doen alle dames uit de nette families aan paardrijden. Ze gaan jagen, springen over sloten en hekken, al dat soort dingen. En toch weten die buitengewoon efficiënt de ene baby na de andere te baren. Kijk maar naar de koninklijke familie: hop, hop, hop. Alsof ze erwtjes doppen! Weet u wel hoeveel kinderen koningin Victoria had? En die zat echt áltijd op haar paard. Ze konden haar er niet vanaf krijgen.'

De tafel viel stil.

'Tja...' zei dominee McIntosh, '...dat is... reuze interessant.'

'Toch kan het niet goed voor je zijn, kindje,' zei de zus van de dominee vriendelijk. 'Ik bedoel, zoveel lichamelijke inspanning is toch nooit goed voor jongedames.'

'Hemeltje. Dan moet u dat vooral gaan vertellen aan de bergmeisjes die ik elke dag zie. Die vrouwen kappen hout voor het vuur, schoffelen de moestuin, maken het huis schoon voor mannen die te ziek – of te lui – zijn om uit bed te komen. En vreemd genoeg krijgen die ook de ene na de andere baby.'

'Alice,' zei Bennett zachtjes.

'Ik kan me niet voorstellen dat veel van die meisjes maar wat rondfladderen, een beetje bloemschikken en uitrusten. Maar misschien zitten zij biologisch wel anders in elkaar. Dat zal het wel zijn. Misschien is daar óók wel een medische reden voor waar ik nog nooit van heb gehoord.'

‘Alice,’ zei Bennett nog eens.

‘Er is niets mis met mij,’ fluisterde ze woedend. Ze vond het vreselijk dat ze de trilling in haar stem hoorde. Dit was precies waar ze op uit waren. De twee oude mannen keken elkaar veelbetekenend aan.

‘Ach, maak je niet zo druk. Het is geen kritiek op jou, Alice, kindje,’ zei meneer Van Cleve, en hij stak zijn dikke hand uit over tafel en legde die op de hare.

‘We snappen best dat het een teleurstelling kan zijn als de Here je niet meteen zegent. Maar het is beter om daar niet al te emotioneel op te reageren,’ zei de dominee. ‘Ik zal voor jullie allebei bidden als jullie de volgende keer naar de kerk komen.’

‘Dat is heel vriendelijk van u,’ zei meneer Van Cleve. ‘Soms weet een jongedame niet precies wat in haar eigen belang is. Daar zijn wij voor, Alice. Om jouw belangen in het oog te houden. Zeg Annie, waar blijft die zoete aardappel? Mijn jus ligt hier koud te worden.’

‘Waarom moest je dat nou doen?’ Bennett zat naast haar op de schommelbank, terwijl de oudere mannen zich teruggetrokken hadden in de salon om een fles van meneer Van Cleve’s beste bourbon soldaat te maken. Hun stemmen zwollen zo nu en dan aan, en dan volgde er een lachsalvo.

Alice zat met haar armen over elkaar. De avonden werden kouder, maar ze zat helemaal aan het uiteinde van de schommelbank, bijna twintig centimeter van de warmte van Bennetts lichaam, en had een sjaal om haar schouders geslagen. ‘Waar heb je het over?’

‘Dat weet je heel goed. Pa is alleen maar bezorgd om je.’

‘Bennett, jij weet heel goed dat het feit dat ik niet zwanger word niks te maken heeft met dat paardrijden.’

Hij zei niets.

‘Ik hou van mijn werk. Heel erg veel. Ik ga er niet mee stoppen omdat je vader denkt dat mijn ingewanden door de war zijn. Zegt iemand ooit weleens tegen jou dat je te veel honkbal speelt? Nee. Natuurlijk niet. Terwijl jouw zaakje drie keer per week volkomen in de war raakt.’

‘Kan het wat zachter!’

‘O, helemaal vergeten. We mogen nooit iets hardop zeggen, hè?

Niet over jouw *warrige zaakje*. We mogen het vooral niet hebben over wat er écht aan de hand is. Terwijl iedereen het steeds over mij heeft en ze allemaal denken dat ik degene ben die onvruchtbaar is.'

'Wat maakt het je ineens uit wat de mensen denken? Daar trek je je anders ook nooit iets van aan.'

'Het maakt me uit omdat jouw familie en jouw buren er de hele tijd over zaniken! En dat blijft zo, tenzij jij hun uitlegt wat er werkelijk aan de hand is! Of tenzij je er gewoon... iets aan dóét!'

Ze was te ver gegaan. Bennett stond ineens op van de schommelbank en beende weg. Hij sloeg de hordeur achter zich dicht. Ineen viel het stil in de salon. Toen de mannenstemmen langzaam hun gesprek voortzetten, zat Alice op het bankje te luisteren naar de krekels, terwijl ze zich afvroeg hoe het mogelijk was dat je in een huis vol mensen kon zijn en toch op de eenzaamste plek ter wereld.

Het was geen goede week voor de bibliotheek. De bergen verkleurden van weelderig groen naar feloranje, en de bladeren vormden een koperkleurig tapijt op de grond dat de hoeven van de paarden dempte, de valleien vulden zich met dichte ochtendmist en Margery zag dat de helft van haar bibliothecaressen uit haar doen was. Ze keek naar Alice, die opeengeklemde kaken en wallen onder haar ogen had, wat anders nooit zo was, en ze zou wel iets willen doen om haar op te vrolijken, maar zelf was ze ook onrustig, want ze had nog niets gehoord van Sophia. Elke avond deed ze een poging om de meest gehavende boeken van hun collectie te repareren, maar de stapel was inmiddels torenhoog, en de gedachte aan al dat werk, al die onbruikbare boeken, drukte haar stemming nog meer. Ze had verder nergens tijd voor dan haar muilezel weer te bestijgen en er weer met een nieuwe lading op uit te gaan.

De honger naar boeken was inmiddels genadeloos. Kinderen liepen op straat achter hen aan en bedelden om leesvoer. Gezinnen waar ze eens in de veertien dagen langsgingen smeekten om meer boeken te mogen lenen, zodat ze evenveel konden lezen als de gezinnen op de kortere routes, en dan moesten de bibliothecaressen uitleggen dat ze maar met z'n vieren waren en dat ze toch al de hele dag op pad waren. De paarden waren soms lam van de vele uren lopen over harde paden vol kiezels ('Als ik nog een keer met Billy langs de zijkant de Fern Gully op moet, dan heeft hij straks twee benen die langer zijn dan de andere twee!') en Patch had zweren van de singel, zodat hij dagen niet kon werken.

Het was nooit genoeg. En de uitputting werd zichtbaar. Als ze op vrijdagavond terugkwamen, en ze modder en gevallen bladeren mee naar binnen liepen met hun laarzen, zodat het een nog grotere troep werd, viel Izzy uit naar Alice toen die over Izzy's zadeltas struikelde en het riempje afscheurde.

'Kun je niet uitkijken!'

Alice boog voorover om het riempje op te pakken terwijl Beth erbij stond te kijken. 'Dan had je hem niet op de grond moeten laten liggen.'

'Hij lag er net. Ik wilde mijn boeken even neerleggen, want ik moest mijn stok pakken. Wat moet ik nu?'

'Weet ik veel. Aan je ma vragen of ze een nieuwe koopt?'

Izzy reageerde gestoken en keek Beth woedend aan. 'Dat neem je terug.'

'Wat moet ik terugnemen? Dat zal toch wel moeten?'

'Izzy, het spijt me,' zei Alice na een korte stilte. 'Het... Het ging echt per ongeluk. Ik zal wel kijken of ik iemand kan vinden die hem dit weekend kan repareren.'

'Je hoeft niet zo vals te doen, Beth Pinker.'

'Allemachtig, jouw tenen zijn bijna te lang voor je laarzen.'

'Kunnen jullie alsjeblieft ophouden met bekvechten en je boeken opschrijven? Ik zou graag voor middernacht nog naar huis willen.'

'Ik kan de mijne nog niet opschrijven, want jij hebt de jouwe nog niet gedaan, en als ik mijn boeken nu al naar binnen breng, raken ze door de war met de boeken aan jouw voeten.'

'De boeken aan mijn voeten, Izzy Brady, zijn de boeken die jij gisteren hebt laten liggen, omdat je geen zin had om ze netjes op de planken te leggen.'

'Ik heb toch gezegd dat moeder me vroeg op moest halen, zodat ze naar haar quiltkransje kon!'

'O, nee, laten we vooral dat vervloekte quíltkransje niet in de weg zitten!'

Inmiddels stonden ze te schreeuwen. Beth keek naar Izzy vanuit de hoek van de ruimte waar ze net haar eigen zadeltassen leeggehaald had, en waar haar lunchtrommeltje en limonadefles stonden.

'Ach, verdorie, weet je wat wij nodig hebben?'

'Nou?' vroeg Izzy achterdochtig.

'We moeten eens een beetje plezier maken. We doen niks anders dan werken.' Ze grijnsde. 'Ik denk dat we eens bij elkaar moeten komen.'

'We zijn nu toch bij elkaar?' zei Margery.

'Niet op deze manier.'

Beth liep langs hen heen en stapte handig over de boeken heen. Ze deed de deur open en ging naar buiten, waar haar kleine broertje op de trap zat te wachten. De vrouwen namen weleens snoepjes voor Bryn mee in ruil voor klusjes die hij voor hen deed, en hij keek hoopvol op.

'Bryn, loop jij even naar meneer Van Cleve en zeg dat ze pas laat thuis is, omdat er een vergadering is over het beleid van de bibliotheek, en dat wij haar wel thuisbrengen als we klaar zijn. En dan ga je naar mevrouw Brady, en daar vertel je hetzelfde. Nee, tegen haar moet je niet zeggen dat het gaat om het beleid. Als je dat zegt, is ze er als de kippen bij. Zeg maar... Zeg maar tegen haar dat we onze zadels schoon moeten maken. En zeg dat ook maar tegen mama, en dan koop ik een rol toffees voor je.'

Margery kneep haar ogen tot spleetjes. 'Ik mag hopen dat –'

'Ik ben zo terug. En hé, Bryn? Bryn! Als je aan papa vertelt dat ik rook, dan scheur ik je oren van je kop, een voor een. Heb je me gehoord?'

'Wat is er aan de hand?' vroeg Alice, toen ze Beths voetstappen hoorde wegsterven op straat.

'Dat zou ik ook weleens willen weten,' zei een stem.

Margery keek op en zag Sophia in de deuropening staan, met haar handen ineengeklemd en een tas onder een arm. Bij de aanblik van de chaos trok ze een wenkbrauw op. 'Goeie hemel. Je zei dat het erg was, maar je hebt er niet bij verteld dat ik het liefst gillend terug naar Louisville zou willen.'

Alice en Izzy staarden naar de lange vrouw in de smetteloos blauwe jurk.

Sophia keek hen aan. 'Ik begrijp niet dat jullie hier een beetje zitten te niksen. Jullie moeten aan het werk!' Ze zette haar tas neer en maakte haar sjaal los. 'Ik heb het tegen William gezegd, en nu zeg ik het jullie: ik werk 's avonds, en dat doe ik met de deur op de grendel zodat niemand over zijn toeren raakt als hij me hier ziet. Dat zijn mijn voorwaarden. En ik wil het loon waar we het al over hebben gehad.'

'Mij best,' zei Margery.

De twee jongere vrouwen draaiden zich om en keken Margery vragend aan. Margery glimlachte. 'Izzy, Alice, dit is Miss Sophia. Zij is onze vijfde bibliothecaresse.'

Sophia Kenworth, zoals Margery hun vertelde toen ze wat grip begonnen te krijgen op de stapels boeken, had acht jaar gewerkt in de bibliotheek voor kleurlingen in Louisville, in een gebouw dat zo groot was dat de boeken niet ingedeeld waren in kasten, maar in hele verdiepingen. Er kwamen hoogleraren en docenten van Kentucky State University om boeken te lenen en ze werkten met een systeem van professionele kaartjes en stempels waarmee ze de datum van uitgifte en binnenkomst bijhielden. Sophia had een officiële cursus gehad en stage gelopen, en toen haar moeder overleed en William nog geen drie maanden later een ongeluk had gehad, werd ze gedwongen te stoppen met haar werk in Louisville om voor hem te zorgen.

'Dat hebben we hier ook nodig,' zei Sophia, terwijl ze de boeken bekeek en ze stuk voor stuk oppakte om de rug te bekijken. 'We hebben systemen nodig. Laat dat maar aan mij over.'

Een uur later werden de deuren van de bibliotheek vergrendeld, waren bijna alle boeken van de grond en was Sophia bezig het uitleenboek door te nemen, terwijl ze zachtjes misprijzende geluidjes maakte. Ondertussen was Beth terug en ze hield een grote weckfles met gekleurde vloeistof onder Alice' neus.

'Ik weet niet...' zei Alice.

'Neem nou maar gewoon een slokje. Je gaat er niet dood van. Het smaakt naar appeltaart.'

Alice keek naar Margery, die al had afgeslagen. Het leek niemand te verbazen dat Margery geen illegaal gestookte drank dronk.

Alice bracht de pot naar haar mond, aarzelde en nam toch geen slok. 'Wat nou als ik straks dronken thuiskom?'

'Nou, dan kom je dronken thuis,' zei Beth.

'Ik weet niet... Kan iemand anders niet eerst proeven?'

'Izzy gaat heus niet drinken.'

'Wie zegt dat?' zei Izzy.

'O boy, nou, hier dan,' zei Beth lachend. Ze nam de pot uit Alice' handen en gaf hem aan Izzy. Met een ondeugende grijns pakte Izzy de pot met beide handen aan en zette hem aan haar mond. Ze nam een slok, hoestte en proestte en wilde de pot met een geschrokken blik teruggeven. 'Je moet het ook niet achterover klokken!' zei Beth, die zelf een klein slokje nam. 'Als je het zo drinkt, ben je dinsdag blind.'

'Geef op,' zei Alice. Ze keek in de pot en haalde diep adem. *Je bent te impulsief, Alice.*

Ze nam een slokje en voelde de alcohol intens brandden in haar keel. Ze kneep haar ogen dicht en wachtte tot die stopten met tranen. Het smaakte heerlijk, dat wel.

'Lekker?' Beths ondeugende blik was op haar gericht toen ze haar ogen weer opendeed.

Ze knikte zwijgend en slikte. 'Verrassend genoeg,' zei ze hees. 'Ja. Geef nog maar een slok.'

Er veranderde iets in Alice, die avond. Ze was het beu, de blikken van de stad, had er schoon genoeg van om te worden bekeken en besproken en veroordeeld. Ze had er schoon genoeg van om getrouwd te zijn met een man naar wie iedereen opkeek alsof hij Onze-Lieve-Heer zelve was, en die het nauwelijks kon opbrengen om haar zelfs maar aan te kijken.

Alice was helemaal van de andere kant van de wereld gekomen om er alwéér achter te komen dat ze tekortschoot in andermans ogen. Nou, dacht ze, als iedereen dat toch al vond, kon ze net zo goed aan het beeld voldoen.

Ze nam nog een slok, en toen nog eentje, en wuifde Beths handen weg toen die riep: 'Rustig aan, meid.' Toen ze de pot uiteindelijk teruggaf, verklaarde ze dat ze zich 'aangenaam tipsy' voelde.

'Aangenaam tipsy!' deed Beth haar na, en de meisjes lagen dubbel van het lachen. Margery glimlachte onwillekeurig.

'Wat is dit eigenlijk voor bibliotheek?' zei Sophia vanuit de hoek.
'Ze moeten gewoon wat stoom afblazen,' zei Margery. 'Ze hebben ontzettend hard gewerkt.'
'We hebben inderdaad hard gewerkt! En nu hebben we muziek nodig!' zei Beth, en ze stak een hand op. 'Laten we meneer Guislers grammofoon gaan halen. Die wil hij ons vast wel lenen.'
Margery schudde haar hoofd. 'Laat Fred hierbuiten. Die hoeft dit niet te zien.'
'Je bedoelt dat hij geen stomdronken Alice hoeft te zien,' zei Beth vals.
'Wat?' Alice keek op.
'Je mag haar niet plagen,' zei Margery. 'En bovendien is ze getrouwd.'
'In theorie,' mompelde Alice, die moeite had zich te focussen.
'Ja, je moet gewoon zoals Margery worden, en doen waar je zelf zin in hebt.' Beth keek haar zijdelings aan. 'Met wie je maar wilt.'
'Wil je soms dat ik me schaam voor hoe ik mijn leven leef, Beth Pinker? Want dan kun je wachten tot de hemel naar beneden valt.'
'Hé,' zei Beth, 'als ik zo'n knappe vent als Sven Gustavsson achter me aan had, zou ik zo snel een ring om mijn vinger laten schuiven dat hij niet eens wist dat hij al voor het altaar stond. Als jij eerst een hap van de appel wilt proeven voor je hem in je mandje legt, moet je dat zelf weten, maar zorg wel dat je dat mandje goed vasthoudt.'
'En als ik helemaal geen mandje wil?'
'Iedereen wil een mandje.'
'Ik niet. Nooit gewild. Voor mij geen mandje.'
'Waar hébben jullie het over?' zei Alice, en ze begon te giechelen.
'Ik begrijp het al niet meer sinds meneer Guisler,' zei Izzy en ze liet zachtjes een boer. 'Allemachtig, ik voel me geweldig. Ik geloof niet dat ik me zo heb gevoeld sinds die keer dat ik drie keer in het reuzenrad heb gezeten tijdens de grote kermis in Lexington. Alleen... Nee. Dat liep niet zo goed af.'
Alice leunde voorover naar Izzy en legde een hand op haar arm. 'Het spijt me verschrikkelijk van dat riempje, Izzy. Het was niet mijn bedoeling om het stuk te maken.'
'Ach, maak je geen zorgen. Ik vraag mijn moeder gewoon om

een nieuwe voor me te kopen.' En om de een of andere reden vonden ze dat allebei hilarisch.

Sophia keek Margery aan en trok haar wenkbrauwen op.

Margery stak de olielampen aan die aan het eind van alle planken stonden, en probeerde haar lachen in te houden. Ze hield niet zo van grote groepen mensen, maar dit vond ze wel leuk, de grapjes en de vrolijkheid en de oprechte vriendschap die je in de ruimte zag opschieten als jonge loten.

'Zeg, meisjes?' vroeg Alice toen ze haar gegiebel onder controle had. 'Als je alles kon doen wat je wilde, wat zouden jullie dan doen?'

'Deze bibliotheek op orde maken,' mompelde Sophia.

'Ik meen het. Als jullie alles zouden kunnen doen, alles zouden kunnen worden. Wat zouden jullie dan doen?'

'Dan zou ik de hele wereld over reizen,' zei Beth, die een rugleuning voor zichzelf had gemaakt van een stapel boeken, en nu ook bezig was om armleuningen te maken. 'Dan ging ik naar India en Europa en misschien naar Egypte, en dan zou ik eens goed rondkijken. Ik ben niet van plan om hier mijn hele leven te blijven hangen. Dan zouden mijn broers me voor mijn vader laten zorgen tot hij kinds is. Ik wil de Taj Mahal zien, en de Chinese Muur, en dat land waar ze van die kleine ronde hutjes bouwen van ijsblokken, en nog een hele hoop andere oorden uit de encyclopedie. Ik zou anders gezegd hebben dat ik ook naar Engeland wilde om de koning en de koningin te zien, maar we hebben Alice al, dus die hoeven we niet meer te zien.' De andere vrouwen begonnen te lachen.

'Izzy, en jij?'

'O, wat ik wil is belachelijk.'

'Nog belachelijker dan Beth en haar Taj Mahal?'

'Vertel,' zei Alice en ze gaf haar een por.

'Ik... Nou ja, ik zou graag zangeres willen worden,' zei Izzy. 'Dan zou ik zingen voor de radio, of op een grammofoonplaat. Net als Dorothy Lamour, of...' Ze keek naar Sophia, die haar verbazing wist te verbloemen. '... Billie Holiday.'

'Dat kan je vader toch zeker wel voor je regelen? Hij kent iedereen!' zei Beth.

Izzy leek ineens verlegen. 'Mensen zoals ik worden geen zangeres.'
'Hoezo niet?' vroeg Margery. 'Kun je dan niet zingen?'
'Dan kan het inderdaad niet,' zei Beth.
'Jullie weten best wat ik bedoel.'
Margery haalde haar schouders op. 'Voor zover ik weet heb je je benen niet nodig om te kunnen zingen.'
'Maar mensen zouden niet naar me luisteren. Ze zouden het veel te druk hebben met naar mijn brace staren.'
'O, Izzy, zo belangrijk is dat niet. Er zijn zoveel mensen met braces om hun been en wat al niet. En anders...' Ze bleef even stil. '... anders trek je toch gewoon een lange jurk aan?'
'Wat zing je, Miss Izzy?' vroeg Sophia, die de boeken op alfabetische volgorde aan het zetten was.
Izzy was weer helemaal nuchter. Haar huid kleurde een beetje rood. 'O, ik hou van psalmen, bluegrass, de blues, alles eigenlijk. Ik heb zelfs weleens opera geprobeerd.'
'Dan moet je nu voor ons zingen,' zei Beth en ze stak een sigaret op en blies over haar vingers toen ze de lucifer te lang liet branden. 'Kom op, meisje, laat maar eens horen wat je in huis hebt.'
'O, nee,' zei Izzy. 'Ik zing altijd alleen voor mezelf.'
'Dat worden dan behoorlijk lege concertzalen,' zei Beth.
Izzy keek hen aan. Toen duwde ze zichzelf omhoog tot ze stond. Ze haalde beverig adem en begon:

'My sweetheart's murmurs turned to dust
All tender kisses turned to rust
I'll hold him in my heart though he be far
And turn my love to a midnight star'

Met haar ogen dicht vulde ze de hele ruimte met haar stem, zacht en honingzoet. Izzy veranderde recht voor hun ogen in iemand volkomen anders: haar bovenlichaam werd langer, haar mond ging wijder open om de tonen beter te kunnen halen. Ze was nu heel ver weg, op een plek waar ze van hield. Beth wiegde langzaam heen en weer en begon te glimlachen. Haar hele gezicht straalde – pure, onverhulde verrukking om deze onverwachte wending. Ze riep: '*Hell, yes!*', alsof ze zich niet kon inhouden. En toen, als door een onstuitbare impuls, begon Sophia mee te zingen, en volgde haar lagere stem het pad van die van Izzy, en vulde die aan. Izzy deed haar ogen open en de twee vrouwen lachten naar elkaar onder het zingen, terwijl hun lichamen op het ritme heen en weer bewogen en de kleine bibliotheek in hoger sferen kwam.

'Its light is distant but it warms me still
I'm a million miles from heaven but I'll wait here till
My sweetheart comes again and the glow I feel
Is brighter than the stars above Kentucky hills'

Alice keek toe en de alcohol vermengde zich met haar bloed. De warmte en de muziek deden haar zenuwen tintelen, en ze voelde iets wat ze niet onder ogen wilde zien, iets heel primairs dat te maken had met liefde en verlies en eenzaamheid. Ze keek naar Margery, die nu ontspannen toekeek en opging in haar eigen dagdroom, en dacht aan Beths opmerking over een man over wie Margery nooit sprak. Misschien omdat ze voelde dat er naar haar gekeken werd, draaide Margery zich naar haar om en glimlachte, en Alice besefte tot haar afschuw dat er zomaar tranen over haar wangen rolden.

Margery's opgetrokken wenkbrauwen waren een onuitgesproken vraag.

Gewoon een beetje heimwee, antwoordde Alice. Het was de waarheid, dacht ze. Ze wist alleen niet precies waar ze heimwee naar had.

Margery pakte haar bij de elleboog en samen liepen ze de schemering in, naar de paardenwei waar de dieren vredig stonden te grazen bij het hek, zich niet bewust van de geluiden binnen.

Margery gaf Alice haar zakdoek. 'Gaat het?'

Alice snoot haar neus. De koele buitenlucht werkte ontnuchterend. 'Prima. Prima...' Ze keek op naar de hemel. 'Of nee. Eigenlijk niet.'

'Kan ik iets doen?'

'Ik geloof niet dat iemand hier iets aan kan doen.'

Margery leunde tegen de muur zodat ze naar de bergen kon kijken. 'Ik heb de afgelopen achtendertig jaar zo'n beetje alles wel gezien en gehoord. Ik weet zeker dat ik niet schrik van wat je me te vertellen hebt.'

Alice sloot haar ogen. Als ze het zou zeggen, werd het werkelijkheid: dan werd het een levend, ademend ding waar ze iets mee zou moeten. Haar blik schoot naar Margery, en weer weg.

'En als je soms denkt dat ik het type ben dat gaat kletsen, Alice Van Cleve, dan begrijp je echt niets van me.'

'Meneer Van Cleve houdt niet op over het feit dat we nog geen baby's hebben.'

'Ja, zo gaat dat hier. Je hebt nog geen ring om je vinger of ze beginnen af te tellen.'

'Maar dat is het juist. Het ligt aan Bennett.' Alice wrong haar handen. 'We zijn nu al maanden getrouwd en hij... Hij wil gewoon niet...'

Margery liet de woorden op hun plek vallen. Ze wachtte, alsof ze zeker wilde weten dat ze het goed begreep.

'Hij... Hij wil niet...?'

Alice haalde diep adem. 'Het begon allemaal goed. We hadden al zo lang gewacht, door de zeereis en zo, en dat was eigenlijk ook wel leuk, maar net toen we... op het punt stonden om... Nou ja, toen schreeuwde meneer Van Cleve iets door de muur, ik denk dat hij het als aanmoediging bedoelde, en we schrokken ons allebei een ongeluk, en toen is het allemaal gestopt. Ik deed mijn ogen open en Bennett keek niet eens meer naar me, en hij leek zo boos, en afstandelijk, en toen ik hem vroeg of alles goed was, zei hij dat het...' Ze hapte naar adem. '... niet damesachtig was om daarnaar te vragen.'

Margery wachtte af.

'Dus ging ik weer liggen en ik wachtte. En hij... Nou ja, ik dacht dat het zou gebeuren. Maar toen hoorden we meneer Van Cleve in de kamer naast ons ronddarren, en... dat was dat. Ik probeerde nog iets te fluisteren, maar hij was nog steeds boos en deed of het mijn schuld was. Ik snap het niet... Ik weet niet of het komt doordat ik iets fout doe of dat hij iets fout doet, maar hoe dan ook, zijn vader is altijd in de kamer naast ons en de muren zijn zo dun, en Bennett doet alsof ik iets ben waar hij liever niet meer te dichtbij komt. En je kunt niet praten over dit soort dingen.' De woorden rolden zomaar haar mond uit. Ze voelde haar gezicht vuurrood worden. 'Ik wil een goede echtgenote zijn. Echt. Het voelt alleen zo... onmogelijk.'

'Dus als ik het goed begrijp, dan hebben jullie nog nooit...'

'Ik weet het niet! Want ik weet niet wat er precies moet gebeuren!' Ze schudde haar hoofd en sloeg toen haar handen voor haar gezicht, alsof ze het alleen al verschrikkelijk vond om de woorden uit te spreken.

Margery keek fronsend naar haar laarzen. 'Wacht hier,' zei ze.

Ze liep de blokhut in, waar het zingen een nieuw hoogtepunt bereikte. Alice luisterde gespannen, en was bang dat de stemmen plotseling stil zouden vallen en Margery haar dus had verraden. Maar in plaats daarvan zwol het gezang juist aan, en was er een applausje en Beths gesmoorde '*whoop!*'. Toen ging de deur weer open zodat de stem nog wat luider klonk. Margery kwam het trapje af gelopen met een klein blauw boek in haar hand, dat ze aan Alice overhandigde.

'Oké, dit boek staat niet in de catalogus. Dit geven we zelf aan dames die wel wat hulp kunnen gebruiken met de dingen waar jij het over had.'

Alice staarde naar het in leer gebonden boek.

'Het zijn maar gewoon feiten. Ik heb het beloofd aan een vrouw bij Miller's Creek, op mijn route van maandag, maar je kunt er in het weekend eens naar kijken om te zien of er iets in staat waar je wat aan hebt.'

Alice bladerde er snel doorheen en schrok van de woorden 'seks', 'naakt' en 'baarmoeder'. Ze bloosde. 'Dít brengen we ook rond?'

'Laten we zeggen dat het een onofficieel deel van onze dienstverlening is, aangezien dit boek een nogal moeizaam verleden in de rechtbanken heeft. Dus het staat niet in de catalogus, en het staat ook niet op de planken. We houden het voor ons.'

'Heb je het zelf gelezen?'

'Van voor naar achter, en meer dan eens. En ik kan je dit zeggen: ik heb er veel plezier van gehad.' Ze trok een wenkbrauw op en lachte. 'En ik niet alleen.'

Alice knipperde met haar ogen. Ze kon zich niet voorstellen dat ze ooit nog plezier zou hebben gezien haar huidige situatie, al deed ze nog zo haar best.

'Goedenavond, dames.'

De twee vrouwen draaiden zich om en zagen Fred Guisler over het pad op hen af lopen, met een olielamp in zijn hand. 'Leuk feestje, zo te horen.'

Alice aarzelde en duwde Margery snel het boek weer in handen. 'Ik... Liever niet.'

'Het zijn maar feiten, Alice. Meer niet.'

Alice liep snel langs haar heen terug naar de bibliotheek. 'Ik red me wel, bedankt.' Ze holde het trappetje op en smeet de deur achter zich dicht.

Fred bleef staan toen hij bij Margery was. Ze zag de lichte teleurstelling op zijn gezicht. 'Heb ik soms iets misdaan?'

'Zeker niet, Fred,' zei ze, en ze legde een hand op zijn arm. 'Waarom kom je niet mee naar binnen? Je hebt dan wel een paar baardharen, maar je bent praktisch ook een bibliothecaresse.'

Ze durfde er iets om te verwedden, zei Beth na afloop, dat dat de allerleukste bijeenkomst van bibliothecaressen was die ooit in Lee County was gehouden. Izzy en Sophia hadden alle liedjes die ze kenden gezongen en leerden elkaar de liedjes die de ander nog niet kende, en ze verzonnen er ook nog een paar ter plekke. Hoe meer zelfvertrouwen ze kregen, des te wilder en rauwer hun stemmen klonken, en de andere meisjes stampten, joelden en klapten mee op de maat. Fred Guisler, die inderdaad met plezier zijn grammofoon wilde halen, werd overgehaald om met hen allemaal een dansje te maken. Hij boog zijn lange lijf om het Izzy gemakkelijker te maken, en verhulde haar mankheid met een paar goed getimede draaien, zodat ze snel over haar verlegenheid heen was en lachte tot er tranen over haar wangen rolden. Alice glimlachte en tikte met haar voet mee, maar durfde Margery niet meer aan te kijken, alsof ze zich doodschaamde omdat ze zoveel had verteld. En Margery snapte dat ze er verder niets meer over moest zeggen en moest wachten tot het gevoel van vernedering, al was het nog zo onterecht, zou uitdoven bij Alice. En tussen dit alles zong Sophia het uit en wiegde met haar heupen, en zelfs haar strikte gereserveerdheid legde het af tegen de muziek.

Fred, die de drank die hem werd aangeboden steeds afsloeg, had hen in het donker naar huis gereden, met zijn allen op de achterbank van zijn wagen gepropt. Sophia als eerste, weggedoken achter de anderen. Ze hoorden haar nog steeds zingen toen ze over het pad tapdanste naar haar keurige huisje aan Monarch Creek. Daarna hadden ze Izzy afgezet. Fred draaide zijn wagen de enorme oprit op en ze zagen mevrouw Brady's verblufte blik toen haar dochter met zweterig haar en een grijns op haar gezicht uitstapte. 'Ik heb nog nooit zulke vriendinnen gehad als jullie,' had Izzy uitgeroepen toen ze over de donkere weg vlogen, en ze wisten dat het maar voor de helft de sterkedrank was die haar die uitspraak ontlokte. 'Echt, ik had nooit gedacht dat ik andere meisjes ooit zou mogen, tot ik bibliothecaresse werd.' Ze had hen allemaal omhelsd met het dolle enthousiasme van een kind.

Toen ze Alice thuisbrachten was die volkomen nuchter, en ze zei weinig. De twee Van Cleve-mannen zaten op de veranda, ondanks de kille lucht en het late tijdstip, en Margery zag lichte tegenzin in Alice' passen toen ze langzaam over het pad naar hen toe liep. Geen van beide mannen stond op. Niemand lachte in het flikkerende verandalicht, en niemand groette haar.

Margery en Fred reden de rest van de rit in stilte naar haar blokhut, allebei verzonken in hun eigen gedachten.

'Doe Sven de groeten van me,' zei hij toen ze het hek opendeed en Bluey de heuvel af rende om haar te begroeten.

'Zal ik doen.'

'Het is een goeie vent.'

'Net als jij. Je moet iemand anders zoeken, Fred. Het heeft nu lang genoeg geduurd.'

Hij deed zijn mond open om iets te zeggen, maar deed hem toen weer dicht. 'Fijne avond nog,' zei hij uiteindelijk, en hij tikte tegen zijn voorhoofd alsof hij nog een hoed op had. Toen gaf hij een draai aan het stuur en reed de weg weer af.

7

'Eind negentiende en begin twintigste eeuw trokken agenten van landopkopers door de bergen [in Kentucky] om er de rechten op delfstoffen op te kopen van de bewoners, soms voor nauwelijks meer dan 50 cent per hectare... Middels aktes droeg men de rechten over om op dat land 'alle modder, beenderen, schalie, water en ander afval te dumpen, op te slaan en achter te laten', om het water dat over dat land stroomde te gebruiken en vervuilen op welke manier dan ook, en om alles te doen wat "noodzakelijk en van nut was" bij het delven van grondstoffen.'

– Chad Montrie, *The Environment and Environmental Activism in Appalachia*

'De prins zei tegen haar dat ze het mooiste meisje was dat hij ooit had gezien, en toen vroeg hij of ze met hem wilde trouwen. En ze leefden allemaal nog lang en gelukkig.' Mae Horner sloeg het boek dicht met een tevreden klap.

'Dat was echt heel goed, Mae.'

'Ik heb het gisteren vier keer doorgelezen toen ik klaar was met houtblokken halen.'

'Nou, dat is te merken. Je doet niet onder voor andere meisjes in de county.'

‘Ja, ze is een slimmerik.’

Alice keek op en zag Jim Horner in de deuropening staan.

‘Net als haar mama. Haar mama kon al lezen toen ze pas drie was. Die groeide op in een huis vol boeken, verderop, in de buurt van Paintsville.’

‘Ik kan ook lezen,’ zei Millie, die aan Alice’ voeten zat.

‘Dat weet ik, Millie,’ zei Alice. ‘En jij kunt het ook heel goed. Echt, meneer Horner, ik geloof niet dat ik kinderen ken die zo van lezen houden als die twee van u.’

Hij onderdrukte een glimlach. ‘Vertel eens wat je hebt gedaan, Mae,’ zei hij.

Het meisje keek hem aan, op zoek naar haar vaders goedkeuring.

‘Toe dan.’

‘Ik heb een taart gebakken.’

‘Je hebt een taart gebakken? Helemaal alleen?’

‘Van een recept. In dat tijdschrift dat u ons had gegeven, *Country Home*. Een perziktaart. Ik zou u anders een stukje geven, maar we hebben hem helemaal opgegeten.’

Millie giechelde. ‘Papa heeft drie stukken genomen.’

‘Ik was aan het jagen bij North Ridge en toen heeft ze de oude oven aan de praat weten te krijgen. En toen ik de deur in kwam rook het net als...’ Hij stak zijn neus in de lucht en deed zijn ogen dicht, en dacht terug aan de geur. Zijn gezicht was zijn gebruikelijke hardheid verloren. ‘Ik kwam binnen en daar stond ze, bij de gedekte tafel. Ze had het hele recept keurig opgevolgd.’

‘Ik had de randjes wel een beetje laten aanbranden.’

‘Nou, dat deed je moeder ook altijd.’

Ze zaten er even zwijgend bij met zijn drieën.

‘Een perziktaart,’ zei Alice. ‘Ik geloof niet dat we jou kunnen bijhouden, kleine Mae. Wat zal ik deze week eens achterlaten voor de jongedames?’

‘Is *Black Beauty* al binnen?’

‘Zeker! En ik weet nog dat je daarom had gevraagd, dus die heb ik bij me. Wat zeg je daarvan? Er staan wel langere woorden in, dus misschien vind je het wat moeilijker. En het is af en toe ook wel een beetje verdrietig.’

Jim Horners gezicht betrok.

'Voor de paarden, bedoel ik. Er staan een paar zielige dingen in over de paarden. De paarden kunnen praten. Ik kan het niet goed uitleggen.'

'Misschien kan ik jou voorlezen, papa.'

'Mijn ogen zijn niet zo goed,' verklaarde hij. 'Ik zie een stuk waziger dan vroeger. Maar we redden ons wel.'

'Dat zie ik.' Alice zat in het midden van de kleine blokhut waar ze eerst nog zo bang voor was. Mae was pas elf, maar ze had het heft in handen genomen, en was aan het vegen en opruimen geslagen, zodat het huisje dat eerst nog somber en donker had geleken nu gezellig was, met een kom appels midden op de tafel en een quilt over de stoel. Ze pakte haar boeken in en vroeg nog eens of iedereen tevreden was met wat ze had meegebracht. Millie sloeg haar armen om haar nek en omhelsde haar stevig. Het was lang geleden dat iemand dat bij haar had gedaan en het maakte wonderlijke, tegenstrijdige gevoelens in haar los.

'Nou duurt het nog zeven hele dagen voor we u weer zien,' zei het meisje ernstig. Haar haren roken naar de rook van de houtkachel en nog iets zoets, een geur die alleen in het bos te vinden was. Alice snoof het op.

'Ja, dat is waar. En ik kan niet wachten om te zien hoeveel jullie in de tussentijd hebben gelezen.'

'Millie! Dit is die ene waar ook nog tekeningen in staan!' riep Mae, die op de grond zat. Millie liet Alice los en plofte naast haar zus neer. Alice bleef even naar hen kijken en liep toen naar de deur om haar jas aan te trekken, een ooit modieuze tweed blazer waar inmiddels mos- en moddervlekken op zaten en waar slordige draadjes losgekomen waren waar hij aan struiken en takken was blijven hangen. Het was de laatste dagen voelbaar kouder op de berg, alsof de winter er langzaam zijn intrede deed.

'Miss Alice?'

'Ja?'

De meisjes zaten over *Black Beauty* gebogen, en Millie liet haar vingers langs de woorden glijden terwijl haar zus ze voorlas.

Jim keek achterom, alsof hij zeker wilde zijn dat ze niet meeluisterden. 'Ik wilde mijn excuses aanbieden.'

Alice, die bezig was haar sjaal om te knopen, stopte daarmee.

‘Ik ben een poosje niet mezelf geweest, nadat mijn vrouw overleed. Ik had het gevoel dat mijn wereld instortte, begrijpt u wel? En ik was niet bepaald... gastvrij toen u hier voor het eerst kwam. Maar de afgelopen maanden, nu ik zie dat de meisjes niet meer huilen om hun moeder, en nu ze elke week iets hebben om naar uit te kijken... Dat is... Dat is... Nou ja, ik wilde alleen zeggen dat het erg gewaardeerd wordt.’

Alice stak haar handen op. ‘Meneer Horner, ik kan u zeggen dat ik me net zo erg op mijn volgende bezoek verheug als de meisjes.’

‘Het is goed voor ze om een dame te zien. Ik wist pas toen mijn Betsy er niet meer was hoeveel een kind de meer... vrouwelijke dingen mist.’ Hij krabde op zijn hoofd. ‘Ze hebben het over u, weet u, over hoe u praat, en zo. Mae zegt dat ze ook bibliothecaresse wil worden.’

‘Echt waar?’

‘En dat zette me aan het denken... Ik kan ze niet voor eeuwig bij me houden. Ik wil meer voor hen dan dit, snapt u? Omdat ze allebei zo slim zijn.’ Hij bleef even stil. Toen zei hij: ‘Miss Alice, wat vindt u van die school? Die ene met die Duitse mevrouw?’

‘Mevrouw Beidecker? Meneer Horner, ik denk dat uw dochters haar geweldig zouden vinden.’

‘Ze... slaat de kinderen niet? Je hoort weleens dingen.... Betsy werd altijd vreselijk afgeranseld op school, dus ze zou nooit willen dat het de meisjes ook overkomt.’

‘Ik laat u met alle plezier kennismaken met haar, meneer Horner. Ze is een heel aardige vrouw en de leerlingen zijn volgens mij dol op haar. Ik geloof niet dat ze ooit een klap zou kunnen uitdelen.’

Hij dacht er even over na. ‘Het is zwaar,’ zei hij, met een blik op de berg, ‘om dit soort dingen allemaal alleen te moeten bedenken. Ik dacht dat ik alleen mannenwerk zou moeten doen. Mijn eigen vader bracht het eten thuis en ging dan zitten en liet mijn *momma* de rest doen. En nu moet ik moeder en vader tegelijk zijn. Al dit soort beslissingen nemen.’

‘Kijk dan naar de meisjes, meneer Horner.’

Ze keken naar de meisjes, die inmiddels op hun buik lagen en iets uitriepen over wat ze net hadden gelezen.

Alice glimlachte. ‘Volgens mij doet u het prima.’

Finn Mayburg, Upper Pinch Me – 1 exemplaar *The Furrow*, gedateerd mei 1937
2 exemplaren van het tijdschrift *Weird Tales*, gedateerd december 1936 en februari 1937

Ellen Prince – Eagles Top (laatste blokhut) – *Little Women*, door Louisa May Alcott
From Farm to Table, door Edna Roden

Nancy en Phyllis Stone, Arnott's Ridge – *Mack Maguire and the Indian Girl*, door Amherst Archer

Mack Maguire Takes a Fall, door Amherst Archer (N.B.: ze hebben alle huidige edities al gelezen, vraagt of we erachter kunnen komen of er nog meer zijn)

Margery bladerde het uitleenboek door, waar Sophia in haar elegante handschrift keurig bovenaan elke bladzijde de data en routes had genoteerd. Ernaast lag een stapeltje boeken die ze net hersteld had, de bladzijden netjes bij elkaar genaaid en gescheurde voorkanten beplakt met bladzijden uit boeken die niet meer gered konden worden. Ernaast lag een nieuw plakboek: *The Baileyville Bonus*. Dit bestond uit vier bladzijden vol met recepten uit stukgelezen exemplaren van de *Woman's Home Companion*, een kort verhaal getiteld 'Wat zij niet wilde zeggen', en een lang artikel over het verzamelen van varens. De bibliotheek zelf zag er nu onberispelijk uit, en van alle boeken op de planken was de rug voorzien van een label, zodat je ze gemakkelijk kon vinden, want alles was heel precies geordend naar onderwerp.

Sophia kwam altijd rond vijf uur 's middags en had er meestal al een paar uur opzitten als de meisjes terugkwamen van hun routes. De dagen werden korter, en ze moesten eerder terug, vanwege de invallende duisternis. Soms bleven ze nog samen kletsen terwijl ze hun tassen uitpakten en dan bespraken ze hun dag voor ze weer naar huis gingen. Fred was in zijn vrije tijd bezig een houtkachel in de hoek te bouwen, maar die was nog niet af: het gat rond de schoorsteen was nog dichtgestopt met lompen om te voorkomen dat de regen binnen zou komen. Maar desondanks wisten de vrouwen altijd wel redenen te verzinnen om elke dag te blijven hangen, en Margery vermoedde dat ze hen niet meer naar huis zou krijgen als de kachel er eenmaal was.

Mevrouw Brady was een beetje geschrokken toen Margery haar vertelde wie het nieuwste lid van hun team was, maar toen ze eenmaal zag hoe het er nu uitzag in het kleine gebouwtje, had ze alleen haar lippen opeengeperst en haar vingers naar haar slapen gebracht.

'Heeft er al iemand geklaagd?'

'Niemand heeft haar gezien, dus wat valt er te klagen? Ze komt achterom, langs het huis van meneer Guisler, en zo vertrekt ze ook weer.'

Mevrouw Brady stond even te peinzen. 'Weet je wat mevrouw Nofcier zegt? Je hebt natuurlijk weleens gehoord van mevrouw Nofcier.'

Margery glimlachte. Ze hadden allemaal weleens van mevrouw Nofcier gehoord. Al had je een gesprek over paardenzalf, dan nog presteerde mevrouw Brady het om die naam te laten vallen.

'Ik had laatst de eer om een toespraak van die lieve mevrouw bij te wonen die ze gaf voor leraren en ouders en daar zei ze... Wacht, ik heb het opgeschreven.' Ze begon in haar notitieboekje te bladeren: '"Een bibliotheek is een dienst voor alle mensen, zowel die op het platteland als die in steden, voor zowel zwarten als blanken." Dus. "Voor zowel zwarten als blanken." Zo zei ze het. Ik denk dat we het belang van de vooruitgang en gelijkheid voor ogen moeten houden, net als mevrouw Nofcier. Dus ik heb er zelf geen moeite mee om hier een zwarte vrouw in dienst te hebben.' Ze wreef over een vlek op het bureau en inspecteerde toen haar vinger. 'Maar misschien... moeten we het nog maar even niet aan de grote klok hangen. Het is niet nodig om ons controverse op de hals te halen in dit prille stadium van onze onderneming. Als je begrijpt wat ik bedoel.'

'Ik ben het helemaal met u eens, mevrouw Brady,' zei Margery. 'Ik zou niet willen dat Sophia in de problemen komt.'

'Ze doet het geweldig. Dat moet ik haar nageven.' Mevrouw Brady keek om zich heen. Sophia had een merklap geborduurd die naast de deur aan de muur hing – *Wie kennis opdoet, verbreedt zijn horizon* – en mevrouw Brady gaf er een tevreden klopje op. 'Ik moet zeggen, Miss O'Hare, ik ben immens trots op wat je in zo korte tijd voor elkaar hebt gekregen. Het heeft al onze verwachtingen overtroffen. Ik heb mevrouw Nofcier al een paar keer geschreven om haar dat te melden, en ik weet zeker dat zij het op een gegeven moment aan mevrouw Roosevelt zelf zal doorgeven... Het is ronduit beschamend dat niet iedereen in ons stadje er zo over denkt.' Ze wendde haar blik af, alsof ze vond dat ze genoeg had gezegd. 'Maar zoals ik al zei, ik geloof echt dat dit precies is zoals een paardenbibliotheek hoort te zijn. En jullie meisjes mogen wel trots op jezelf zijn.'

Margery knikte. Het was waarschijnlijk beter om mevrouw Brady niet te vertellen over het onofficiële initiatief van de bibliotheek: elke dag zat ze achter dit bureau, in de donkere uurtjes tussen haar aankomst hier en zonsopkomst, en schreef ze een stuk of tien brieven die ze uitdeelde onder de bewoners van North Ridge.

Beste buren,

We hebben vernomen dat de eigenaren van Hoffman nieuwe mijnen willen beginnen bij jullie in de buurt. Dit zou betekenen dat er honderden hectaren bos zullen worden gekapt, dat er nieuwe mijngroeves worden gemaakt en dat veel mensen hun huis en hun broodwinning kwijtraken. Ik schrijf jullie dit in vertrouwen, want de mijnen staan erom bekend dat ze sluwe en keiharde mensen in dienst hebben die ervoor zorgen dat zij hun zin krijgen, maar ik geloof dat hun plannen zowel illegaal als immoreel zijn, en dat die plannen zullen leiden tot grote ellende en tot armoede.
Volgens de juridische boeken die we hebben geraadpleegd, is er een eerdere rechtszaak geweest op basis waarvan dit soort verwoesting van ons land gestopt kan worden, en onze huizen beschermd blijven, en ik dring erop aan dat u de samenvatting die ik hieronder geef goed leest, of, als u de financiële middelen hebt, om de wettelijke vertegenwoordiger bij de rechtbank in Baileyville te raadplegen, zodat er juridische maatregelen

kunnen worden genomen om deze verwoesting te voorkomen. Ondertussen vraag ik u GEEN OVERDRACHTSAKTES *te ondertekenen, ook al biedt men u geld en garanties, want met deze aktes geeft u de eigenaren van de mijn het recht om onder uw huis te graven.*
Als u hulp nodig hebt met het lezen van dit soort documenten zijn de dames van de paardenbibliotheek graag bereid om u te assisteren, en dat zullen zij uiteraard discreet doen.

In vertrouwen,
Een vriend

Toen ze klaar was vouwde ze ze netjes op en stopte er in elk van de zadeltassen eentje, behalve in die van Alice. Die extra brief zou ze zelf wel langsbrengen. Het had geen zin om de dingen nog complexer te maken voor het meisje dan ze al waren.

De jongen was eindelijk gestopt met schreeuwen en liet nu alleen nog wat nauwelijks onderdrukt gejammer horen, alsof hij zich ineens weer herinnerde dat hij onder mannen was. Zijn kleren en huid waren allebei even zwart van de kool waar hij bijna door verzwolgen was, en alleen het wit van zijn ogen verraadde zijn shock en pijn. Sven keek toe terwijl de mannen de brancard voorzichtig optilden, wat bemoeilijkt werd door het lage plafond, zodat ze voorovergebogen naar buiten moesten schuifelen, en ze schreeuwden elkaar aanwijzingen toe. Sven drukte zich tegen de ruwe wand aan zodat ze erdoor konden, en wees toen met zijn licht naar de mijnwerkers die bezig waren het plafond te stutten, terwijl ze vloekten van de moeite die het kostte om de zware boomstammen op hun plek te krijgen.

Het was kool uit een laaggelegen ader, en de ruimten in de mijnen waren soms zo nauw dat de mannen er nauwelijks op hun knieën konden zitten. Dit was het ergste werk dat je in een mijn kon doen; Sven had vrienden die op hun dertigste al kreupel waren en krukken nodig hadden om rechtop te kunnen staan. Hij haatte deze konijnenholen, waar het in het bijna-donker soms net leek of de gigantische zwarte bovenkant van de tunnel op je af kwam. Hij had al te veel plotseling ingezakte tunnels gezien waarbij je uit een paar laarzen moest opmaken waar het lichaam zou kunnen zijn.

'Baas, kom eens kijken.'

Sven keek om zich heen – op zich al lastig – en liep toen op Jim McNeils wenkende handschoen af. Deze ondergrondse ruimten waren met elkaar verbonden in plaats van dat je ze kon bereiken van buitenaf via een nieuwe schacht; dat was niet ongebruikelijk in een mijn waarvan de eigenaar winst belangrijker vond dan veiligheid. Hij liep met moeite de doorgang door naar de volgende ruimte en zette het licht op zijn helm recht. Er stonden een stuk of acht stutten in een lage opening, die stuk voor stuk zichtbaar doorbogen onder het gewicht van de bovenkant van de tunnel. Hij bewoog zijn hoofd langzaam en scande de lege ruimte. De zwarte wanden glinsterden rondom hem zodra het licht van zijn carbidlamp erop viel.

'Kun je zien hoeveel ze eruit hebben gehaald?'

'Volgens mij hebben ze maar de helft van de balken laten zitten.'

Sven vloekte. 'Niet verder naar binnen gaan,' zei hij en hij keerde zich om naar de mannen achter zich. 'Er gaat niemand Nummer Twee in. Begrepen?'

'Vertel dat maar aan Van Cleve,' zei een stem achter hem. 'Je moet door Nummer Twee om naar Nummer Acht te komen.'

'Dan gaat dus niemand Nummer Acht in. Niet voordat alles fatsoenlijk gestut is.'

'Daar gaat hij niet naar luisteren.'

De lucht hing vol met stof, en hij spuugde achter zich. Zijn onderrug deed nu al pijn. Hij wendde zich tot de mijnwerkers. 'We hebben nog minstens tien stutten nodig in Zeven voor er weer iemand in mag. En laat je brandweerbaas checken op methaangas voor iemand weer aan het werk gaat.'

Er werd instemmend gemompeld – Gustavsson was een van de weinige leiders van wie de mijnwerkers wisten dat die aan hun kant stonden – en Sven gebaarde zijn team om naar de transportruimte te komen en dan naar buiten te gaan. Ze waren nu al blij bij het vooruitzicht van zonlicht.

'Wat is dan precies de schade, Gustavsson?'

Sven stond in het kantoor van Van Cleve, met de geur van zwavel nog in zijn neusgaten. Zijn laarzen lieten afdrukken van fijn stof achter op het dikke rode tapijt terwijl hij stond te wachten tot Van Cleve in zijn lichte pak opkeek van zijn paperassen. Aan de andere kant van de ruimte zag hij de jonge Bennett opkijken van zijn bureau. In zijn blauwkatoenen overhemd was een nette vouw geperst. De jongere Van Cleve leek nooit echt op zijn gemak in de mijn. Hij kwam zelden het kantoor uit, alsof hij een hekel had aan het vuil en de onvoorspelbare aard van de mijn.

'Nou, we hebben de jongen eruit kunnen krijgen, maar het scheelde niks. Zijn heup is aan gort.'

'Geweldig. Mooi werk van jullie allemaal.'

'Ik heb hem naar de dokter van het bedrijf moeten brengen.'

'Ja, ja, uitstekend.'

Van Cleve leek te denken dat het gesprek hiermee afgerond was. Hij schonk Sven een glimlach, net iets te lang, alsof hij wilde vragen waarom die daar nog bleef staan, en toen begon hij nadrukkelijk zijn papieren te bekijken.

Sven wachtte heel even. 'U wilt misschien nog weten wat de oorzaak van de instorting was?'

'O. Ja. Natuurlijk.'

'Kennelijk zijn de stutten die het plafond omhoog moeten houden verplaatst van Nummer Twee naar de nieuwe ruimte in Zeven. Daardoor is de hele boel uit balans geraakt.'

Toen Van Cleve eindelijk weer opkeek, stond op zijn gezicht precies de geveinsde verbazing te lezen die Sven al had verwacht. 'Nou, zeg. De mannen mogen die stutten nooit opnieuw gebruiken. Dat hebben we zo vaak verteld. Toch, Bennett?'

Bennett bleef achter zijn bureau zitten en keek snel omlaag, zelfs nog te laf om te liegen. Sven slikte de woorden in die hij eigenlijk wilde zeggen, en dacht heel goed na over de woorden die hij wél zou zeggen.

'Meneer, ik wil u er ook op wijzen dat de hoeveelheid steenkoolgruis op de grond in al uw mijnen een gevaar is. U moet er meer niet-ontvlambare steen op leggen. En er moet betere ventilatie komen, als u nog meer incidenten wilt voorkomen.'

Van Cleve krabbelde iets op een vel papier. Hij leek niet meer te luisteren.

'Meneer Van Cleve, van alle mijnen waar onze reddingsploeg werkt moet ik u zeggen dat de omstandigheden in Hoffman met afstand het... minst bevredigend zijn.'

'Ja, ja. Dat heb ik al tegen de mannen gezegd. De hemel mag weten waarom ze dat niet gewoon aanpakken. Maar laten we er nu maar geen toestand van maken, Gustavsson. Het is een tijdelijk probleempje. Bennett zal de voorman wel laten komen, en dan... eh... dan regelen we het wel. Toch, Bennett?'

Sven had Van Cleve erop kunnen wijzen dat hij precies hetzelfde had gezegd toen een dag of achttien geleden de sirenes afgegaan waren vanwege een explosie bij de ingang naar Nummer Negen, doordat een jonge kompel niet wist dat je er niet naar binnen moest gaan met een open lamp. De jongen had geluk gehad, en had alleen wat oppervlakkige brandwonden. Maar ja, werklui waren goedkoop.

'Afijn, het is allemaal goed afgelopen, de Heer zij geprezen.' Van Cleve stond kreunend op uit zijn stoel en liep om zijn grote mahoniehouten bureau heen naar de deur, om aan te geven dat ze uitgepraat waren. 'Ik bedank jou en je mannen voor jullie diensten, zoals altijd. Jullie zijn elke cent die de mijn aan jullie betaalt waard.'

Sven bewoog niet.

Van Cleve deed de deur open. Er viel een lange, pijnlijke stilte.

Sven keek hem aan. 'Meneer Van Cleve. U weet dat ik niet van de politiek ben. Maar u moet toch begrijpen dat het door dit soort werkomstandigheden komt dat mensen leden weten te werven voor de vakbonden.'

Van Cleve's gezicht betrok. 'Ik mag hopen dat je niet wilt zeggen dat –'

Sven stak zijn handen op. 'Ik ben zelf geen lid. Ik wil alleen maar dat uw personeel veilig kan werken. Maar ik moet zeggen dat het heel erg zou zijn als deze mijn als te gevaarlijk wordt bestempeld en mijn mannen hier niet meer mogen komen. Ik weet zeker dat dat niet goed zou vallen bij de plaatselijke afdeling.'

De glimlach, toch al halfhartig, was nu helemaal verdwenen. 'Nou, hartelijk dank voor je advies, Gustavsson. En zoals ik zei, ik zal mijn mannen eropaf sturen. En nu zijn er andere zaken die dringend mijn aandacht nodig hebben, als je het niet erg vindt. De voorman zal water voor jou en je mannen regelen, als jullie dat nodig hebben.'

Van Cleve hield de deur nog steeds open. Sven knikte; in het voorbijgaan stak hij zijn zwarte hand uit naar de oude man, die zich gedwongen zag om die hand, na een korte aarzeling, te drukken. Sven hield hem stevig genoeg in zijn greep om zeker te weten dat hij een flinke afdruk achterliet, en toen liet hij de hand los en liep de gang in.

Toen de eerste vorst kwam begon de slachttijd in Baileyville. Bij het woord alleen al werd Alice, die nog niet op een kevertje zou stappen, een beetje misselijk, vooral toen Beth vergenoegd beschreef wat er elk jaar bij haar thuis gebeurde: dat ze een gillend varken op de kop sloegen, en dan de keel opensneden, terwijl de jongens erbovenop zaten omdat het dier woest tegenspartelde en het hete bloed op de slachtplank klotste. Ze deed na hoe de mannen er vervolgens kokend water overheen gooide, de haren te lijf gingen met platte messen, en vlees, kraakbeen en bot van het dier afsneden.

'Mijn tante Lina staat dan met haar schort uitgespreid te wachten, klaar om de kop op te vangen. Ze maakt de lekkerste hoofdkaas – van de tong, de oren en de poten – van de hele Cumberland Gap. Maar mijn favoriete onderdeel van die hele dag, al sinds ik een klein kind was, is als pa alle ingewanden in een tobbe gooit en we de lekkerste stukken mogen uitkiezen om te roosteren. Ik geef mijn broers gerust een elleboogje in hun ogen voor de lever. Als je die aan een stok prikt en roostert in het vuur... O boy, dat is zo lekker. Vers geroosterde varkenslever. Hmmm.'

Ze lachte toen Alice haar hand voor haar mond sloeg en haar hoofd schudde zonder iets te zeggen.

Maar net als Beth leek de rest van de stad zich ook onwaarschijnlijk veel op het festijn te verheugen, en overal waar de bibliothecaressen kwamen kregen ze een stukje gezouten spek aangeboden, en zelfs een keer varkenshersenen met roerei, een delicatesse in de bergen. Alice' maag keerde zich al om bij de gedachte.

Maar het was niet alleen de slacht die voor opwinding zorgde in het stadje: Tex Lafayette zou komen. Overal hingen posters van de in het wit geklede cowboy met zijn zweep in de hand. Ze waren haastig aan palen vastgemaakt met punaises, en werden grondig geïnspecteerd door zowel kleine jongens als verliefde vrouwen. De naam van de Zingende Cowboy werd eerbiedig uitgesproken in alle nederzettingen, gevolgd door: *Komt hij echt? Ga jij er ook heen?*

De vraag naar kaartjes was zo groot dat hij niet in het theater zou optreden, zoals oorspronkelijk de bedoeling was, maar op het marktplein, waar ze al een podium aan het bouwen waren van oude pallets en planken, en waar dagen van tevoren joelende jongetjes overheen renden die een banjo imiteerden, en wegdoken voor de vlakke hand van de geïrriteerde werklui.

'Kunnen we vanavond eerder stoppen? Er gaat toch niemand iets lezen. Iedereen in een straal van twintig kilometer is al op weg naar het plein,' zei Beth, terwijl ze haar laatste boek uit haar zadeltas trok. 'Verdorie. Moet je zien wat die jongens van Mackenzie met dit arme *Treasure Island* hebben gedaan.' Vloekend boog ze voorover om de losse bladzijden van de vloer te rapen.

'Ik zou niet weten waarom niet. Sophia heeft alles onder controle, en het is toch al donker.'

'Wie is Tex Lafayette?' vroeg Alice.

De vier vrouwen draaiden zich om en staarden haar aan. *'Wie is Tex Lafayette?'*

'Heb je *Green Grows My Mountain* dan niet gezien? Of *Corral My Heart*?'

'O, *Corral My Heart*, die vind ik toch zo mooi. Bij dat liedje aan het eind moest ik zo huilen,' zei Izzy, en ze slaakte een enorme, blijde zucht.

'You didn't have to trap me...'

'For I'm a willing prisoner...' viel Sophia in.

'You didn't need a rope to corral my heart...' zongen ze samen dromerig.

Alice keek niet-begrijpend.

'Ga je dan nooit naar de bioscoop?' vroeg Izzy. 'Tex Lafayette speelt echt óveral in.'

‘Hij kan een brandende sigaret uit iemands mond slaan met een zweep, zonder ook maar een schrammetje te veroorzaken.’

‘Hij is echt zo’n spétter.’

‘Ik ben ’s avonds meestal te moe om nog uit te gaan. Bennett gaat weleens.’

De waarheid was dat Alice het inmiddels raar zou vinden om in het donker naast haar man te zitten. Ze vermoedde dat hij dat ook vond. Ze deden nu al wekenlang hun best om elkaar zo min mogelijk tegen te komen. Zij vertrok ruim voor zijn ontbijt en hij was vaak niet thuis voor het avondeten, of omdat meneer Van Cleve hem dingen voor de zaak liet doen, of omdat hij honkbal speelde met zijn vrienden. ’s Nachts sliep hij meestal op de divan in hun kleedkamer, zodat ze zelfs geen idee meer had van de vorm zijn lichaam. Als meneer Van Cleve hun gedrag al vreemd vond, dan zei hij er niets over: hij bleef ’s avonds meestal tot laat in de mijn en leek zich vooral bezig te houden met wat daar ook maar aan de hand was. Alice had inmiddels een gruwelijke hekel aan dat huis, met zijn sombere sfeer en zijn verstikkende geschiedenis. Ze was dolblij dat ze haar avonden niet meer met die twee hoefde te slijten in de kleine, donkere salon, dus stelde ze verder geen vragen over de gang van zaken.

‘Je komt toch ook naar Tex Lafayette?’ Beth borstelde haar haar en trok haar blouse recht met een blik in de spiegel. Het scheen dat ze een oogje had op een jongen bij het pompstation, en ze had haar affectie voor hem laten blijken door hem twee stompen op zijn arm te geven, harde stompen, maar ze wist niet hoe ze het verder moest aanpakken.

‘Nee, ik denk het niet. Ik weet helemaal niks van hem.’

‘Alice, de boog kan niet altijd gespannen zijn. Kom op. De hele stad gaat erheen. We hebben met Izzy afgesproken voor de winkel en haar moeder heeft haar een hele dollar gegeven voor suikerspinnen. Als je een stoel wilt kost het maar vijftig cent. En anders sta je achteraan en dan is het gratis. Dat gaan wij doen.’

‘Ik weet het niet. Bennett is tot laat op Hoffman. Ik denk dat ik maar beter naar huis kan gaan.’

Sophia en Izzy begonnen weer te zingen, Izzy blozend zoals altijd als er toehoorders waren.

'Your smile's a rope around me
Has been since you found me
You didn't need to chase me to corral my heart...'

Margery pakte Beth de kleine spiegel af, keek of er geen viezigheid op haar gezicht zat, en wreef met een natgemaakt zakdoekje over haar jukbeenderen tot het naar haar zin was. 'Ik ga met Sven naar de Nice 'N' Quick. Hij heeft een tafeltje voor ons gereserveerd op de bovenverdieping, dus daar hebben we goed zicht. Je bent van harte welkom om met ons mee te gaan.'

'Ik heb hier nog van alles te doen,' zei Alice. 'Maar dank je. Misschien kom ik later nog.' Ze zei het om hen tevreden te stellen, dat wisten ze best. Ze wilde eigenlijk gewoon rustig in de kleine bibliotheek zitten. Ze vond het er fijn, 's avonds. Dan zat ze in haar eentje te lezen bij het vage schijnsel van de olielamp, en ontsnapte ze naar het tropische witte eiland van Robinson Crusoë, of naar de muffe gangen van Mr Chips's Brookfield School. Als Sophia kwam terwijl zij er nog zat, liet die Alice meestal met rust en viel haar alleen lastig om te vragen of Alice misschien even een vinger op een stukje stof wilde houden terwijl ze het met een paar steken vastzette, of om haar oordeel te vragen over een hersteld boek. Sophia was niet iemand die publiek nodig had, maar ze vond het wel prettiger als er wat gezelschap was, dus hoewel ze niet veel tegen elkaar zeiden, vonden ze dit allebei de afgelopen weken een prettige regeling.

'Oké. Dan zien we je straks!'

Vrolijk zwaaiend klosten de twee vrouwen over de plankenvloer en de trap af, nog steeds in hun rijbroek en laarzen. Toen de deur openging drong er een golf opgewonden lawaai de kleine ruimte in. Het plein was al helemaal vol, en een groep plaatselijke muzikanten speelde viool om de wachtende menigte tevreden te houden. Overal werd gelachen en gefloten.

'Ga jij niet, Sophia?' vroeg Alice.

'Ik ga straks even achteraan staan luisteren,' zei Sophia. 'En trouwens, de wind voert de muziek hierheen.' Ze stak een draad door een naald, pakte het volgende gehavende boek op, en voegde er zachtjes aan toe: 'Ik hou niet zo van grote groepen mensen.'

Misschien als een soort concessie zette Sophia de achterdeur op een kier door er een boek tussen te klemmen, en zo liet ze het geluid van een viool naar binnen kruipen, en haar voet kon zich niet beheersen en tikte af en toe mee. Alice zat in een hoek op een stoel, met haar schrijfpapier op schoot, en probeerde een brief te schrijven aan Gideon, maar haar pen viel steeds stil in haar hand. Ze had geen idee wat ze hem moest vertellen. In Engeland dacht iedereen dat ze een opwindend kosmopolitisch leven leidde in Amerika, vol enorme auto's en wilde feesten. Ze wist niet hoe ze aan haar broer moest uitleggen hoe het écht was.

Achter haar neuriede Sophia, die overal de melodie van leek te kennen, mee met de viool, soms zonder, soms met een paar regels liedtekst. Haar stem was zacht en fluwelig en troostrijk. Alice legde haar pen even neer en dacht wat bedroefd hoe fijn het zou zijn om daar nu op het plein te zijn met haar man zoals hij eerst was, toen hij haar nog in zijn armen nam en heerlijke dingen in haar oor fluisterde, toen zijn ogen een toekomst vol vrolijkheid en romantiek hadden beloofd in plaats van haar, zoals nu, verwonderd te bekijken, alsof hij niet snapte wat ze hier deed.

'Goedenavond dames.' De deur viel zachtjes achter Fred Guisler dicht. Hij droeg een keurig gestreken blauw overhemd en een pak, en lichtte zijn hoed toen hij hen zag. Alice schrok er een beetje van, zo ongebruikelijk was het om hem niet in zijn geruite overhemd en overall te zien. 'Ik zag licht branden, maar ik moet zeggen, ik had niet gedacht jullie hier vanavond aan te treffen. Vanwege het gebeuren in de stad.'

'O, ik ben niet echt fan,' zei Alice, die haar schrijfblok wegstopte.

'Bent u ook niet over te halen? Want zelfs al hebt u niets op met een paar cowboytrucjes, dan nog heeft Tex Lafayette een fantastische stem. En het is een prachtige avond. Te mooi om hier binnen te zitten.'

'Dat is heel vriendelijk van u, meneer Guisler, maar ik zit hier prima.'

Alice wachtte tot hij Sophia ook zou vragen mee te gaan, maar begreep toen ineens tot haar lichte ontzetting dat iedereen behalve zij meteen inzag waarom dat niet kon, en waarom de anderen er ook niet op aangedrongen hadden dat ze met hen mee zou gaan. Het was er misschien niet veilig voor Sophia, besefte ze.

'Nou, dan ga ik maar eens even een kijkje nemen. Maar ik kom straks terug en dan breng ik u thuis, Miss Sophia. Er wordt vanavond behoorlijk wat gedronken op dat plein, en ik weet niet of het wel zo'n fijne plek is voor een dame, rond negenen.'

'Dank u, meneer Guisler,' zei Sophia. 'Dat stel ik erg op prijs.'

'Ga toch,' zei Sophia zonder van haar werk op te kijken, toen het geluid van Fred Guislers voetstappen wegstierf op de donkere weg.

Alice husselde wat losse vellen papier door elkaar. 'Zo eenvoudig is dat niet.'

'Het is leven is nu eenmaal niet eenvoudig. En daarom moet je alle beetjes vreugde pakken die je pakken kunt.' Ze keek fronsend naar een van haar steekjes en haalde het weer los. 'Het is moeilijk om anders te zijn dan alle anderen, hier. Dat begrijp ik. Echt. In Louisville had ik een heel ander leven.' Ze slaakte een zucht. 'Maar die meisjes geven om je. Ze zijn je vriendinnen. En het wordt er niet gemakkelijker op als je jezelf buitensluit.'

Alice zag een mot om de olielamp fladderen. Toen ze het niet meer kon aanzien, ving ze hem voorzichtig in een kommetje van haar handen, liep naar de deur en liet hem vrij.

'Maar dan ben jij hier helemaal alleen.'

'Ik ben een grote meid. En meneer Guisler brengt me straks naar huis.'

Ze hoorde de muziek nu aanzwellen op het plein, en het goedkeurende gejoel waaruit ze konden opmaken dat de Zingende Cowboy het podium op kwam. Ze keek naar het raam. 'Denk je echt dat ik moet gaan?'

Sophia legde haar werk neer. 'Allemachtig, Alice, moet ik er soms een liedje over schrijven? Hé,' riep ze, terwijl Alice naar de voordeur liep. 'Laat me eerst je haar even fatsoeneren voor je gaat. Het is belangrijk dat je er goed uitziet.'

Alice liep snel terug en hield de kleine spiegel op. Ze wreef over haar gezicht met haar zakdoek terwijl Sophia haar haar kamde en opstak, en berispende geluidjes maakte terwijl haar vaardige vingers het werk deden. Toen Sophia een stap naar achteren deed, haalde Alice een lippenstift uit haar tas en maakte haar lippen koraalroze, tuitte ze even en wreef ze over elkaar. Toen ze vond dat het er goed op zat, keek ze omlaag, en veegde haar blouse en rijbroek af. 'Dit heb ik nu eenmaal aan, niks aan te doen.'

'Maar de bovenkant is beeldschoon. En dat is toch het enige waar ze naar kijken.'

Alice glimlachte. 'Dank je wel, Sophia.'

'Vertel me straks maar hoe het was.' Ze ging weer achter het bureau zitten en begon weer met haar voet te tikken, alweer half opgaand in de muziek in de verte.

Alice was al een eindje onderweg toen ze iets zag bewegen. Het schoot over de halfdonkere weg en het duurde even voor haar hersenen, die al een kilometer verder op het plein waren, doorhadden wat ze voor zich had. Ze vertraagde haar pas: een grondeekhoorn! Het geklets over al die vermoorde varkens hing als een treurige sluier over de week, wat haar vage somberheid alleen maar versterkt had. Voor mensen die zo midden in de natuur leefden hadden de inwoners van Baileyville er bar weinig respect voor. Ze bleef staan en wachtte tot de eekhoorn overgestoken was. Precies op dat moment kwam de maan achter een wolk vandaan, en zag ze dat het helemaal geen eekhoorn was, maar iets donkerders, stevigers, met zwarte en witte strepen. Ze stond er even verwonderd naar te kijken, en net toen ze door wilde lopen, stak het beest zijn staart omhoog en voelde ze iets vochtigs op haar huid terechtkomen. Het duurde even voordat dat gevoel werd gevolgd door de allersmerigste lucht die ze ooit had geroken. Ze hield haar adem in en moest ervan kokhalzen. Ze sloeg haar handen voor haar mond, maar er viel niet aan te ontsnappen: haar handen, haar blouse, haar haar, alles zat onder. Het beest schuifelde nonchalant de avond in, en liet Alice achter, wapperend naar haar kleren, alsof ze door met haar handen te zwaaien en te gillen van de lucht af kon komen.

Op de bovenverdieping van de Nice 'N' Quick was het volgepakt met mensen die zich drie rijen dik tegen de ramen drukten, terwijl sommigen hun waardering voor de in het wit geklede cowboy onder hen uitriepen. Margery en Sven waren de enigen die nog zaten, naast elkaar in de nis. Tussen hen in stonden glazen met de restanten van hun ijsthee. Twee weken geleden was er een plaatselijke fotograaf langsgekomen die de dames had weten over te halen om te paard te poseren voor het bordje van de WPA Packhorse Library, en dat hadden ze gedaan, met z'n vieren: Izzy, Margery, Alice en Beth, schouder aan schouder. Een afdruk van die foto hing nu prominent aan de muur van de *diner*, en de dames keken de zaak in, omkranst door een feestslinger, en Margery kon haar ogen er niet van afhouden. Ze wist niet of ze ooit in haar leven zó trots op iets was geweest.

'Mijn broer heeft het erover dat hij een stuk land op North Ridge wil kopen. Bore McCallister zegt dat hij het voor een mooie prijs mag hebben. Ik dacht, misschien doe ik wel met hem mee. Ik kan niet eeuwig in die mijnen blijven werken.'

Ze richtte haar aandacht weer op Sven. 'Over hoeveel land heb je het dan precies?'

'Een hectare of vierhonderd. Goed jachtgebied.'

'Dan heb je het dus nog niet gehoord.'

'Wat heb ik niet gehoord?'

Margery stak haar hand in haar tas en haalde haar modelbrief eruit.

Sven vouwde hem zorgvuldig open, las hem, en legde hem toen voor haar op tafel. 'Waar heb je dit gehoord?'

'Weet jij er niets van?'

'Nope. Overal waar wij komen gaat het over hoe ze de macht van de United Mine Workers of America willen indammen.'

'Ik ben erachter gekomen dat dat hier ook mee te maken heeft. Daniel McGraw, Ed Siddly, de gebroeders Bray... al die vakbondsmannen, die wonen allemaal op North Ridge. Als die door de nieuwe mijnen hun huis uit moeten, met hun gezinnen, dan is het een stuk moeilijker voor hen om zich te organiseren. Ze willen niet dat het net zo gaat als in Harlan, met die vervloekte oorlog tussen de mijnwerkers en hun bazen.'

Sven leunde naar achteren in zijn stoel. Hij blies zijn wangen op en bestudeerde Margery's gezicht. 'Dan gok ik dat jij deze brief hebt geschreven.'

Ze glimlachte liefjes.

Hij haalde zijn hand over zijn voorhoofd. 'Verdorie, Marge. Je weet hoe die schurken zijn. Zit het opruien je soms in het bloed? ... Nee, geef maar geen antwoord.'

'Ik kan niet werkeloos toekijken terwijl zij deze bergen verwoesten, Sven. Je weet toch wat ze bij de Great White Gap hebben gedaan?'

'Ja, dat weet ik.'

'De hele vallei is overhoop geblazen, het water vervuild, en toen de steenkool op was, zijn ze meteen verdwenen. Al die gezinnen zonder banen en zonder dak boven hun hoofd. Dat gaat hier niet gebeuren.'

Hij pakte de brief op en las hem nog eens. 'Is er verder nog iemand die hiervan weet?'

'Er zijn al twee gezinnen naar de rechtbank gegaan. Ik heb in juridische boeken gevonden dat mijneigenaren geen land mogen opblazen als die families geen overdrachtsaktes hebben ondertekend waarmee de mijn alle rechten krijgt. Casey Campbell heeft haar vader geholpen om de hele papierhandel te lezen.' Ze slaakte een tevreden zucht, en priemde met haar vinger op tafel. 'Er is niks zo gevaarlijk als een vrouw gewapend met een beetje kennis. Ook al is ze pas twaalf jaar oud.'

'Als iemand bij Hoffman ontdekt dat jij hierachter zit, dan komt er ellende van.'

Ze haalde haar schouders op en nam een slok.

'Ik meen het. Wees voorzichtig, Marge. Ik wil niet dat jou iets overkomt. Van Cleve heeft foute lui in dienst genomen vanwege de strijd met de vakbonden. Lui van buiten de stad. Je hebt gezien wat er in Harlan is gebeurd. Ik... Ik zou het verschrikkelijk vinden als ze jou iets aandoen.'

Ze keek naar hem op. 'Je gaat toch niet sentimenteel zitten doen, hè, Gustavsson?'

'Ik meen het.' Hij draaide zich zodat zijn gezicht vlak voor het hare was. 'Ik hou van je, Marge.'

Ze wilde het afdoen met een grapje, maar er was iets aan zijn gezicht wat ze niet kende, iets ernstigs en kwetsbaars, en de woorden bleven op haar lippen liggen. Zijn ogen keken haar onderzoekend aan, en zijn vingers omsloten de hare, alsof zijn hand moest zeggen wat hij zelf niet kon. Ze hield zijn blik vast terwijl er luid gejuich opging in de *diner*, en ze wendde haar gezicht weer af. Beneden op het plein had Tex Lafayette 'I Was Born in the Valley' ingezet, onder goedkeurend gejoel.

'O boy, die meiden gaan helemaal uit hun dak,' mompelde ze.

'Wat je eigenlijk bedoelt te zeggen is: "Ik ook van jou",' zei hij.

'Dan hebben die dynamietstaven iets met je oren gedaan, want dat heb ik eeuwen geleden al gezegd,' zei ze, en hoofdschuddend trok hij haar tegen zich aan en kuste haar tot ze stopte met grijnzen.

Het maakte niet meer uit waar ze eigenlijk hadden afgesproken, dacht Alice toen ze zich een weg baande over het bomvolle marktplein: het was inmiddels zo donker en er waren zoveel mensen dat de kans dat ze haar vriendinnen zou vinden bijna nul was. Het rook sterk naar het cordiet van het vuurwerk, sigarettenrook, bier en de geur van gebrande suiker van de suikerspinnen bij de kraampjes die ineens overal stonden, maar zelf kreeg ze daar bijna niets van mee. Overal waar ze ging, hielden mensen hoorbaar hun adem in, fronsten en knepen hun neuzen dicht. 'Hé, dame, u bent te grazen genomen door een stinkdier!' riep een sproeterig joch toen ze voorbijkwam.

'Je meent het,' antwoordde ze boos.

'Allemachtig.' Twee meisjes deinsden achteruit en keken Alice met een vies gezicht aan. 'Is dat niet die Engelse, de vrouw van Van Cleve?'

Alice had het gevoel dat mensen als golven voor haar weken toen ze steeds dichter bij het podium kwam.

Het duurde even voor ze hem zag. Bennett stond aan een hoek van de tijdelijke bar te stralen met een Hudepohl-biertje in zijn hand. Ze staarde naar hem, naar zijn vriendelijke lach, zijn ontspannen houding in dat mooie blauwe overhemd van hem. Hij leek zoveel meer op zijn gemak als hij niet bij haar in de buurt was. Haar verbazing om het feit dat hij niet op zijn werk was, maakte langzaam plaats voor melancholie bij de herinnering aan de man op wie ze verliefd was geworden. Terwijl ze zo stond te kijken en zich afvroeg of ze naar hem toe moest gaan om hem te vertellen over haar rampzalige avond, draaide een meisje links van hem zich om en stak een flesje cola in de lucht. Het was Peggy Foreman. Ze ging dicht bij Bennett staan en zei iets waar hij om moest lachen en hij knikte, eerst nog met zijn blik op Tex Lafayette, en toen naar het meisje, met een onnozele glimlach. Ze wilde naar hem toe rennen en het meisje opzijduwen. Ze wilde haar plek innemen in de armen van haar echtgenoot, ervoor zorgen dat hij even teder naar haar zou glimlachen als vóór hun trouwen. Maar terwijl ze daar stond, deinsden mensen voor haar aan de kant, lachend, of 'stinkdier' mompelend. Ze voelde de tranen in haar ogen prikken en met haar hoofd omlaag begon ze aan de terugweg door de mensenmassa.

'Hé!'

Alice klemde haar kaken op elkaar terwijl ze zich door de dringende mensenmassa worstelde, en negeerde het schimpen en lachen dat overal om haar heen losbarstte, terwijl de muziek steeds verder weg klonk. Ze was blij dat in het donker niemand kon zien dat zij het was, terwijl ze de tranen wegveegde.

'Allemachtig, rook je dat?'

'Hé! ... Alice!'

Ze draaide haar hoofd met een ruk om en zag dat Fred Guisler door de massa op haar af kwam. 'Gaat het wel goed met je?'

Het duurde een paar seconden voor hij de stank kon ruiken; ze zag hoe hij even schrok – een stilzwijgend 'poeh!' – en toen, bijna meteen, zijn vastberadenheid om niks te laten merken. Hij legde een arm om haar schouder en stuurde haar resoluut door het publiek. 'Kom, dan brengen we jou eens even terug naar de bibliotheek. Aan de kant, mensen! Aan de kant.'

Het duurde tien minuten voor ze weer over de donkere weg terugliepen. Zodra ze het centrum uit waren, weg van al die mensen, stapte Alice weg van zijn beschermende arm en ging langs de kant lopen.

'Het is ontzettend aardig van u, maar het was echt niet nodig.'

'Niks aan de hand. Mijn reuk is toch niet honderd procent. Het eerste paard dat ik ooit heb getraind heeft me een schop met zijn achterbeen gegeven, en sindsdien is het niet meer goed gekomen.'

Ze wist dat hij loog, maar het was goedbedoeld, en ze schonk hem een wrang lachje. 'Ik kon het niet goed zien, maar ik denk dat het een stinkdier was. Hij bleef gewoon recht voor mijn neus staan, en toen –'

'Ja, dit was een stinkdier, geen twijfel mogelijk.' Hij probeerde zijn lachen in te houden.

Alice staarde hem aan, en haar wangen werden vuurrood. Ze was bang dat ze in tranen uit zou barsten, maar toen zag ze iets in zijn gezicht dat de angel eruit haalde en tot haar verbazing begon ze te lachen.

'Wat verschrikkelijk, hè?'

'Er zijn wel ergere dingen.'

'Nou, dan ben ik nieuwsgierig. Wat is er dan nog erger?'

'Dat kan ik u niet vertellen.'

'Twee stinkdieren?'

'U moet me niet zo uitlachen, meneer Guisler.'

'Ik wil u niet beledigen, mevrouw Van Cleve. Het is alleen zo gek: een meisje zoals u, zo knap en elegant en zo... En dan die stank...'

'Dit helpt dus niet.'

'Het spijt me. Kom anders mee naar mijn huis voordat u weer naar de bibliotheek gaat. Dan pak ik vast schone kleren voor u, zodat u in elk geval naar huis kunt zonder opschudding te veroorzaken.'

Ze liepen de laatste honderd meter zwijgend verder en sloegen het pad in naar Fred Guislers huis, dat Alice, besefte ze nu, nog nooit had gezien, aangezien het achter de bibliotheek lag en een eind van de weg gebouwd was. Er brandde licht op de veranda, en ze liep achter hem aan de houten trap op en keek even naar links waar vijftig meter verderop nog licht brandde in de bibliotheek, wat alleen vanaf deze kant te zien was, door een kier in de achterdeur. Ze zag Sophia voor zich, hard aan het werk om nieuwe boeken te maken van oude, meeneuriënd met de muziek, en toen deed Fred de deur open en deed een stap naar achteren om haar binnen te laten.

Voor zover zij wist leefden de alleenstaande mannen rondom Baileyville ruige levens, en hadden ze functionele en spaarzaam ingerichte blokhutten, hadden ze nauwelijks manieren en liet hun hygiëne vaak te wensen over. Het huis van Fred Guisler had geschuurde houten vloeren, in de boenwas gezet en in de loop der jaren mooi donker verkleurd; in de ene hoek stond een schommelstoel met een blauw voddenkleedje ervoor, en een grote koperen lamp liet een zachte gloed vallen over een plank met boeken. De muur hing vol met schilderijen en tegenover hen, met uitzicht op de achterkant van het gebouw en Freds grote paardenstal, stond een gestoffeerde fauteuil. De grammofoon stond op een tafeltje van glanzend mahoniehout en ernaast lag keurig opgevouwen een druk bewerkte oude quilt.

'Maar het is hier prachtig!' zei ze, en ze realiseerde zich de belediging die in die woorden verpakt was.

Hij leek het niet door te hebben. 'Het is niet allemaal mijn werk,' zei hij, 'maar ik probeer het netjes te houden.'

Ze voelde zich schuldig dat ze deze stank zijn heerlijk geurende, gezellige huis binnenbracht. Ze sloeg haar armen over elkaar en kromp ineen terwijl hij de trap op rende, alsof ze daarmee de lucht kon indammen. Hij was binnen een paar minuten terug met twee jurken over zijn arm. 'Een van deze zal je wel passen.'

Ze keek hem aan. 'U hebt... jurken in huis?'

'Ze waren van mijn vrouw.'

Ze knipperde met haar ogen.

'Geef me je kleren maar, dan zal ik ze in de azijn laten weken. Dat helpt. Als je ze mee naar huis neemt, moet je Annie vragen om wat zuiveringszout in de tobbe met zeepsop te doen. O, en op het rek hangt een schone handdoek.'

Ze draaide zich om en hij gebaarde naar de badkamer. Ze liep naar binnen, trok haar kleren uit, schoof ze door de kier van de deur, en waste toen haar gezicht en haar handen, en boende haar huid schoon met een washandje en groene zeep. De bijtende stank wist van geen wijken; in het kleine warme kamertje ging ze bijna over haar nek en ze boende zo hard als ze kon zonder dat ze haar huid kapot zou maken. Daarna gooide ze een kan water over haar hoofd, waste het haar grondig met de zeep, spoelde het weer uit en droogde het met een handdoek. Toen liet ze de groene jurk over haar hoofd zakken. Het was wat haar moeder een *tea dress* zou noemen: bloemetjesstof, korte mouwen, een wit kanten kraagje, wat los rond de taille, maar hij rook in elk geval schoon. Er stond een flesje eau de toilette op een kastje. Ze rook er even aan en spoot toen wat op haar natte haar.

Een paar minuten later kwam ze weer tevoorschijn en zag Fred bij het raam staan kijken naar het verlichte marktplein. Hij draaide zich om en was duidelijk ergens anders met zijn gedachten, of misschien kwam het door de jurk van zijn vrouw, maar hij leek ineens te schrikken. Hij herpakte zich snel en gaf haar een glas ijsthee. 'Ik dacht dat u dit wel kon gebruiken.'

'Dank u, meneer Guisler.' Ze nam een slok. 'Ik voel me nogal dom.'

'Zeg maar Fred. Alsjeblieft. En u moet het zich niet zo aantrekken. Het is ons allemaal weleens overkomen.'

Ze voelde zich verlegen, zoals ze daar stond. Ze was in het huis van een vreemde man en droeg de jurk van zijn overleden vrouw. Ze had geen idee wat ze met zichzelf aan moest. Ergens in de stad ging gejuich op en ze kromp ineen. 'O, hemel. Niet alleen stinkt je prachtige huis door mij, maar je hebt ook Tex Lafayette gemist. Het spijt me zo.'

Hij schudde zijn hoofd. 'Het geeft niet. Ik kon je toch niet aan je lot overlaten als je er zo...'

'Die stinkdieren ook!' zei ze opgewekt, maar zijn bezorgde uitdrukking verdween niet. Alsof hij wist dat de stank niet het enige was waar ze zo van over haar toeren was.

'Maar als we nu teruggaan, kun je de rest waarschijnlijk nog horen,' zei ze. Ze begon te ratelen. 'Ik bedoel, zo te horen is hij nog wel een poosje bezig. Je had helemaal gelijk. Hij ís echt goed. Niet dat ik veel meegekregen heb, door deze toestand, maar ik snap wel waarom hij zo populair is. De mensen zijn kennelijk dol op hem.'

'Alice –'

'Hemeltje. Moet je zien hoe laat het al is! Ik moet nodig naar huis.'

Ze liep langs hem heen naar de deur, met gebogen hoofd. 'Je moet echt weer terug naar het optreden. Ik loop wel naar huis. Ik ben er zo.'

'Ik breng je wel met de auto.'

'Voor het geval ik nog meer stinkdieren tegenkom?' Haar lach klonk hoog en breekbaar. Ze herkende haar eigen stem niet meer. 'Echt, meneer Guisler... Fred... Je bent al zo aardig voor me geweest en ik wil je niet met nog meer gedoe opzadelen. Echt niet. Ik wil niet dat –'

'Ik breng je,' zei hij stellig. Hij pakte zijn jasje van de rugleuning van een stoel, en nam toen een dekentje van een andere stoel en legde dat om haar schouders. 'Het is een stuk frisser, nu.'

Ze stapten de veranda op. Alice was zich ineens scherp bewust van Frederick Guisler, van de manier waarop hij altijd naar haar keek, alsof hij dwars door de dingen die ze zei heen prikte, of probeerde te bepalen wat ze er eigenlijk mee bedoelde. Het was nogal ongemakkelijk. Ze struikelde bijna op de trap en hij stak zijn hand uit om haar in balans te houden. Ze greep zich eraan vast en liet meteen los, alsof ze gestoken was.

Alsjeblieft niks zeggen, zei ze in stilte. Haar wangen waren alweer vuurrood, en haar gedachten een grote warboel. Maar toen ze opkeek, keek hij niet meer naar haar.

'Stond die deur al zo toen wij thuiskwamen?'

Hij staarde naar de achterkant van de bibliotheek. De deur, die op een kier had gestaan om de muziek binnen te laten, stond nu wijd open. Binnen hoorden ze vaag, onregelmatig gestamp. Hij bleef heel stil staan, en keek Alice toen weer aan. Zijn ontspannen houding van net was verdwenen.

'Blijf hier.'

Hij beende snel weer naar binnen en kwam even later zijn huis uit met een groot dubbelloops geweer. Alice deed een stap naar achteren toen hij passeerde en keek hem na terwijl hij naar de bibliotheek liep. Toen, omdat ze zich niet kon inhouden, ging ze achter hem aan, geluidloos, op haar tenen over het gras sluipend.

'Wat is er aan de hand, jongens?'

Frederick Guisler stond in de deuropening. Achter hem stond Alice, met haar hart in haar keel. Ze kon net de boeken zien die overal op de grond lagen, en omvergegooide stoelen. Er waren twee, nee, drie jonge mannen binnen, gekleed in spijkerbroek en overhemd. Eentje had een bierflesje in de hand, een ander een armvol boeken, die hij, terwijl Fred daar zo stond, opzettelijk liet vallen, om Fred uit te dagen. Ze kon Sophia nog net bevroren in de hoek zien staan, haar blik strak op een punt op de grond gericht.

'Er zit een zwarte in uw bibliotheek.' De jongen klonk nasaal en hij sprak met dubbele tong.

'Yep. En ik vraag me af wat jij daar precies mee te maken hebt.'

'Dit is voor blanken. Ze heeft hier niets te zoeken.'

'Precies,' zeiden de andere twee jongens schimpend, stoer van het bier.

'O, dus jij bent tegenwoordig de baas van de bibliotheek?' Freds stem klonk ijzig. Het was een toon die ze nog niet eerder had gehoord.

'Ik ben helemaal niet –'

'Ik vroeg: ben jij de baas van deze bibliotheek, Chet Mitchell?'

De ogen van de jongen gleden opzij, alsof de klank van zijn eigen naam hem eraan herinnerde wat dit voor gevolgen zou kunnen hebben.

'Nee.'

'Dan stel ik voor dat jullie vertrekken. Alle drie. Voordat dit geweer uitglijdt in mijn hand en ik iets doe waar ik later spijt van krijg.'

'Ben je me nou aan het bedreigen vanwege een zwárte?'

'Ik vertel jullie precies wat er gebeurt als een man drie dronken gekken aantreft op zijn land. En als je wilt vertel ik jullie met alle plezier wat er gebeurt als die gekken niet meteen vertrekken als die man zegt dat ze moeten gaan. Ik weet alleen vrij zeker dat jullie dat geen leuk verhaal zullen vinden.'

'Ik snap niet waarom je die moeite doet voor háár. Of heb je soms een oogje op dit zwartje?'

Razendsnel had Fred de jongen vast bij de keel, en drukte hij hem tegen de muur met een vuist waarvan de knokkels wit zagen. Alice dook naar achteren, en haar adem stokte.

'Tart me niet, Mitchell.'

De jongen slikte en stak zijn handen in de lucht. 'Het was maar een geintje,' zei hij gesmoord. 'Kunt u niet meer tegen een geintje, meneer Guisler?'

'Ik zie niemand lachen. Opgeduveld, sukkel.' Fred liet de jongen los, en die begon te wankelen. Hij wreef over zijn hals en wierp zijn vrienden een nerveuze blik toe. Toen Fred een stap naar voren deed, schoot hij als een haas de achterdeur door. Alice deed met bonzend hart een stap opzij toen de drie jongens zich naar buiten haastten en met stilzwijgende bravoure hun kleren rechttrokken om vervolgens het grindpad af te lopen. Hun moed kwam weer terug toen ze op een veilig afstandje waren.

'Ben je soms verliefd op dat zwartje, Frederick Guisler? Is dat waarom je vrouw bij je weg is?'

'Je kunt trouwens toch niet schieten. Ik heb je weleens zien jagen!'

Alice was bang dat ze moest overgeven. Ze leunde tegen de achterwand van de bibliotheek en voelde kleine druppeltjes zweet op haar rug prikken. Haar hartslag ging pas weer omlaag toen ze hen de hoek om zag slaan. Ze hoorde Fred binnen bezig de boeken op te rapen en op de tafel te leggen.

'Het spijt me verschrikkelijk, Miss Sophia. Ik had eerder terug moeten komen.'

'Nee, nee. Het is mijn eigen schuld. Ik had de deur niet open moeten laten staan.'

Alice liep langzaam de trap op. Aan de buitenkant leek Sophia onverstoord. Ze zakte door de knieën, pakte wat boeken op, keek of ze beschadigd waren, stofte ze af en maakte een misprijzend geluidje om de verscheurde etiketten. Maar toen Fred zich omdraaide om een plank recht te trekken die van de leggers was geschoven, zag ze dat Sophia steun zocht bij het bureau, en dat de knokkels van haar hand zich even aanspanden om de rand. Alice stapte naar binnen en begon zonder een woord mee te helpen met opruimen. De plakboeken die Sophia met zoveel zorg had samengesteld waren voor haar ogen aan flarden gescheurd. De gerepareerde boeken waren kapotgevallen nadat ze door de ruimte waren geslingerd, en hier en daar fladderde er nog een losse bladzijde op.

'Ik blijf deze week wel langer om je te helpen ze weer te maken,' zei Alice. En toen Sophia niet reageerde, zei ze: 'Tenminste... als je nog terugkomt?'

'Denk je dat een stel van die snotneuzen me van mijn werk kan houden? Het komt wel goed, Miss Alice.' Ze zweeg en schonk haar een gespannen lachje. 'Maar je hulp wordt gewaardeerd, dus dank je wel. We hebben wat in te halen.'

'Ik ga wel met de Mitchells praten,' zei Fred. 'Dit laat ik niet nog eens gebeuren.' Zijn stem verzachtte en hij bewoog zich weer ontspannen door de kleine ruimte. Maar Alice zag dat hij om de zoveel tijd even uit het raam keek, en dat hij pas echt kon ontspannen toen hij de twee vrouwen in zijn auto had geladen, klaar om ze naar huis te brengen.

8

Gezien de snelheid waarmee nieuws doorgaans de ronde deed door Baileyville, voorzichtige roddels tussen wat inwoners die vervolgens aanzwollen tot een niet te stuiten stroom, werden de verhalen over Sophia Kenworth die in de paardenbibliotheek werkte – en de verhalen over drie mannen uit de stad die de boel kort en klein geslagen hadden – al snel als zo ernstig beschouwd dat men vond dat er een vergadering moest worden belegd in het gemeentehuis.

Alice stond schouder aan schouder met Margery, Beth en Izzy, in een hoek achter in de zaal, terwijl mevrouw Brady de inwoners toesprak. Bennett zat twee rijen verderop, naast zijn vader. 'Ga je nog zitten, kind?' had meneer Van Cleve gezegd, nadat hij haar bij binnenkomst had gemonsterd.

'Ik sta hier prima,' had ze geantwoord, en ze zag hoe hij zijn zoon misprijzend aankeek.

'We zijn er altijd trots op geweest dat we een vriendelijk, ordentelijk stadje waren,' zei mevrouw Brady. 'We wilden niet het soort oord worden waar het de norm is dat men met elkaar op de vuist gaat. Ik heb de ouders van de jongemannen in kwestie gesproken en ik heb hun duidelijk gemaakt dat dit soort gedrag niet wordt getolereerd. Een bibliotheek is een plek die gerespecteerd dient te worden, een plek waar men dingen kan leren. Dat er toevallig alleen vrouwen werken, betekent niet dat het een gemakkelijke prooi mag zijn voor dit soort mannen.'

'Daar wil ik nog graag iets aan toevoegen, mevrouw Brady.' Fred kwam naar voren. Alice herinnerde zich hoe hij naar haar had gekeken, op de avond van Tex Lafayettes optreden, dacht aan de wonderlijke intimiteit van zijn badkamer, en ze voelde haar blos prikken, alsof ze iets had gedaan waar ze zich voor moest schamen. Ze had tegen Annie gezegd dat de jurk van Beth was. Annie had haar linkerwenkbrauw heel hoog opgetrokken.

'Die bibliotheek zit in mijn oude schuur,' zei Fred. 'Dat wil dus zeggen, mochten daar twijfels over bestaan, dat hij mijn eigendom is. Ik sta niet in voor wat er gebeurt met mensen die zich daar zonder toestemming ophouden.' Hij keek langzaam de zaal door. 'Iedereen die van mening is dat hij zonder mijn toestemming of die van een van de dames dat gebouwtje kan betreden, krijgt met mij te maken.'

Hij ving Alice' blik toen hij van het podium stapte, en weer voelde ze haar wangen kleuren.

'Ik begrijp dat je zo denkt over jouw land, Fred.' Henry Porteous stond op. 'Maar er zijn belangrijker zaken die hier besproken moeten worden. Ik, en een groot aantal van onze buren met mij, maak me zorgen over de invloed die de bibliotheek op ons stadje heeft. Er wordt al verteld dat echtgenotes niet langer het huishouden doen, omdat ze het te druk hebben met chique tijdschriften of goedkope romannetjes. Er zijn kinderen die opruiende ideeën opdoen uit stripboeken. We kunnen niet controleren welke invloeden onze huizen binnenkomen.'

'Het zijn maar boeken, Henry Porteous! Hoe denk je dat de grote geleerden uit vroeger tijden aan hun kennis kwamen?' Mevrouw Brady sloeg haar armen over elkaar tot een solide plank.

'Ik durf er wel iets om te verwedden dat die geleerden *The Amorous Sheik of Araby* nooit hebben gelezen, of wat het ook maar was waar mijn dochter laatst haar tijd mee verdeed. Willen we echt dat hun hoofden met dit soort troep worden vergiftigd? Ik wil niet dat mijn dochter denkt dat ze er met een of andere Egyptenaar vandoor kan.'

'De kans dat jouw dochter zich door een Arabische sjeik het

hoofd op hol laat brengen is ongeveer net zo groot als de kans dat ik verander in Cleopatra.'

'Maar dat kun je niet zéker weten.'

'Wil je dat ik elk boek in die bibliotheek controleer of er misschien dingen in staan die jij te frivool vindt, Henry Porteous? In de Bijbel staan veel heftiger verhalen dan in de *Pictorial Review*, en dat weet jij donders goed.'

'Je klinkt al even ketters als zij.'

Mevrouw Beidecker stond op. 'Mag ik iets zeggen? Ik zou graag onze boekendames willen bedanken. Onze leerlingen genieten enorm van de boeken en leerstof, en de studieboeken helpen hen enorm vooruit. Ik neem zelf de stripboeken eerst helemaal door voordat we ze uitlenen, gewoon zodat ik weet wat erin staat, en ik heb absoluut niets gevonden waar zelfs de gevoeligste ziel zich druk om hoeft te maken.'

'Maar u bent een buitenlander!' protesteerde meneer Porteous.

'Mevrouw Beidecker had de allerbeste referenties toen ze door onze school werd aangenomen,' riep mevrouw Brady uit. 'En ook dat weet jij heel goed, Henry Porteous. Je nichtje krijgt toch les van haar?'

'Het zou misschien beter zijn van niet.'

'Rustig! Rustig!' zei dominee McIntosh terwijl hij opstond. 'Ik begrijp dat de gemoederen hoog oplopen. En ja, mevrouw Brady, sommigen onder ons hebben zo hun bedenkingen bij de invloed die deze bibliotheek heeft op hen die gemakkelijk te beïnvloeden zijn, maar...'

'Maar wat?'

'Er speelt hier duidelijk nog een ander probleem... Namelijk het feit dat er een kleurling werkzaam is.'

'En wat is daar precies het probleem van, dominee?'

'U geeft misschien de voorkeur aan een progressieve kijk, mevrouw Brady, maar velen in deze stad vinden dat kleurlingen niets te zoeken hebben in onze bibliotheken.'

'Zo is dat,' zei meneer Van Cleve. Hij stond op en keek naar de zee van witte gezichten. 'De Openbare Voorzieningenwet van 1933 schrijft voor, en ik citeer, "de oprichting van gesegregeerde bibliotheken voor verschillende rassen". Dat zwarte meisje heeft niets te zoeken in onze bibliotheek. Wil je jezelf soms boven de wet stellen, Margery O'Hare?'

Alice' hart zat inmiddels in haar keel, maar Margery stapte naar voren en leek totaal niet onder de indruk.

'Nope.'

'Nope?'

'Nee. Miss Sophia maakt namelijk geen gebrúík van de bibliotheek. Ze werkt er alleen maar.' Ze glimlachte liefjes. 'We hebben haar heel stellig gezegd dat ze absoluut geen boek mag openslaan om erin te lezen.'

Er werd zachtjes gegrinnikt.

Meneer Van Cleve's gezicht betrok. 'Je kunt zwarten niet in de bibliotheek laten werken die voor blanken is bedoeld. Het is tegen de wet en het is tegen de wetten der natuur.'

'O, dus u vindt dat je hen niet voor je mag laten werken?'

'Het gaat niet om mij. Het gaat om de wét.'

'Het verbaast me wel om u hierover te horen klagen, meneer Van Cleve,' zei ze.

'Hoe bedoelt u?'

'Nou, gezien het aantal zwarte mensen dat u in de mijn voor u laat werken...'

De aanwezigen hielden de adem in.

'Dat doe ik helemaal niet.'

'Ik ken de meesten van hen persoonlijk, en de helft van de geachte aanwezigen kennen hen ook. U hebt hen in de boeken staan als mulatten, maar dat doet aan de feiten niets af.'

'O boy,' zei Fred zachtjes. 'Nou zal je het hebben.'

Margery leunde tegen de tafel. 'De tijden veranderen, en de gekleurde mensen hebben tegenwoordig allerlei banen. Miss Sophia heeft een degelijke opleiding gehad en ze zorgt ervoor dat publicaties in de roulatie blijven die we anders zouden moeten weggooien. De *Baileyville Bonus*, die blaadjes, weet u wel? Daar genieten we allemaal toch zo van? Met de recepten en de verhalen en zo?'

Er klonk een zacht, instemmend gemompel.

'Nou, dat is allemaal het werk van Miss Sophia. Ze maakt van de gehavende boeken en tijdschriften iets nieuws voor ons allemaal.' Margery leunde wat naar voren zodat ze iets uit haar jas kon trekken.

'Ik kan niet zo goed met naald en draad overweg, en mijn meisjes ook niet, en zoals u weet is het ontzettend moeilijk geweest om aan medewerksters te komen. Miss Sophia gaat niet te paard bij de gezinnen langs, en ze kiest ook geen boeken voor hen uit. Ze doet alleen het huishouden voor ons, om het zo maar te zeggen. Dus totdat de regels voor iedereen gelden, meneer Van Cleve, voor u en uw mijnen en voor mij en mijn bibliotheek, blijft ze gewoon bij mij in dienst. Ik neem aan dat u dat allemaal acceptabel vindt.'

Met een knikje liep Margery naar het midden van de zaal, met kalme passen en een trotse blik.

De hordeur viel keihard achter hen dicht. Alice had de hele weg terug van de bijeenkomst niets gezegd en was een stukje achter de twee mannen blijven lopen. Ze had de gefluisterde krachttermen gehoord die een voorbode waren van een vulkanische uitbarsting. Ze hoefde er niet lang op te wachten.

'Wie denkt dat mens wel dat ze is, dat ze me zo voor schut zet waar de hele stad bij is?'

'Ik denk niet dat iemand vond dat u –' begon Bennett, maar zijn vader smeet zijn hoed op tafel en onderbrak hem.

'Ze is haar hele leven al een lastpak, met die criminele pa van haar. En dan mij zo af laten gaan voor mijn eigen mensen?'

Alice bleef in de deuropening hangen en vroeg zich af of ze ongezien de trap op kon lopen. In haar ervaring waren de driftbuien van meneer Van Cleve niet snel uitgeblust; hij gooide wat bourbon op het vuur en bleef schelden en tieren tot hij 's avonds laat buiten westen raakte.

'Het interesseert niemand iets wat die vrouw zegt, pa,' begon Bennett weer.

'Die kleurlingen staan als mulatten in mijn boeken omdat ze een lichte huid hebben. Een lichte huid, hoor je me?'

Alice dacht aan Sophia's donkere huid en vroeg zich af hoe het mogelijk was dat broers en zussen zo'n andere huidskleur hadden, als zij de zus van een mijnwerker was. Maar ze zei niets.

'Ik denk dat ik maar eens naar boven ga,' zei ze zachtjes.

'Je kunt daar niet blijven, Alice.'

O, nee, dacht ze. Als ik in vredesnaam maar niet bij jullie op de veranda moet komen zitten.

'Dan kom ik wel –'

'Bij die bibliotheek. Je mag daar niet meer werken. Niet met die meid.'

'Wat?'

Ze voelde de woorden haar als een wurggreep omsluiten.

'Jij gaat je ontslag indienen. Ik wens niet dat mijn familie zich inlaat met Margery O'Hare. Wat Patricia Brady vindt, kan me niet schelen, die is al net zo gek als de rest.' Van Cleve liep naar zijn drankenkastje en schonk zichzelf een groot glas bourbon in. 'En hoe weet die meid überhaupt wie er bij mij in de boeken staat? Ik zie haar er nog toe in staat om in te sluipen. Ik ga haar verbieden om ooit nog zelfs maar in de buurt van Hoffman te komen.'

Er viel een stilte. En toen hoorde Alice haar eigen stem.

'Nee.'

Van Cleve keek op. 'Wat?'

'Nee. Ik ga niet weg bij de bibliotheek. Ik ben niet met u getrouwd en u hebt mij niet voor te schrijven wat ik wel en niet mag doen.'

'Jij doet wat ik zeg! Jij woont onder mijn dak, jongedame!'

Ze knipperde niet eens met haar ogen.

Meneer Van Cleve schonk haar een woedende blik, wendde zich toen tot Bennett, en wuifde met zijn hand. 'Bennett? Roep je vrouw tot de orde.'

'Ik ga niet weg bij de bibliotheek.'

Meneer Van Cleve werd paars. 'Solliciteer jij soms naar een klap, kind?'

De lucht leek uit de kamer te verdwijnen. Ze keek naar haar man. *Waag het niet me ook maar met één vinger aan te raken*, zei ze hem stilzwijgend. Meneer Van Cleve's gezicht stond gespannen en hij was kortademig. *Waag het niet.* Haar gedachten draaiden op volle toeren en ze vroeg zich ineens af wat ze zou doen als hij inderdaad zijn hand naar haar opstak. Zou ze terugslaan? Kon ze iets doen om zich te verdedigen? *Wat zou Margery doen?* Ze keek naar het mes bij de broodplank, de pook bij de haard.

Maar Bennett keek naar de grond en slikte. 'Ze moet voor de bibliotheek blijven werken, pa.'

'Wát?'

'Ze heeft het er naar haar zin. Ze... Ze doet er goed werk. Ze helpt mensen, en zo.'

Van Cleve staarde zijn zoon perplex aan. Zijn ogen puilden uit dat knalrode gezicht, alsof iemand met beide handen zijn keel dichtkneep. 'Ben jij potdomme nou ook al je verstand kwijt?' Hij gaapte hen allebei aan, zijn wangen opgebold en zijn knokkels wit, alsof hij zich schrap zette voor een ontploffing die niet kwam. Toen sloeg hij zijn laatste slok bourbon achterover, zette het glas met een klap op tafel en vertrok naar buiten, de hordeur trillend in zijn sponningen achter zich latend.

Bennett en Alice stonden in de stille keuken te luisteren naar de Ford sedan van meneer Van Cleve, die startte en ronkend wegreed in de verte.

'Dank je,' zei ze.

Hij slaakte een diepe zucht en draaide zich toen om. Ze vroeg zich af of dit iets zou veranderen. Of het feit dat hij tegen zijn vader in opstand was gekomen datgene wat zo fout zat tussen hen goed zou maken. Ze dacht aan Kathleen Bligh en haar man, en hoe Kathleen hem, zelfs als Alice hem zat voor te lezen, altijd even over zijn hoofd streelde in het voorbijgaan, of haar hand op de zijne legde. En hoe Garrett, zo ziek en broos als hij was, altijd zijn arm naar haar uitstak, en zijn vrouw steeds een glimlach op zijn uitgeholde gezicht wist te toveren.

Ze deed een stap in de richting van Bennett, en vroeg zich af of ze hem misschien bij de hand kon pakken. Maar alsof hij haar gedachten kon lezen, stak hij ze allebei in zijn zakken.

'Afijn, ik stel het erg op prijs,' zei ze zachtjes, en ze deed weer een stap naar achteren. En toen hij bleef zwijgen, schonk ze hem een borrel in en vertrok zelf naar boven.

Garrett Bligh overleed twee dagen later, na weken te hebben gezweefd in een vreemde, hoesterige schemerzone, terwijl zijn geliefden in bange afwachting waren wat het als eerste zou opgeven: zijn longen of zijn hart. Het nieuws ging de berg rond, de bel klonk vierendertig keer, zodat iedereen wist wie er gestorven was. Toen ze klaar waren met hun werk, kwamen de mannen uit de buurt bijeen in het huis van de familie Bligh. Ze hadden nette kleren meegenomen voor het geval Kathleen niets had, en bereidden alles voor om het lichaam te wassen en aan te kleden, zoals de gewoonte was. Anderen begonnen de kist te bouwen die vanbinnen bekleed zou worden met katoen en zijde.

Een dag later kreeg ook de paardenbibliotheek het te horen. Margery en Alice verdeelden hun routes stilzwijgend zo goed mogelijk over Beth en Izzy, en vertrokken toen met zijn tweeën naar het huis. Er stond een gure wind die in plaats van door de bergen te worden tegenhouden ze juist als trechter gebruikte, en Alice zat de hele rit met haar kin in haar kraag gedoken en vroeg zich af wat ze zou kunnen zeggen als ze straks bij het kleine huis aankwamen. Had ze maar een condoleancekaart bij zich, of misschien een klein bosje bloemen. In Engeland was een huis in de rouw een stil huis, een huis waarin heel zacht gefluisterd werd, en waar een sluier van verdriet, of ongemak, overheen hing, afhankelijk van hoe nabij of geliefd de overledene was. Alice, die vaak precies het verkeerde zei, vond zulke verstilde gelegenheden bedrukkend, een val waar ze onherroepelijk in zou lopen.

Maar toen ze de top van Hellmouth Ridge bereikten, bleek het daar verre van stil: ze passeerden auto's en paardenkarren, die mensen onderaan het pad in de berm hadden neergezet omdat het pad verderop niet meer begaanbaar was. En toen ze bij het huis aankwamen staken onbekende paarden hun hoofden uit de schuur en hinnikten naar elkaar, terwijl binnen in het huis zacht gezang klonk. Alice keek naar een klein sparrenbosje, waar drie mannen in dikke jassen aan het graven waren, en hun pikhouwelen kletterden telkens als ze op rotsblokken stuitten. Hun gezichten zagen paars, en hun adem vormde lichtgrijze wolken.

'Gaan ze hem daar begraven?' vroeg ze aan Margery.

'Yep. Zijn hele familie ligt daar.' Alice kon nog net een reeks stenen zien, een paar grote en een paar hartverscheurend kleine, die samen de geschiedenis van generaties uit de familie Bligh vertelden.

Binnen was het kleine houten huis tot de nok gevuld. Garrett Blighs bed was aan de kant geschoven en bedekt met een quilt zodat mensen konden zitten. Er was geen centimeter ruimte die niet vol stond met kleine kinderen, bladen met etenswaren of zingende moeders, die naar Alice en Margery knikten toen die binnenkwamen, zonder hun lied te staken. Voor de ramen waar, zoals Alice zich herinnerde, geen glas in zat, waren de luiken dicht. Carbidlampen en kaarsen zorgden voor licht, zodat je niet wist of het dag of nacht was. Een van de kinderen van de familie Bligh zat op schoot bij een vrouw met een prominente kin, en de andere kropen tegen Kathleen aan, die met haar ogen dicht meezong en de enige in de groep was die heel ver weg was met haar gedachten. Er was een tafel op schragen neergezet waar een vurenhouten kist op stond, en Alice kon het lichaam van Garrett Bligh zien liggen. Zijn gezicht was ontspannen door de dood, zodat ze zich even afvroeg of hij het wel was. Zijn holle wangen leken zachter, zijn voorhoofd was glad onder het zachte, donkere haar. Alleen zijn gezicht was te zien, verder was hij bedekt met een prachtige quilt en bezaaid met bloemen en kruiden die de lucht parfumeerden. Ze had nog nooit een levenloos lichaam gezien, maar op de een of andere manier was het hier, met het gezang en tussen de warmte van de mensen om hem heen, moeilijk om geschokt te zijn, of om je ongemakkelijk te voelen dat hij zo dichtbij was.

'Gecondoleerd met je verlies,' zei Alice. Het was het enige zinnetje dat haar was geleerd voor deze situatie, en hier klonken de woorden steriel en zinloos. Kathleen deed haar ogen open en het duurde even voor het tot haar doordrong en ze vaag naar Alice glimlachte. Haar ogen waren roodomrand en hadden donkere kringen van uitputting.

'Hij was een geweldige man, en een geweldige vader,' zei Margery, die haar armen stevig om Kathleen heen sloeg. Alice kon zich niet herinneren dat ze Margery ooit iemand had zien omhelzen.

'Hij was op,' mompelde Kathleen, en het kind in haar armen keek haar niet-begrijpend aan, met haar duim in haar mond. 'Ik kon niet van hem verlangen nog langer te blijven. Hij is nu bij de Heer.'

Uit haar moedeloze gezicht en verdrietige blik spraken niet de overtuiging waarmee ze haar woorden uitsprak.

'Kende u Garrett?' Een oudere vrouw met twee gehaakte sjaals om haar schouders tikte op het smalle plekje naast haar op het bed, zodat Alice zich verplicht voelde om zich tussen de anderen in te persen.

'O, een beetje. Ik... Ik ben maar gewoon de bibliothecaresse.'

De vrouw keek haar fronsend aan.

'Ik ken hem alleen van mijn bezoekjes.' Het klonk verontschuldigend, alsof ze wel wist dat ze hier niets te zoeken had.

'Dus u bent de dame die hem altijd voorlas?'

'Ja.'

'Ach kindje! Dat was zo'n troost voor mijn zoon.' De vrouw sloeg een arm om Alice heen en trok haar tegen zich aan. Alice verstijfde even, maar liet het toen over zich heen komen. 'Kathleen heeft me zo vaak verteld hoe Garrett zich verheugde op uw bezoekjes. En dat hij dan even ergens anders kon zijn.'

'Uw zoon? Ach lieve hemel. Ik vind het zo erg voor u.' Ze meende het. 'Hij was een ontzettend aardige man. En hij en Kathleen waren zo dol op elkaar.'

'Ik ben u zeer erkentelijk, Miss...'

'Mevrouw Van Cleve.'

'Mijn Garrett was een goeie jongen. Ach, u had hem eens moeten zien voor hij ziek werd. Hij had de breedste schouders van heel Cumberland Gap, toch, Kathleen? Toen Kathleen met hem trouwde waren er honderd huilende meisjes tussen hier en Berea.'

De jonge weduwe glimlachte bij de herinnering.

'Ik zei altijd tegen hem dat ik niet snapte hoe hij überhaupt de mijn in kwam, zoals hij gebouwd was. Was hij daar maar nooit gaan werken. Maar ja...' De oude vrouw slikte en zei dapper: 'Het is niet aan ons om Gods plan in twijfel te trekken. Hij is nu bij zijn eigen vader en hij is bij God de Vader. Wij moeten er maar aan wennen om hier beneden verder te leven zonder hem, toch, lieverd?' Ze kneep even in de hand van haar schoondochter.

'Amen,' riep iemand.

Alice had gedacht dat ze Kathleen gingen condoleren en dat ze dan weer zouden vertrekken, maar de ochtend ging over in de middag, en al snel werd het donker, en werd het nog drukker in het kleine huis. Mijnwerkers kwamen langs na hun dienst, en hun vrouwen brachten taarten mee en hoofdkaas en vruchtenpuddingen, en naarmate de tijd vergleed en vertraagde in de schemering, kwamen er steeds meer mensen en niemand vertrok. Alice kreeg kip voorgezet, en toen zachte *biscuits* met jus, gebakken aardappelen en nog meer kip. Iemand liet wat bourbon rondgaan en er werd af en toe gelachen, gehuild en gezongen, en het werd steeds warmer in het huisje, waar het rook naar gebraden vlees en zoete drank. Iemand haalde een viool tevoorschijn en speelde Schotse liedjes waar Alice een beetje heimwee van kreeg. Margery keek haar af en toe aan, alsof ze wilde checken of het nog goed met haar ging, maar Alice, omringd door mensen die haar op de schouders sloegen en haar bedankten voor haar inzet, alsof ze een militair was in plaats van een Engelse die boeken rondbracht, vond het vreemd genoeg heel fijn om daar zo te zitten en alles in zich op te nemen.

En zo gaf Alice Van Cleve zich over aan de wonderlijke ritmes van de avond. Ze zat vlak bij een overleden man, at het eten, nipte wat van de drank, zong mee met kerkliederen die ze nauwelijks kende, hield de handen vast van mensen die ze niet kende, maar die niet meer als vreemden voelden. En toen de avond viel en Margery haar in haar oor fluisterde dat ze nu echt moesten gaan omdat het zou gaan vriezen, had Alice tot haar verbazing het gevoel dat ze weg van huis moest, in plaats van terug naar huis, en die gedachte was zo verontrustend dat er de hele langzame, koude rit van de berg af bij het licht van een lantaarn geen plaats was voor iets anders.

9

'Veel medici erkennen tegenwoordig dat talloze zenuwaandoeningen en andere ziekten te maken hebben met het gebrek aan fysiologische ontlading van natuurlijke of opgewekte seksuele gevoelens bij vrouwen.'

– Dr. Marie Stopes, *Married Love*

Volgens de plaatselijke vroedvrouwen was er een reden waarom de meeste baby's in de zomer werden geboren, en dat was omdat er niet bijster veel te doen was in Baileyville als het daglicht verdwenen was. De bioscoop kreeg zijn films meestal een paar maanden nadat ze elders al vertoond waren. En als ze er dan eindelijk waren, dan was er nog meneer Rand, de bioscoopeigenaar, die wel van een borrel hield, zoveel zelfs dat je nooit zeker kon zijn dat je de hele film kon uitkijken voordat de filmrol verkreukte en verbrandde op het scherm, slachtoffer geworden van een van zijn dutjes, wat bij het publiek boos geroep en teleurstelling losmaakte. Het oogstfeest en het slachtfeest gleden voorbij en het was nog te vroeg voor Thanksgiving, zodat er een maand voor hen lag met alleen maar steeds donkerder wordende luchten, de steeds sterkere geur van brandende houtkachels en de steeds intensere kou.

En toch. Als je er oog voor had (en de inwoners van Baileyville hadden nu eenmaal overal oog voor) leken deze herfst opvallend veel mannen uit het stadje vreemd opgewekt. Ze raceten zo snel mogelijk naar huis en floten overdag, met wallen onder hun ogen van het slaapgebrek maar zonder hun gebruikelijke korte lontje. Jim Forrester, die chauffeur was voor houthandel Mathews, was bijna niet meer te gast in de honkytonkbars, waar hij anders altijd zat als hij niet werkte. Sam Torrance en zijn vrouw liepen ineens weer glimlachend hand in hand rond. En men had Michael Murphy, wiens mond bijna zijn hele drieëndertigjarige leven tot een smalle streep was gesmeed, horen zingen – *zíngen* – voor zijn vrouw, op zijn veranda.

Dit waren geen ontwikkelingen waar de oudere mensen in het stadje over konden klagen, maar het droeg wel degelijk bij, zo vertrouwden ze elkaar wat verward toe, aan een gevoel dat dingen veranderden op een manier die ze niet kon begrijpen.

De dames van de paardenbibliotheek waren minder verbaasd. Het kleine blauwe boekje – dat meer dan populair bleek en zinvoller was dan alle bestsellers bij elkaar, en dat bijna voortdurend gerepareerd moest worden – werd week in week uit uitgeleend en teruggegeven onder stapels tijdschriften, met kleine, dankbare glimlachjes en gefluisterd commentaar als: 'Mijn Joshua had nog nooit van zoiets gehoord, maar het bevalt hem prima.' En: 'Voor ons geen baby, deze lente. Ik kan je niet zeggen hoe opgelucht ik ben.' Deze dingen werden hun vaak toevertrouwd met een verliefde blos of een duidelijke twinkeling in de ogen. Er was maar één vrouw die het met een stalen gezicht teruggaf met de toevoeging dat ze 'nog nooit het werk van de duivel op schrift gesteld had gezien'. Maar zelfs toen zag Sophia dat er een paar bladzijden zorgvuldig omgebogen waren, zodat het boek open bleef liggen.

Margery stopte het boekje altijd terug in de houten kist waar ze de schoonmaakspullen, de blarenpleisters en reserveleertjes voor hun stijgbeugels bewaarden, en de andere bibliothecaressen kregen vaak voorzichtig de vraag: 'Eh... Voor je weer gaat, mijn nichtje in Chalk Hollow zegt dat je een boek hebt over... bepaalde gevoelige zaken...', en dan werd het boek weer meegegeven.

'Wat zijn jullie aan het doen, meisjes?'

Izzy en Beth sprongen snel de hoek uit toen Margery binnenkwam en de modder van de hakken van haar laarzen stampte; iets waar Sophia straks boos om zou worden. Beth had de slappe lach en Izzy's wangen glommen vuurrood. Alice zat achter het bureau en noteerde haar boeken in het uitleenboek en deed alsof ze hen negeerde.

'Is dat wat ik denk dat het is?'

Beth hield het boek op. 'Is dit echt zo? Dat "sommige vrouwtjesdieren kunnen sterven als hun seksuele vereniging wordt ontzegd"?' Beths mond hing open. 'Want ik heb geen man bij de hand en ik sta toch zeker ook niet op omvallen?'

'Maar waar sterf je dan aan?' vroeg Izzy vol afschuw.

'Misschien groeit je gat dicht en dan kun je niet meer goed ademen. Zoals bij dolfijnen.'

'Beth!' riep Izzy uit.

'Als jij daarmee ademhaalt, Beth Pinker, dan is gebrek aan seksuele vereniging niet je grootste zorg,' zei Margery. 'Maar jullie horen dat nog helemaal niet te lezen. Jullie zijn nog niet eens getrouwd.'

'Jij ook niet, en jij hebt het al twee keer gelezen.'

Margery trok een gezicht. Het meisje had een punt.

'Allemachtig, wat is "de natuurlijke vervulling van de seksuele functies van de vrouw"?' Beth begon weer te giechelen. 'O, en moet je dit zien, hier staat dat vrouwen die niet bevredigd raken een zénuwinzinking kunnen krijgen. Dat geloof je toch niet? Maar als ze wel bevredigd raken, "dan wordt elk orgaan in hun lichaam beïnvloed en aangespoord om zijn rol te vervullen, terwijl de geest, na de duizelingwekkende hoogte der vervoering te hebben bereikt, zich volledig ontspant".'

'Hebben mijn organen dan aansporing nodig?' vroeg Izzy.

'Beth Pinker, kun je misschien even vijf minuten je mond houden?' Alice legde haar boek met een klap op het bureau. 'Er zijn mensen die ook echt hun werk proberen te doen.'

Er viel een korte stilte. De vrouwen wisselden zijdelingse blikken.

'Ik zit maar wat te dollen.'

'Nou, niet iedereen zit te wachten op jouw afschuwelijke grapjes. Kun je alsjeblieft even ophouden? Het is niet leuk.'

Beth keek Alice fronsend aan. Ze pulkte achteloos aan een pluisje katoen op haar rijbroek. 'Neem me niet kwalijk, Miss Alice. Ik vind het vreselijk dat ik je zo over je toeren help,' zei ze ernstig. En toen gleed er een geslepen lachje over haar gezicht: 'Je hebt toch geen... Je hebt toch geen zénuwinzinking, hè?'

Margery, die altijd sneller reageerde dan haar schaduw, kwam tussenbeide voordat Alice met Beth op de vuist kon gaan. Ze stak haar handen omhoog, duwde de twee uit elkaar en bonjourde Beth de deur uit.

'Beth, waarom ga je niet eens kijken of die paarden nog vers water hebben? Izzy, leg dat boek terug in de kist en kom hier deze troep opvegen. Miss Sophia komt morgen weer terug van haar tante en je weet wel wat zij ervan zou zeggen.'

Ze keek naar Alice, die weer was gaan zitten en intens geconcentreerd naar het uitleenboek zat te staren, en haar hele houding waarschuwde Margery dat ze verder geen woord moest zeggen. Ze zou hier nog zijn als de anderen allang naar huis waren, zoals op elke doordeweekse avond. En Margery wist dat ze geen woord las.

Alice wachtte tot Margery en de anderen weg waren en had alleen opgekeken om gedag te mompelen. Ze wist dat ze het over haar zouden hebben als ze weg waren, maar dat kon haar niets schelen. Bennett zou haar niet missen: die was met zijn vrienden op stap. Meneer Van Cleve bleef tot laat in de mijn, zoals de meeste avonden, en Annie zou mopperen over drie maaltijden die uitgedroogd in de oven stonden.

Ondanks het gezelschap van de andere vrouwen voelde ze zich zo alleen dat ze wel kon huilen, zo zwaar voelde het. Ze was het grootste deel van haar tijd in de bergen en soms praatte ze meer tegen haar paard dan tegen een ander levend wezen. Terwijl het haar eerst een welkom gevoel van vrijheid bood, leken de weidse uitzichten nu alleen nog maar haar gevoel er alleen voor te staan te benadrukken. Ze zette haar kraag op tegen de kou, wurmde haar vingers in haar handschoenen met mijlen onverharde weg voor zich en alleen de pijn in haar spieren als afleiding. Soms voelde het alsof haar gezicht versteend was, behalve op de momenten dat ze de boeken afleverde. Als de dochters van Jim Horner op haar af renden om haar te knuffelen, moest ze zich inhouden om haar snikken binnen te houden. Ze had zichzelf nooit gezien als iemand die lichamelijk contact nodig had, maar nacht in nacht uit meters van Bennetts slapende lichaam verwijderd, had ze het gevoel dat ze langzaam in marmer veranderde.

'Dus je bent er nog?'

Ze schrok.

Fred Guisler had zijn hoofd om de deur gestoken. 'Ik kwam alleen een nieuwe koffiepot brengen. Marge zei dat de oude lek was.'

Alice wreef in haar ogen en schonk hem een opgewekte glimlach. 'O, ja! Ga je gang.'

Hij bleef aarzelend op de drempel staan. 'Maar ik wil je niet... storen?'

'Nee hoor, je stoort helemaal niet!' Haar stem klonk geforceerd. Te vrolijk.

'Ik ben zo weer weg.' Hij liep naar de andere kant en verving de metalen pot en keek in het blik of de voorraad aangevuld moest worden. Hij zorgde ervoor dat de vrouwen elke week koffie hadden, en zei er verder nooit iets over. Ook bracht hij de houtblokken om het vuur brandend te houden, zodat ze zich tussen hun rondes door konden opwarmen. 'Frederick Guisler,' zei Beth elke ochtend als ze langs haar lippen likte bij haar eerste kop koffie, 'is een regelrechte held.'

'Ik heb ook nog wat appels voor jullie allemaal meegenomen. Ik dacht, dan kunnen jullie er een paar meenemen voor onderweg. Jullie hebben vast meer honger nu de dagen kouder worden.' Hij haalde een zak onder zijn overjas vandaan en legde die op het kleine dressoir. Hij had zijn werkkleren nog aan, en om de zolen van zijn laarzen zat een rand modder. Soms hoorde ze hem buiten bezig als ze hier aankwam. Dan sprak hij zijn paarden toe met een '*hu!*' en een 'kom op, slimmerik, dat kan beter', alsof hij met hen net zo bevriend was als met de vrouwen in de blokhut. Of hij stond met zijn armen over elkaar te luisteren naar een of andere chique paardeneigenaar uit Lexington, en zoog lucht tussen zijn tanden door als ze het over de conformatie van het dier of de prijs hadden.

'Dit zijn Rome Beauties. Die zijn wat later rijp dan de rest van de appels.' Hij stak zijn handen in zijn zakken. 'Ik vind het altijd leuk om nog iets te hebben... om je op te verheugen.'

'Heel erg bedankt.'

'Niks te danken. Jullie werken allemaal zo hard... En jullie krijgen niet altijd de eer die jullie toekomt.'

Ze dacht dat hij wel weg zou gaan, maar hij bleef aarzelend voor het bureau staan en kauwde op zijn lip. Ze legde haar boek weg en wachtte.

'Alice? Gaat het wel... goed met jou?' Hij sprak de woorden uit alsof de vraag al twintig, dertig keer in gedachten door zijn hoofd was gegaan. 'Het punt is, en ik hoop niet dat je het erg vindt dat ik het zeg, maar je... Je lijkt zo... Nou ja, je lijkt een stuk minder gelukkig dan eerst. Ik bedoel, toen je hier pas begon.'

Ze voelde dat ze van kleur verschoot. Ze wilde zeggen dat er niks aan de hand was, maar haar mond was droog en er kwam niks uit.

Hij bestudeerde haar gezicht even en liep toen langzaam naar de boekenplanken links van de voordeur. Hij keek er vluchtig naar, en knikte even tevreden toen hij vond waar hij naar op zoek was.

Hij trok een boek van de plank en bracht het naar haar. 'Ze is een beetje een buitenbeentje, maar het vuur in haar woorden spreekt me aan. Toen ik verdrietig was, een paar jaar geleden, had ik hier... baat bij.' Hij pakte een snipper papier om de bladzijde waar hij op doelde te markeren en gaf haar het boek. 'Ik bedoel, misschien spreekt het jou niet aan. Poëzie is iets heel persoonlijks. Ik dacht alleen...' Hij schopte tegen een losse spijker op de grond. Toen keek hij naar haar. 'Nou ja, ik laat je verder met rust.' En toen zei hij, alsof hij zich verplicht voelde: 'Mevrouw Van Cleve.'

Ze wist niet wat ze moest zeggen. Hij liep naar de deur en stak zijn hand op in een verlegen groet. Zijn kleren roken naar haardvuur.

'Meneer Guisler? ... Fred?'

'Ja?'

Ze bleef als verlamd staan, verteerd door een plotseling verlangen om een ander mens in vertrouwen te nemen. Hem te vertellen van de nachten dat ze het gevoel had van binnenuit uitgehold te worden, dat er in haar leven nog nooit iets was geweest wat haar zo zwaar was gevallen, waardoor ze zich zo verloren voelde, alsof ze een fout had begaan die ze niet meer goed kon maken. Ze wilde tegen hem zeggen dat ze bang was voor de dagen dat ze niet werkte, zoals ze bang was voor een ziekte, omdat ze vaak het gevoel had dat ze afgezien van de heuvels en de paarden en de boeken helemaal niets had.

'Bedankt.' Ze slikte. 'Voor de appels, bedoel ik.'

Zijn antwoord kwam een halve tel te laat. 'Graag gedaan.'

De deur viel zachtjes achter hem dicht en ze hoorde zijn voetstappen het pad naar zijn huis op lopen. Halverwege bleef hij staan, en ze bleef heel stil zitten en wachtte, al wist ze niet waarop, en toen gingen de voetstappen verder en verdwenen in het niets.

Ze keek omlaag naar de dunne poëziebundel en sloeg hem open.

De sterrengever, door Amy Lowell

Open je ziel voor mijn onthaal
Laat me baden in de stilte van je ziel
Met haar heldere, koele rimpeling
Opdat ik, soepel en vermoeid, rust vind,
Uitgestrekt op jouw vrede, als op een bed van ivoor

Ze staarde naar de woorden en voelde haar hart bonzen in haar oren, en haar huid prikte terwijl de woorden steeds weer een nieuwe vorm kregen in haar fantasie. Ze dacht ineens aan Beths verblufte stem.

Is het waar dat sommige vrouwtjesdieren kunnen sterven als hun seksuele vereniging wordt ontzegd?

Alice bleef heel lang zo zitten staren naar de bladzijde voor haar. Ze wist niet hoelang precies. Ze dacht aan Garrett Bligh, wiens hand blind die van zijn vrouw zocht, aan hoe ze elkaar aankeken met een blik van verstandhouding, zelfs tijdens zijn laatste dagen. Toen stond ze eindelijk op en liep naar de houten kist. Ze keek even om zich heen, alsof zelfs op dat moment iemand nog zou kunnen zien wat ze deed, en spitte de kist door tot ze het kleine blauwe boekje had gevonden. Ze ging weer achter het bureau zitten, sloeg het open en begon te lezen.

Het was bijna kwart voor tien toen ze die avond thuiskwam. De Ford stond buiten en meneer Van Cleve was in zijn kamer, en trok zijn lades open en schoof ze weer dicht met zoveel geweld dat ze het in de hal kon horen. Ze deed de voordeur achter zich dicht en liep zachtjes de trap op. Haar gedachten werkten op volle toeren, en haar vingers gleden lichtjes over de trapleuning. Ze kwam aan bij de badkamer, deed de deur dicht en op de grendel en liet haar kleren zakken tot haar enkels zodat ze het vuil van de dag met een washand kon wegpoetsen en haar huid weer zacht werd en lekker rook. Toen liep ze naar haar kamer en haalde haar zijden nachtjapon uit haar hutkoffer. De perzikkleurige stof viel zacht en soepel rond haar lichaam.

Bennett lag niet op de divan. Ze zag alleen zijn brede rug op hun bed liggen, op zijn linkerzij, zoals zo vaak, ver bij haar vandaan. Hij was niet meer zo zomers bruin en in de schemering leek zijn huid bleek. Zijn spieren bewogen een beetje toen hij ging verliggen. Bennett, dacht ze. Bennett, die ooit de binnenkant van haar pols had gekust en tegen haar had gezegd dat hij nog nooit zoiets moois had gezien als zij. Die haar fluisterend de hele wereld had beloofd. Die tegen haar had gezegd dat hij alles aan haar aanbad. Ze tilde de deken op en stapte in het warme bed, en maakte nauwelijks geluid.

Bennett verroerde zich niet, maar zijn lange, ontspannen ademhaling zei haar dat hij diep in slaap was.

Laat de flakkerende vlam van je ziel dansen om me heen
Moge de gretigheid van het vuur zich in mijn benen dringen...

Ze schoof dichterbij, zo dicht dat ze haar adem op zijn warme huid voelde stuiten. Ze rook aan hem, de zeep vermengd met een oergeur waar zelfs zijn rigoureuze pogingen om schoon te blijven niet tegenop konden. Ze stak haar hand uit, maar even aarzelend, en legde haar arm om zijn lichaam, vond zijn vingers en vlocht die door de hare. Ze wachtte, voelde zijn hand de hare omsluiten, en legde haar wang tegen zijn rug, haar ogen sluitend om het op en neer gaan van zijn adem beter te kunnen voelen.

'Bennett,' fluisterde ze. 'Het spijt me.' Maar ze had geen idee waar ze precies spijt van moest hebben.

Hij liet haar hand los, en heel even stopte haar hart, maar hij verplaatste zijn gewicht, draaide zich om zodat hij haar aankeek, zijn ogen nog net zichtbaar en geopend. Hij staarde naar haar, haar ogen grote poelen van verdriet die hem smeekten van haar te houden, en misschien was er op dat moment iets te lezen in haar gezicht dat geen normale man zou weigeren, want met een zucht legde hij een arm om haar heen en liet haar zich tegen zijn borst nestelen. Ze legde haar vingers lichtjes op zijn sleutelbeen, haar adem nu wat oppervlakkig, haar hoofd een wirwar van verlangen en opluchting.

'Ik wil je gelukkig maken,' zei ze zachtjes, zo zacht dat ze niet zeker was of hij het wel zou horen. 'Dat wil ik echt.'

Ze keek op. Hij keek haar even aan, en bracht toen zijn mond naar de hare en kuste haar. Alice deed haar ogen dicht en liet hem zijn gang gaan, terwijl ze vanbinnen iets voelde loslaten wat zo strakgespannen was geweest dat ze er nauwelijks nog lucht door kreeg. Hij kuste haar en streelde haar over haar haren met zijn brede handpalm, en ze wilde dat dit moment voor eeuwig zou duren, dit moment dat ze waren zoals ze vroeger waren. Bennett en Alice, het begin van een liefdesgeschiedenis.

Het leven en de vreugde van tongen van vuur,
En ik, die, strakgespannen en één met jou
De wazige wereld wakker schud, me erin stort...

Ze voelde haar verlangen snel groeien, het lontje aangestoken door de poëzie en de vreemde woorden in het kleine blauwe boekje, dat beelden opriep die haar verbeelding zo graag in daden wilde omzetten. Ze drukte haar lippen op de zijne, begon sneller te ademen, en voelde een bliksemschicht toen hij zachtjes kreunde van genot. Ze voelde zijn gewicht boven op haar, en zijn gespierde benen tussen de hare. Ze bewoog zich tegen hem aan, haar gedachten nu verloren, haar hele lichaam vonkend van nieuwe zenuwuiteinden. Nú, dacht ze, en zelfs die gedachte verdween in de mist van dringend verlangen.

Nu. Eindelijk. Ja.

'Wat doe je?'

Het duurde even voor ze begreep wat hij zei.

'Wat doe je?'

Ze trok haar hand terug. Keek omlaag.

'Ik... Ik raakte je gewoon aan...'

'Dáár?'

'Ik... Ik dacht dat je dat fijn zou vinden.'

Hij trok zich terug en trok de deken over zijn onderlijf, zodat zij bloot kwam te liggen. Haar verlangen was nog niet gedoofd, en het maakte haar onverschrokken. Ze legde haar hand op zijn wang en zei zachtjes: 'Ik heb vanavond een boek gelezen, Bennett. Over hoe de liefde eruit kan zien, tussen een man en zijn vrouw. Een dokter heeft het geschreven. En er stond dat we ons vrij moeten voelen om elkaar te laten genieten op allerlei –'

'Wát heb jij gelezen?' Bennett duwde zichzelf overeind. 'Wat is er met jou aan de hand?'

'Bennett... Het ging over getrouwde mensen. Het is geschreven om stellen te helpen elkaar vreugde te schenken in de slaapkamer en... Nou, kennelijk vinden mannen het fijn om aangeraakt te worden...'

'Hou op! Waarom kun je niet gewoon... een dame zijn?'

'Wat bedoel je?'

'Dat gedoe met áánraken en die smérige lectuur van je. Waar ben jij allemaal mee bezig, Alice? Je... Je maakt het me onmógelijk!'

Alice schoot naar achteren. 'Ik maak het jóú onmogelijk? Bennett, er is al bijna een jaar helemaal niets gebeurd! Niets! En in onze huwelijksgeloften hebben we beloofd elkaar met onze lichamen lief te hebben zoals ook op alle andere manieren! Dat waren onze geloften, voor God! Volgens dit boek is het volkomen normaal dat een man en vrouw elkaar aanraken waar ze maar willen! We zijn getróúwd! En dat staat er!'

'Hou je mond!'

Ze voelde de tranen opwellen. 'Waarom doe je zo terwijl ik je alleen maar gelukkig wil maken? Ik wil alleen maar dat je van me houdt! Ik ben je vrouw!'

'Hou op! Waarom praat je als een prostituee?'

'Hoe weet jij hoe een prostituee praat?'

'Hou gewoon je mond!'

Hij smeet de lamp van zijn nachtkastje op de grond, waar hij in scherven viel. 'Hou je mond! Hoor je me, Alice? Kun je nou eindelijk eens ophouden met dat eindeloze geklets van je?'

Alice verstijfde. In de kamer naast hen hoorde ze meneer Van Cleve kreunend opstaan, terwijl de veren in zijn bed protesterend piepten, en ze liet haar gezicht in haar handen zakken, zich schrap zettend voor wat onvermijdelijk zou gebeuren. En ja hoor, een paar tellen later werd er hard op hun deur geklopt.

'Wat is daar aan de hand, Bennett? Bennett? Wat is dat voor lawaai? Heb je iets gebroken?'

'Ga weg, pa! Laat me met rust, oké?'

Alice staarde haar man geschokt aan. Ze wachtte op het ontvlammen van het korte lontje van meneer Van Cleve, maar het bleef stil, misschien omdat de ongebruikelijke reactie van zijn zoon hem ook verbaasde. Meneer Van Cleve bleef even aan de andere kant van de deur staan, hoestte tweemaal, en toen hoorden ze hem weer naar zijn kamer schuifelen.

Dit keer was het Alice die uit bed kwam. Ze raapte de scherven van de lamp op zodat ze er niet met haar blote voeten op zou stappen, en legde ze voorzichtig op het kastje naast het bed. Toen, zonder haar man nog aan te kijken, trok ze haar nachtjapon recht, trok haar peignoir aan en liep naar hun kleedkamer. Haar gezicht veranderde weer in steen toen ze op de divan ging liggen. Ze trok een deken over zich heen en wachtte tot de ochtend kwam, of tot de stilte uit de slaapkamer niet meer als een dood gewicht op haar borst lag, wat er maar als eerste zou gebeuren, als het überhaupt zou gebeuren.

10

'Een van de meest beruchte vetes in de bergen van Kentucky begon... in Hindman als gevolg van de moord op Linvin Higgins. Dolph Drawn, een hulpsheriff uit Knott County, organiseerde een knokploeg en trok naar Letcher County met een arrestatiebevel voor William Wright en twee andere mannen die van moord beschuldigd werden... In het daaropvolgende gevecht raakte een aantal mannen gewond en werd het paard van de sheriff gedood. ("Devil John" Wright, leider van de Wright-bende, betaalde later voor het dier, omdat hij het "erg vond dat een mooi paard de dood vond".) De vete hield enkele jaren aan en was verantwoordelijk voor de dood van honderdvijftig mannen.'

– WPA, *Guide to Kentucky*

De winter trof de berg zwaar, en in het donker sloeg Margery haar armen om Svens lijf en haakte haar been om hem heen voor wat extra warmte, in de wetenschap dat er buiten een dikke laag ijs op de put lag die ze zou moeten weghakken en dat er een stuk of wat dieren chagrijnig stonden te wachten op hun voer en dat deze twee dingen er elke ochtend weer voor zorgden dat de laatste vijf minuten onder dekens des te lekkerder waren.

'Is dit jouw manier om me over te halen koffie te zetten?' mompelde Sven slaperig en hij bracht zijn lippen naar haar voorhoofd en ging verliggen, zodat ze precies kon voelen dat hij het ook lekker vond.

'Het is alleen maar bedoeld om goeiemorgen te zeggen,' zei ze en ze slaakte een diepe, tevreden zucht. Zijn huid rook zo heerlijk. Soms, als hij er niet was, sliep ze in zijn overhemd, gewoon om hem dichtbij te hebben. Ze liet haar vinger veelbetekenend over zijn borst glijden, een vraag die hij stilzwijgend beantwoordde. De minuten kropen aangenaam voorbij, tot hij weer sprak.

'Hoe laat is het, Margery?'

'Eh... Kwart voor vijf.'

Hij kreunde. 'Je realiseert je toch wel dat we een heel halfuur later konden opstaan als je bij mij zou blijven slapen?'

'En dan hadden we er net zoveel moeite mee. Bovendien heeft Van Cleve me tegenwoordig net zo graag in de mijn als bij hem thuis op de thee.'

Sven moest toegeven dat ze een punt had. Toen ze hem de laatste keer bezocht – om hem een lunchemmertje te brengen dat hij was vergeten – had Bob haar bij de poort van Hoffman gezegd dat hij het vervelend vond, maar dat hij de opdracht had gekregen om haar niet binnen te laten. Van Cleve had natuurlijk geen bewijs dat Margery O'Hare iets te maken had met de juridische brieven over het tegenhouden van de ontginning van North Ridge, maar er waren niet veel mensen die de middelen en de moed hadden om erachter te kunnen zitten. En haar publiekelijke grap over de zwarte mijnwerkers zat hem duidelijk dwars.

'Dan vieren we de kerst dus maar hier,' zei hij.

'Met de hele familie, zoals altijd. Volle bak,' zei ze, met haar lippen vlak bij de zijne. 'Jij, ik, eh... Bluey. Af, Bluey!' De hond, die het noemen van zijn naam zag als teken dat er voer aankwam, was op het bed gesprongen, over de dekens, en hij krabbelde met zijn dunne pootjes boven op hun verstrengelde lichamen en begon hun gezichten te likken. 'Au! Jemig, hond. Oké, zo is het wel genoeg, ik ga koffiezetten.' Ze kwam overeind en duwde de hond weg. Ze wreef de slaap uit haar ogen en maakt spijtig de hand los die over haar buik was gegleden.

'Ben je me van mezelf aan het redden, brave Bluey?' zei Sven en de hond rolde zich tussen hen op zijn rug, met zijn tong uit zijn bek, om op zijn buik te worden gekieteld. 'O, jullie allebei, dus?'

Ze lachte toen ze hem met de hond bezig hoorde, die rare man, en bleef de hele weg naar de keuken grijnzen, waar ze zich bukte om het fornuis aan te steken.

'Vertel eens,' zei Sven toen ze hun eieren aten, hun laarzen tegen elkaar aan onder tafel. 'We zijn bijna elke avond bij elkaar. We eten samen. We slapen samen. Ik weet hoe jij je eieren het liefst eet, hoe sterk je je koffie drinkt, dat je niet van melk in je koffie houdt. Ik weet hoe warm je bad moet zijn, dat je veertig keer een borstel door je haar haalt, het in een staart doet en er vervolgens de hele dag niet meer naar omkijkt. Ik weet potdomme zelfs de namen van al je beesten, zelfs van die kip met de stompe snavel. Minnie.'

'Winnie.'

'Oké. Van bijna al je beesten. Dus wat is dan het verschil tussen op deze manier samenwonen en samenwonen met een ring om je vinger?'

Margery nam een slok van haar koffie. 'Je had beloofd dat we dit niet meer zouden doen.' Ze probeerde erbij te glimlachen, maar er klonk een waarschuwing door in haar stem.

'Ik zal je niet weer vragen, maar ik ben gewoon nieuwsgierig. Want ik zie gewoon niet zoveel verschil.'

Margery legde haar mes en vork op haar bord. 'Nou, dat is er wel. Want zoals het nu is, kan ik doen wat ik wil en is er niemand die daar iets over te zeggen heeft.'

'Ik heb toch gezegd dat dat niet zou veranderen? Ik had gehoopt dat je na tien jaar wel zou weten dat ik een man van mijn woord ben.'

'Dat weet ik ook. Maar het gaat niet alleen om de vrijheid om iets te doen zonder iemand om toestemming te vragen, het gaat om de vrijheid in mijn hoofd. De wetenschap dat ik aan niemand verantwoording verschuldigd ben. Dat ik kan gaan en staan waar ik wil. Doen wat ik wil. Zeggen wat ik wil. Ik hou van je, Sven, maar ik hou van je als een vrije vrouw.'

Ze leunde over tafel en pakte zijn hand. 'Vind jij het dan niet een beter soort liefde als je weet dat ik bij je ben omdat ik dat wil, en niet omdat het moet vanwege een of andere ring?'

'Ik snap je redenering.'

'Maar wat is dan het probleem?'

'Ik denk...' Hij duwde zijn bord van zich af. 'Ik denk dat ik gewoon... bang ben.'

'Waarvoor?'

Hij zuchtte. Draaide haar hand om in de zijne. 'Dat je me op een dag de deur zult wijzen.'

Hoe kon ze hem duidelijk maken hoe verschrikkelijk hij zich daarin vergiste? Hoe kon ze hem laten weten dat hij in alle opzichten de beste man was die ze ooit had gekend en dat die paar maanden zonder hem als de aller-somberste winter waren geweest? Hoe kon ze hem zeggen dat zelfs nu, na tien jaar, er iets begon te bokken en vonken vanbinnen als hij alleen maar een hand om haar middel legde?

Ze stond op van tafel en legde haar armen om zijn nek, en plantte zichzelf op zijn schoot. Ze legde haar wang tegen de zijne zodat ze haar woorden in zijn oren kon mompelen.

'Ik zal je nooit maar dan ook nooit de deur wijzen. Die kans is echt nul, meneer Gustavsson. Ik zal dag en nacht bij je zijn, zolang als je het met me uithoudt. En je weet dat ik nooit iets zeg wat ik niet meen.'

Hij kwam natuurlijk te laat op zijn werk, maar het lukte hem niet om zich daar de rest van de dag schuldig over te voelen.

Een krans van hulst, een poppetje van maisbladeren, een pot ingemaakte vruchten of een armbandje van gepolijste steentjes: naarmate de kerst dichterbij kwam, kwamen de meisjes dagelijks terug met kleine cadeautjes van de gezinnen die ze bezochten. Ze legden ze allemaal bij elkaar in de bibliotheek en waren het erover eens dat Fred Guisler er ook wat van moest krijgen voor zijn steun de afgelopen zes maanden, maar dat armbandjes en poppetjes waarschijnlijk niet iets voor hem waren. Margery vermoedde dat er maar één cadeau was dat hem echt gelukkig zou maken, en dat was iets wat hij niet op zijn verlanglijstje voor de kerst zou zetten.

Alice' leven leek alleen nog maar om de bibliotheek te draaien. Ze was verschrikkelijk efficiënt, had alle routes van Baileyville naar Jeffersonville uit haar hoofd geleerd, en sputterde nooit tegen als Margery haar extra kilometers in de maag splitste. Ze was er elke ochtend als eerste, nadat ze de donkere, met rijp bedekte weg was afgebeend, en ze was de laatste die wegging. Elke avond repareerde ze met een verbeten blik boeken met naald en draad, en zodra ze weg was tornde Sophia de naden los om ze opnieuw te stikken. Ze was pezig geworden, en je zag de spieren in haar armen. Haar huid was verweerd doordat die lange dagen aan de elementen blootgesteld was, en haar gezicht stond zo strak dat de prachtige glimlach die haar zo liet stralen bijna nooit meer te zien was. Ze lachte alleen nog als het moest, en de lach bereikte haar ogen nooit meer.

'Ik heb nog nooit zoiets treurigs gezien als dat meisje,' merkte Sophia op, toen Alice haar zadel naar binnen had gebracht en meteen het donker weer in liep om Spirit te borstelen. 'Er is iets aan de hand in dat huis.' Hoofdschuddend likte ze aan een stukje garen om dat door haar naald te kunnen steken.

'Ik dacht altijd dat Bennett Van Cleve de geweldigste man van heel Baileyville was,' zei Izzy. 'Maar ik zag hem laatst met Alice uit de kerk lopen en hij deed alsof ze beestjes had. Hij had haar niet eens bij de arm.'

'Het is een zwijn,' zei Beth. 'En die vervloekte Peggy Foreman is ook de hele tijd in zijn buurt in haar mooiste jurkjes, met die vriendinnen van d'r, en maar aandacht trekken.'

'Ssst,' zei Margery, 'niet roddelen. Alice is onze vriendin.'

'Ik bedoelde het aardig,' protesteerde Izzy.

'Het blijft roddelen,' zei Margery.

Ze wierp een blik op Fred, die ingespannen bezig was de kaarten van drie nieuwe routes in te lijsten die ze die week aangenomen hadden. Hij bleef vaak tot laat hangen, en bedacht smoesjes om het pad af te lopen en dingen te repareren die helemaal niet stuk waren, lang nadat hij klaar was met zijn paarden. Hij stapelde houtblokken op voor de kachel, of stopte kieren dicht met vodden. Je hoefde geen genie te zijn om te snappen waarom.

'Hoe gaat het, Kathleen?'

Kathleen Bligh veegde haar voorhoofd af en probeerde te glimlachen. 'O, nou ja, ik red me wel.'

De stilte van Garrett Blighs afwezigheid werkte vreemd drukkend. Op tafel stonden allerlei kommen en manden met eten, geschonken door buren, en op de schoorsteenmantel stonden wat condoleancekaarten; bij de achterdeur schudden twee kippen hun veren boven op een grote stapel brandhout die iemand daar 's nachts onaangekondigd had neergelegd. Wat verder de heuvel op stak de pas gehouwen grafsteen wit af bij zijn buren. Je kon zeggen van bergmensen wat je wilde, maar ze zorgden goed voor elkaar. Dus was het warm in huis, stond er eten op tafel, maar toch was het binnen stil, dreven er stofdeeltjes door de roerloze lucht en lagen de kinderen stilletjes in het bedje een middagdutje te doen, met hun armen om elkaar heen; alsof het huiselijk tafereeltje stilstond in de tijd.

'Ik heb een paar tijdschriften voor je meegebracht. Ik weet dat je de vorige lading niet aankon, maar ik dacht, misschien wat korte verhalen? Of iets voor de kinderen?'

'Dat is heel aardig van je,' zei Kathleen.

Alice keek haar even aan. Ze wist niet wat ze moest doen, oog in oog met Kathleens enorme verlies. Het stond in haar gezicht gegroefd, in haar terneergeslagen ogen en de nieuwe rimpels rond haar mond, en het was zichtbaar in de moeite die het haar leek te kosten om alleen al met haar hand over haar voorhoofd te strijken. Ze leek dood- en doodmoe, alsof ze alleen nog maar wilde liggen om duizend jaar te slapen.

'Wil je iets drinken?' vroeg Kathleen ineens, alsof ze zich herinnerde dat er iemand was. Ze keek achterom. 'Ik geloof dat ik nog wat koffie heb. Volgens mij is die nog warm. Ik weet zeker dat ik vanochtend koffie heb gezet.'

'Nee hoor, dank je wel.'

Ze zaten in de kleine kamer en Kathleen trok haar sjaal om zich heen. Buiten was het stil op de berg, de bomen kaal, en de grijze lucht hing laag boven de sprieterige takken. Een eenzame kraai verbrak de stilte, en zijn harde, schrille kreet steeg boven de bergtop uit. Spirit, die aan het hek vastgebonden stond, schraapte met een hoef en er kwamen wolkjes uit zijn neusgaten.

Alice trok de boeken uit haar zadeltas. 'Ik weet dat kleine Pete dol is op de konijnenverhalen, en dit is nieuw binnen. Hebben we van de uitgever zelf gekregen. En in dit boek heb ik een paar Bijbellezingen gemarkeerd, waar je misschien wat troost uit kunt putten, als je verder niets meer wilt lezen. En ik heb ook wat poëzie. Heb je weleens gehoord van George Herbert? Die is misschien goed om eens mee te beginnen. Ik... Ik lees de laatste tijd zelf poëzie.'

Ze legde de boeken netjes op tafel. 'En deze mag je houden tot na Nieuwjaar.'

Kathleen keek even naar het stapeltje. Ze stak een vinger uit en liet hem langs de titel van het bovenste boek glijden. Toen trok ze hem terug. 'Miss Alice, je kunt ze net zo goed weer mee terugnemen.' Ze veegde haar haren uit haar gezicht. 'Het zou zonde zijn. Ik weet hoe vreselijk graag iedereen wil lezen. En dat sommige mensen lang moeten wachten.'

'Het is geen punt.'

Kathleens glimlach leek even te verdwijnen. 'Sterker nog, ik zie niet in wat voor nut het heeft als je je tijd verspilt om helemaal hiernaartoe te komen. Om je de waarheid te zeggen, kan ik helemaal niet meer denken en de kinderen... Nou ja, ik heb ook niet de tijd of de energie om hen voor te lezen.'

'Maak je geen zorgen. Er zijn meer dan genoeg boeken en tijdschriften voor iedereen. En dan laat ik alleen prentenboeken voor de kinderen achter. Dan hoef jij verder niks te doen, en kunnen zij gewoon –'

'Ik kan niet... Ik kan me bijna nergens op concentreren. Ik sta elke dag op en dan werk ik mijn taken af en geef ik de kinderen te eten en zorg ik voor de dieren, maar het lijkt allemaal zo...'

Kathleens glimlach brak. Ze legde haar gezicht in haar handen en slaakte een beverige zucht. Er ging een moment voorbij. Haar schouders begonnen stilletjes te schudden en net toen Alice zich afvroeg wat ze moest zeggen, slaakte Kathleen een zachte, gebroken kreet die van diep kwam, rauw en dierlijk. Het was het pijnlijkste geluid dat Alice ooit had gehoord. Het zwol aan en nam af op een golf van verdriet, en leek te komen van een plek waar alles kapot was. 'Ik mis hem zo,' huilde Kathleen, met haar handen stevig tegen haar gezicht gedrukt. 'Ik mis hem alleen maar. Ik mis hem zo vreselijk. Ik mis hoe hij voelt en ik mis zijn aanraking en ik mis zijn haar en ik mis de manier waarop hij mijn naam altijd zei en ik weet wel dat hij al zo lang ziek was en dat hij op het laatst nog maar een schim van zichzelf was, maar lieve god, hoe moet ik nou zonder hem verder? O god. O god, ik kán het niet. O, Miss Alice, ik wil mijn Garrett terug. Ik wil hem gewoon terug.'

Het was een dubbele schok, want afgezien van woede had Alice niemand van haar gezinnen ooit een diepere emotie zien tonen dan milde afkeuring of geamuseerdheid. Bergmensen waren stoïcijns en toonden nooit hun kwetsbaarheid. Wat dit op de een of andere manier nog ondraaglijker maakte. Alice leunde naar voren en nam Kathleen in haar armen. Het lichaam van de jonge vrouw schokte zo heftig dat Alice meeschudde. Ze pakte haar zo stevig vast dat het verdriet dat uit Kathleen stroomde bijna tastbaar werd, de rouw die ze voelde hing als een zwaar gewicht boven hen beiden. Ze legde haar hoofd tegen dat van Kathleen en probeerde iets van het verdriet weg te nemen, haar stilzwijgend duidelijk te maken dat er nog schoonheid in de wereld bestond, ook al kostte het je op sommige dagen al je kracht en doorzettingsvermogen om het te vinden. Uiteindelijk, als een golf die over het land spoelde, werden Kathleens snikken minder heftig, en gingen ze over in snuffen en naschokjes, en zat ze beschaamd te schudden met haar hoofd terwijl ze haar ogen droogveegde.

'Het spijt me, het spijt me zo.'

'Nergens voor nodig,' fluisterde Alice terug. 'Helemaal nergens voor nodig.' Ze pakte Kathleens hand. 'Het is fantastisch dat je zoveel van iemand hebt gehouden.'

Toen keek Kathleen op, en haar gezwollen, roodomrande ogen keken in die van Alice. Ze kneep even in Alice' handen. Allebei hadden ze ruwe handen van het werk, mager en sterk.

'Het spijt me,' zei ze nog eens, en dit keer begreep Alice dat ze er iets heel anders mee bedoelde. Ze hield Kathleens blik vast, tot Kathleen eindelijk haar hand losliet en met haar vlakke hand haar tranen wegveegde en een blik wierp op de nog altijd slapende kinderen.

'Jeetje, je moet er weer vandoor,' zei ze. 'Je moet je ronde nog afmaken. En het wordt akelig weer. Ik moet die kindjes maar eens wakker maken, anders houden ze me weer de halve nacht uit mijn slaap.'

Alice verroerde zich niet. 'Kathleen?'

'Ja?' Weer die wanhopige vrolijke glimlach, niet voluit, maar toch vastberaden. Het leek haar alle kracht te kosten die ze in zich had.

Alice tilde de boeken op haar schoot. 'Wil je anders... Wil je dat ik je voorlees?'

Voor alles wat gebeurt is er een uur: er is een tijd om te baren en een tijd om te sterven; er is een tijd om te planten en een tijd om te rooien; er is een tijd om te doden en een tijd om te helen; er is een tijd om af te breken en een tijd om op te bouwen; er is een tijd om te huilen en een tijd om te lachen; en er is een tijd om te rouwen en een tijd om te dansen.

Twee vrouwen zaten in een kleine blokhut op de helling van een enorme berg terwijl de lucht langzaam donkerder werd, en binnen zonden de lampen streepjes goudkleurig licht door de kieren tussen de brede eiken planken. Eentje las voor, zacht en precies, en de ander zat met haar kousenvoeten onder zich getrokken op de stoel, haar hoofd rustend op haar open handpalmen, verloren in haar gedachten. De tijd verstreek langzaam en geen van beiden vonden ze dat erg, en de kinderen, toen die wakker werden, maakten geen lawaai, maar gingen stilletjes zitten luisteren, ook al begrepen ze nauwelijks iets van wat er werd gezegd. Een uur later stonden de twee vrouwen bij de deur en bijna automatisch omhelsden ze elkaar stevig.

Ze wensten elkaar vrolijk Kerstmis, en glimlachten er wrang bij, want ze wisten dat de kerst dit jaar vooral een kwestie van uitzitten werd. 'Op betere tijden,' zei Kathleen.

'Ja,' antwoordde Alice. 'Op betere tijden.' En met deze gedachte wikkelde ze haar sjaal stevig om haar nek, zodat alles behalve haar ogen bedekt was, besteeg het bruin met witte paardje en begon aan de terugtocht naar de stad.

Misschien kwam het door de verveling doordat hij aan huis gekluisterd was na jaren lange dagen tussen zijn kameraden in de mijn te hebben gewerkt, maar William wilde graag elke dag van Sophia horen wat er in de bibliotheek was gebeurd. Hij wist alles van Margery's anonieme brieven aan de families op North Ridge, wie om welk boek had gevraagd, over Mr Fredericks steeds heviger wordende verliefdheid op Miss Alice, en hoe die laatste steeds meer leek te verharden zoals water langzaam ijs wordt, omdat die dwaas van een Bennett Van Cleve haar negeerde en haar liefde voor hem de das om had gedaan, stukje bij ijskoud beetje.

'Denk je dat hij er... zo eentje is?' vroeg William. 'Zo'n man die van... andere mannen houdt?'

'Wie zal het zeggen? Voor zover ik kan zien heeft die jongen nog nooit van iets anders gehouden dan van zijn eigen spiegelbeeld. Het zou me niet verbazen als hij elke dag voor de spiegel staat om het glas te kussen in plaats van zijn vrouw,' zei ze en ze genoot van de zeldzame aanblik van haar broer die dubbel lag van het lachen.

Maar ze wist niet hoe ze hem moest uitleggen wat er vandaag was gebeurd. Alice was zuchtend op het rieten stoeltje in de hoek gaan zitten, met haar schouders zo afgezakt dat het leek alsof ze al het leed van de wereld moest torsen.

Dat is niet iets wat vermoeidheid met je doet. Als ze lichamelijk moe waren, trokken de meisjes hun laarzen altijd uit en klaagden ze steen en been, in hun ogen wrijvend en grapjes makend met elkaar. Maar Alice zat daar alleen maar, als een zoutpilaar, en was heel diep in gedachten verzonken. Fred zag het ook. Sophia kon zien dat hij dolgraag op haar af zou lopen, maar in plaats daarvan zette hij een beker verse koffie voor haar neer, zo zachtjes dat het even duurde voor ze het in de gaten had. Je hart brak als je zag met hoeveel liefde hij naar haar keek.

'Gaat het, meisje?' vroeg Sophia zachtjes, toen Fred naar buiten was voor nog wat houtblokken.

Ze bleef stil en veegde toen met de muis van haar hand in haar ogen. 'Het gaat prima, Sophia. Dank je.' Ze keek over haar schouder naar de deur. 'Er zijn er zoveel die een stuk slechter af zijn dan ik, toch?' Ze zei het alsof ze dat zinnetje al heel vaak bij zichzelf had herhaald. Ze zei het alsof ze zichzelf ervan wilde overtuigen.

'Ja, dat is een waarheid als een koe,' reageerde Sophia.

Maar daar was Margery. Ze was als een wervelwind binnengestormd toen de duisternis viel, met wilde ogen, haar jas onder een laagje sneeuw en met een vreemde, broze energie die haar deed vergeten om de deur achter zich dicht te doen, zodat Sophia haar erop moest wijzen dat er nog altijd een sneeuwstorm was, daar buiten, en of ze soms in de kerk geboren was?

'Is hier iemand langs geweest?' vroeg Margery. Het gezicht van die meid was zo bleek dat je zou denken dat ze een spook had gezien.

'Wie verwacht je dan?'

'Niemand,' zei ze snel. Haar handen trilden, maar dat kwam niet door de kou.

Sophia legde haar boek neer. 'Gaat het wel, Miss Margery? Je bent niet helemaal jezelf.'

'Nee hoor, alles in orde. Alles in orde.' Ze tuurde door de deur naar buiten, alsof ze ergens op stond te wachten.

Sophia wierp een blik op haar tas. 'Wil je dan die boeken even teruggeven? Dan kan ik ze opschrijven.'

Margery gaf geen antwoord en keek nog steeds strak naar de deur, zodat Sophia opstond en de boeken zelf maar uit de tas haalde en ze een voor een op het bureau legde.

'*Mack Maguire and the Indian Chief*? Zou je die niet naar de gezusters Stone op Arnott's Ridge brengen?'

Margery keek snel om. 'Wat? O. Ja. Ik... Ik breng ze morgen wel.'

'Was de berghelling niet begaanbaar?'

'Nee.'

'Hoe dacht je dat dan morgen te doen? Het sneeuwt nog steeds.'

Margery leek even niet te weten wat ze moest zeggen. 'Ik... Ik bedenk wel iets.'

'Waar is *Little Women* gebleven? Die heb je ook op uitgeleend gezet, weet je nog?'

Ze gedroeg zich heel vreemd. En toen, vertelde ze aan William, kwam meneer Frederick binnen, en toen werd het nog veel eigenaardiger.

'Fred, heb je toevallig extra geweren?'

Hij zette een mand met houtblokken bij de kachel. 'Geweren? Wat moet jij met geweren, Marge?'

'Ik dacht gewoon... Ik dacht, misschien is het goed als de meisjes leren schieten. En dat ze een vuurwapen meenemen als ze echt ver weg moeten. Voor de zekerheid.' Ze knipperde tweemaal met haar ogen. 'En vanwege de slangen.'

'In de winter?'
'Beren, dan.'
'Die zijn in winterslaap. En trouwens, er is al in geen vijf, misschien wel tien jaar een beer meer gezien in deze bergen. Dat weet jij net zo goed als ik.'
Sophia keek ongelovig. 'Denk je nou echt dat mevrouw Brady haar kleine meid met een wapen laat rondrijden? Jullie brengen boeken rond, Marge. Geen wapens. Denk je nou echt dat een gezin dat jullie toch al niet vertrouwt meer vertrouwen in jullie zal hebben als jullie een wapen op je rug hebben hangen?'
Fred keek haar fronsend aan. Hij en Sophia wisselden vragende blikken.
Margery leek haar vreemde bui ineens van zich af te schudden. 'Jullie hebben gelijk. Natuurlijk. Hoe kom ik erbij.' Ze glimlachte weinig overtuigend.
Maar het punt was, vertelde Sophia aan William, toen ze aan de kleine tafel zaten te eten, toen Margery twee dagen later terugkwam, pakte Sophia haar zadeltassen om ze leeg te halen terwijl Margery buiten naar de wc ging. De dagen waren koud en zwaar, en ze hielp de meisjes graag zoveel ze kon. Ze haalde de laatste paar boeken uit de tas en liet toen geschrokken de canvas tas op de grond vallen. Onderop, keurig verpakt in een rode zakdoek, kon ze nog net de benen kolf van een Colt .45 pistool zien.

'Bob zei dat je buiten de poort stond te wachten. Ik vroeg me af waarom je gisteravond onze afspraak op het laatste moment hebt afgezegd.' Sven Gustavsson kwam de poort van de mijn uit, nog in zijn werkoverall, maar met zijn dikke flanellen jasje erover en zijn handen diep in zijn zakken gestoken. Hij liep naar de muilezel en aaide zijn hals, en liet Charley met zijn zachte neus aan zijn jaszakken snuffelen of daar iets lekkers in zat. 'Kwam er soms iets beters langs?' Hij glimlachte en legde zijn hand op Margery's been. Ze kromp ineen.
Hij haalde zijn hand weg en zijn glimlach verdween. 'Alles oké?'
'Kun je naar mijn huis komen als je klaar bent?'
Hij bestudeerde haar gezicht. 'Tuurlijk. Maar ik dacht dat we elkaar pas vrijdag weer zouden zien.'

'Alsjeblieft.'

Ze zei nooit alsjeblieft.

Ondanks de vrieskou trof hij haar op de veranda in haar schommelstoel, met haar geweer op haar knieën, en het licht van de olielamp flikkerend in haar gezicht. Ze zat verstijfd, haar ogen strak op de horizon gericht, haar kaken op elkaar geklemd. Bluey zat aan haar voeten en keek steeds naar haar op, alsof hij haar spanning voelde, om vervolgens even te rillen van de kou.

'Wat is er aan de hand, Marge?'

'Ik denk dat Clem McCullough me iets aan komt doen.'

Sven liep naar haar toe. Ze bleef waakzaam en sprak tegen hem alsof ze nauwelijks merkte dat hij er was. Haar tanden klapperden.

'Marge?'

Hij wilde zijn hand op haar knie leggen, maar dacht aan hoe ze daar eerder die dag op had gereageerd en raakte toen alleen even licht haar hand aan. Ze was ijskoud.

'Marge? Het is te koud om hier buiten te blijven. Je moet mee naar binnen.'

'Ik moet klaar zitten, voor als hij komt.'

'De hond laat het ons wel horen als er iemand aankomt. Kom mee. Wat is er gebeurd?'

Eindelijk stond ze op en liet zich door hem naar binnen voeren. Het was ijskoud in het huisje en hij vroeg zich af of ze überhaupt al binnen was geweest. Hij stak de haard aan en bracht nog wat houtblokken naar binnen, terwijl zij voor het raam naar buiten stond te kijken. Toen gaf hij Bluey te eten en zette water op.

'Heb je hier de hele nacht zo gezeten?'

'Ik heb geen oog dichtgedaan.'

Na een poosje ging hij naast haar zitten en gaf haar een kom soep. Ze keek ernaar alsof ze het niet wilde, maar dronk de kom toen met korte, gretige teugen leeg. En toen vertelde ze hem het verhaal van haar rit naar Red Lick, haar stem haperend, wat niets voor haar was, haar knokkels wit en trillend, alsof ze McCulloughs greep nog kon voelen, zijn hete adem op haar huid. En Sven Gustavsson, een man die bekendstond om zijn ongewoon rustige karakter in een stad vol heethoofden, een man die aan negentien van de twintig kroeggevechten een eind kon maken terwijl anderen de verleiding van een stomp niet konden weerstaan, werd ineens bezeten door een woede die hij nooit had gekend, een rood waas dat over hem neerdaalde en dat maakte dat hij op McCullough af wilde gaan om Margery te wreken, wraak met bloed en vuisten en uitgeslagen tanden.

Dat kon je allemaal niet zien aan zijn gezicht, en je hoorde het ook niet aan zijn kalme stem toen hij weer iets zei. 'Je ziet er doodmoe uit. Ga naar bed.'

Ze keek op. 'Ga je niet mee, dan?'

'Nope. Ik blijf hier, zolang jij slaapt.'

Margery O'Hare was er de vrouw niet naar om van een ander afhankelijk te zijn. Dus toen ze hem zachtjes bedankte en zonder ook maar een woord van protest naar bed ging, wist hij hoe erg haar dit had aangegrepen.

11

'Fair Oaks werd in 1845 gebouwd door dr. Guildford D. Runyon, een Shaker, die afstand deed van zijn kuisheidsgelofte en een huis bouwde in afwachting van zijn huwelijk met Miss Kate Ferrel, die stierf voordat het huis klaar was. Dr. Runyon bleef ongehuwd tot zijn dood in 1873.'

– WPA, *Guide to Kentucky*

Er zaten vijftien poppen op de commode. Ze zaten schouder aan schouder, als een familie die niet op elkaar leek, hun porseleinen gezichtjes bleek met roze wangetjes, en hun echte haar (Waar kwam dat eigenlijk vandaan? Alice wilde het liever niet weten.) in onberispelijke pijpenkrulletjes. Ze waren het eerste wat Alice zag toen ze die ochtend wakker werd op de kleine divan, met hun uitgestreken smoeltjes, hun kersrode lippen omgekruld tot zwakke, smalende glimlachjes, en met hun lange onderbroeken afgezet met kantjes die onder lange, victoriaanse rokken uitpiepten. Mevrouw Van Cleve was dol geweest op haar poppen, net als op haar teddybeertjes, en haar piepkleine porseleinen ornamentjes en snuifdoosjes en haar zorgvuldig geborduurde psalmen die overal in huis hingen, stuk voor stuk het resultaat van haar verfijnde borduurkunsten.

Dagelijks werd Alice herinnerd aan een leven dat zich bijna alleen binnen deze muren had afgespeeld, zich had gericht op kleine, futiele taken, taken die, zo begon Alice steeds meer te geloven, geen enkele volwassen vrouw moest beschouwen als volwaardige besteding van haar dag: poppen, borduurwerkjes, het afstoffen en nauwgezet herschikken van totems waar toch geen enkele man aandacht voor heeft. Tot ze overleed, want toen werden ze relikwieën van een vrouw die ze tot afgod hadden verheven.

Ze haatte die poppen. Zoals ze de zware stilte haatte die hier hing, de eindeloze stilstand van een huis waarin niets ooit vooruit bewoog en verandering onmogelijk was. Ze kon net zo goed een van die poppen zijn, dacht ze terwijl ze door de slaapkamer liep. Glimlachend, onbeweeglijk, puur voor de sier en zwijgzaam.

Ze keek naar de foto van Dolores Van Cleve die in een grote vergulde lijst op Bennetts nachtkastje stond. De vrouw had een klein houten kruis vast in twee mollige handen en een getergde, afkeurende blik die, zo leek het Alice, voor hen bedoeld was als ze met zijn tweeën in de kamer waren. 'Misschien kunnen we je moeder een stukje opschuiven? Alleen... 's avonds?' had ze geprobeerd toen hij haar die kamer voor het eerst had laten zien. Maar Bennett had ongelovig gefronst, alsof ze net doodleuk had voorgesteld om zijn moeders stoffelijk overschot op te graven.

Ze stopte deze gedachtegang en hapte zachtjes naar adem terwijl ze het ijskoude water over haar gezicht plensde, en ze trok zo snel mogelijk zo veel mogelijk laagjes aan. De bibliothecaressen reden vandaag maar een halve dag, zodat ze tijd hadden voor kerstinkopen, en ze moest de teleurstelling dat ze haar vertrouwde routes een poos niet zou rijden met geweld de kop indrukken.

Vanochtend zou ze de dochters van Jim Horner zien. Dat hielp. Zoals die voor het raam zaten te wachten tot ze Spirit het pad op zagen komen en dan naar de houten deur sprintten en stonden te springen tot ze van het paard afsteeg, hun stemmen die enthousiast door elkaar heen riepen met vragen over wat ze bij zich had, waar ze was geweest, of ze nu iets langer kon blijven dan de vorige keer. Zoals ze nonchalant om haar nek hingen als ze hen voorlas, en hun kleine vingertjes die haar haren streelden, of hoe ze haar wangen kusten alsof ze, ondanks het langzame herstel van hun gezinnetje, allebei hunkerden naar vrouwelijk gezelschap op een manier die ze zelf niet konden begrijpen. En Jim, die niet meer hard en achterdochtig naar haar keek, maar een beker koffie voor haar neerzette en de tijd dat zij er was gebruikte om hout te gaan hakken, of soms, zoals nu, gewoon bleef zitten kijken, alsof hij genoot van de blijdschap van de meisjes als die haar lieten zien wat ze die week hadden leren lezen. (En ze waren zo slim: ze konden inmiddels al veel beter lezen dan andere kinderen van hun leeftijd, dankzij de lessen van mevrouw Beidecker.) Ja, de meisjes Horner waren echt een troost. Het was alleen jammer dat meisjes zoals zij zo weinig kerstcadeautjes kregen.

Alice wikkelde haar sjaal om haar nek en trok haar rijhandschoenen aan, terwijl ze zich even afvroeg of ze een extra paar sokken zou aantrekken voor haar bergrit. Alle bibliothecaressen hadden inmiddels wintertenen, roze en gezwollen van de kou, en hun vingers waren vaak lijkbleek van de beroerde doorbloeding. Ze keek door het raam naar de kille grijze lucht. Ze keek nooit meer naar zichzelf in de spiegel. Ze haalde de envelop van het bijzettafeltje, waar hij al sinds de dag ervoor lag, en stak hem in haar tas. Ze zou hem later wel lezen, als ze klaar was met haar rondes. Het had geen nut om je druk te maken als je twee stille uren op een paard moest zitten.

Ze keek nog een keer naar het dressoir toen ze wilde vertrekken. De poppen gaapten haar nog steeds aan.

'Wat is er nou?' vroeg ze.

Maar dit keer leken ze iets heel anders te willen zeggen.

'Voor óns?' Millies mond hing zo ver open dat Alice bijna Sophia's vermaning kon horen dat er zo allerlei beestjes in konden vliegen.

De andere pop gaf ze aan Mae, en de onderrok ruiste toen het kind haar snel op schoot trok. 'Allebei eentje. We hebben vanochtend eens met elkaar gekletst en toen hebben ze me toevertrouwd dat ze bij jullie veel gelukkiger zouden zijn dan waar ze tot nu toe woonden.'

De meisjes vergaapten zich aan de engelachtige gezichtjes en draaiden toen allebei tegelijk hun hoofd om naar hun vader. Ze kon Jim Horners blik niet peilen.

'Ze zijn niet nieuw, meneer Horner,' zei Alice voorzichtig. 'Maar waar ze vandaan komen heeft niemand er nog iets aan. Het is... een mannenhuishouden. Het leek me niet goed als ze daar bleven zitten.'

Ze zag zijn besluiteloosheid, het 'ik weet niet of...' dat zich op zijn lippen vormde. De lucht in de blokhut leek stil te staan terwijl de meisjes hun adem inhielden.

'Toe, pa?' klonk Mae's stem fluisterend. Ze zaten in kleermakerszit, en Millies hand aaide afwezig over de glanzende kastanjebruine krullen, die een voor een terugveerden, en haar blik schoot van het geschilderde gezichtje naar dat van haar vader. De poppen die ze maandenlang zo griezelig en verwijtend had gevonden, waren plotseling goedmoedige dingen die je blij maakten. Omdat ze hier op hun plek waren.

'Ze zijn wel vreselijk chic,' zei hij ten slotte.

'Nou, ik vind dat alle meisjes iets chics verdienen in hun leven, meneer Horner.'

Hij wreef met een ruwe hand over zijn hoofd en wendde zijn blik af. Mae's gezicht werd langer, uit angst voor wat hij zou gaan zeggen.

Hij gebaarde naar de deur. 'Kan ik u misschien even buiten spreken, mevrouw Van Cleve?'

Ze hoorde de teleurgestelde zuchten van de meisjes toen ze achter hem aan liep naar de achterkant van de blokhut, haar armen om zich heen geslagen om de kou te weren, en in haar hoofd ging ze alvast de verschillende argumenten af die ze kon inzetten om hem op andere gedachten te brengen.

Alle kleine meisjes hebben een pop nodig.

Als de meisjes ze niet nemen, worden ze weggegooid.

Allemachtig, slik die vervloekte trots van je toch eens in.

'Wat vindt u hiervan?'

Alice bleef ineens stokstijf staan. Jim Horner tilde een stuk van een jutezak op om haar de kop van een enorm, wat aftands hert te tonen, waarvan het gewei aan elke kant bijna een meter uitstak en de oren lukraak op zijn kop gezet leken. Hij was op een ruw uitgesneden eikenhouten plank bevestigd, die met pek ingesmeerd was.

Ze onderdrukte het gesmoorde geluid dat ongevraagd uit haar keel ontsnapte.

'Heb hem twee maanden geleden bij Rivett's Creek geschoten. Zelf opgezet. Mae heeft geholpen van die glazen ogen te bestellen, met de post. Ze lijken behoorlijk echt, vindt u ook niet?'

Alice staarde naar de glazige, veel te grote ogen van het hert, waarvan het linkeroog duidelijk scheel keek. Het gaf het hert iets waanzinnigs en sinisters; een beest uit een nachtmerrie dat je bezocht in koortsdromen.

'Hij is... heel... imposant.'

'Het is de eerste keer dat ik zoiets heb gedaan. Ik dacht, misschien kan ik er een handeltje in beginnen. Dat ik er om de zoveel weken eentje maak om in de stad te verkopen. Om ons te helpen de wintermaanden door te komen.'

'Dat is wel een idee. Misschien... kun je ook wat kleinere dieren proberen. Een konijn, misschien, of een grondeekhoorn.'

Daar dacht hij even over na en knikte toen. 'Dus. U neemt hem?'

'Pardon?'

'Voor de poppen. Een ruil.'

Alice stak haar handen op. 'O... meneer Horner... het is echt niet nodig dat u –'

'Ik kan ze niet voor niets aannemen.' Hij sloeg zijn armen stellig voor zijn borst en wachtte.

'Wat is dát in vredesnaam?' vroeg Beth toen Alice vermoeid afstapte en blaadjes uit het hertengewei plukte. Op de terugweg, de berg af, was hij steeds aan bomen blijven haken, zodat ze een paar keer bijna van haar paard was gevallen, en inmiddels zag de kop er nog verfomfaaider en schever uit dan boven op de berg, en was hij getooid met allerlei losse takjes en blaadjes. Ze liep de trap op en hield de kop voorzichtig tegen de muur en herinnerde zich, voor de honderdste keer, de blije snoetjes van de meisjes toen ze hoorden dat de poppen echt van hen waren, en hoe ze ze hadden gewiegd en liedjes voor ze zongen, en hoe ze haar eindeloos hadden bedankt en gekust. En hoe Jim Horners gezicht verzachtte toen hij daarnaar keek.

'Dit is onze nieuwe mascotte.'

'Onze wat?'

‘Als je hem ook maar een haar krenkt, zet ik jou nog lelijker op dan meneer Horner dat hert heeft opgezet.’

‘Jemig,’ zei Beth tegen Izzy, terwijl Alice terugbeende naar haar paard. ‘Weet je nog dat Alice vroeger net deed of ze een dame was?’

De lunch in het White Horse Hotel in Lexington zat er bijna op, het restaurant begon leeg te lopen, en overal bleven tafeltjes met servetten en lege glazen achter terwijl de gasten zich gesterkt in sjaals wikkelden en hun hoeden opzetten. Ze zette zich schrap om de stoep weer op te gaan, waar het wemelde van de mensen die hun laatste kerstinkopen kwamen doen. Meneer Van Cleve, die zich tegoed gedaan had aan een entrecote en gebakken aardappels, leunde naar achteren in zijn stoel en streek met beide handen over zijn buik, een gebaar waar een soort tevredenheid uit sprak die hij in andere opzichten van zijn leven steeds minder leek te voelen.

Hij kreeg maagpijn van dat meisje. In elke andere stad zou men zulke misdragingen misschien vergeten, maar in Baileyville niet. De mensen in Baileyville stamden af van de Kelten, van Schotse en Ierse families die een wrok konden koesteren tot hij zo droog was als een lap *beef jerky* en in niets meer leek op wat hij ooit was. En meneer Van Cleve, hoewel hij ongeveer net zo Keltisch was als het Cherokee-bord bij het pompstation, had deze karaktertrek volkomen overgenomen. Sterker nog, hij had zijn vaders vermogen overgenomen om al zijn grieven op één enkele persoon te concentreren en om diegene de schuld te geven van alles wat hem dwarszat. Die persoon was Margery O’Hare. Haar vervloeken was het eerste wat hij deed als hij opstond, en voordat hij in slaap viel werd hij achtervolgd door beelden van haar.

Naast hem zat Bennett met zijn vingers op tafel te trommelen. Hij zag wel dat de jongen liever ergens anders zou zijn; eerlijk gezegd had hij niet de focus die je in zaken nodig had. Laatst had hij een groepje mijnwerkers betrapt die Bennetts smetvrees nadeden, en deden alsof ze hun vuile overalls schoonwreven toen hij hen passeerde. Ze gingen rechtop staan toen ze zagen dat hij toekeek, maar het deed hem pijn dat zijn zoon zo werd bespot. Eerst was hij nog bijna trots geweest op Bennetts vastberadenheid om met de Engelse te trouwen. Eindelijk leek hij te weten wat hij wilde! Dolores had de jongen zo vreselijk gepamperd, alsof hij een meisje was! Hij leek wat trotser toen hij Van Cleve had gemeld dat hij met Alice zou trouwen, en dat het jammer was voor Peggy, maar dat was dan maar zo. Het was goed te zien dat hij eindelijk eens ergens een stellige mening over had. Inmiddels zag hij dat de jongen langzaam maar zeker werd ontmand door die Engelse met haar scherpe tong, haar vreemde gewoonten, en hij had spijt dat hij zich ooit had laten overhalen om op die vervloekte Europese tour te gaan. Twee geloven op een kussen, daar sliep de duivel tussen. En het bleek dat dat ook gold als je blank en zwart mengde, of Amerikanen met Europeanen.

'Je hebt kruimels laten liggen, *boy*.' Hij prikte met een dikke vinger op tafel, zodat de ober zijn excuses aanbood en ze snel van tafel schuierde. 'Een glas bourbon, gouverneur Hatch? Als afzakkertje?'

'Nou, omdat je zo aandringt, Geoff...'

'Bennett?'

'Ik niet, pa.'

'Breng me twee glazen Boone County bourbon. Zonder ijs.'

'Ja, meneer.'

'Bennett. Waarom ga jij niet naar de kleermaker, dan bespreken de gouverneur en ik nog wat zaken. Vraag hem of hij nog meer van die overhemden heeft, alsjeblieft. Ik kom er zo aan.'

Hij wachtte tot zijn zoon van tafel was voor hij naar voren leunde en verder sprak. 'Zo, gouverneur, ik hoopte eigenlijk dat ik het met u over een wat gevoelige zaak kon hebben.'

'Toch niet nog meer problemen met de mijn, meneer Van Cleve? Ik mag hopen dat het bij u niet net zo'n toestand is als in Harlan. U weet dat er mensen van het leger klaarstaan om in te grijpen als het ze niet lukt de boel op orde te krijgen. Er komen machinegeweren en wat al niet de staatsgrens over.'

'O, u weet dat we er alles aan doen om dat soort dingen onder controle te houden bij Hoffman. Die vakbonden, daar kan niets goeds van komen, dat weten we wel. Dus we hebben maatregelen getroffen om onze mijnen te beschermen tegen het minste zuchtje aan problemen.'

'Dat doet me deugd. Dat doet me deugd. Dus... eh... wat is er dan aan de hand?'

Meneer Van Cleve leunde over tafel. 'Het is dat gedoe met die... bibliothéék.'

De gouverneur fronste.

'De bibliotheek van die vrouwen. Dat initiatief van mevrouw Roosevelt. Die vrouwen brengen boeken naar gezinnen op het platteland, en zo.'

'Ah, ja. Onderdeel van de WPA, toch?'

'Precies. Doorgaans steun ik dat soort dingen en ik ben het zonder meer eens met onze president en de first lady dat we er alles aan moeten doen om onze bevolking scholing te bieden, maar ik moet zeggen dat die vrouwen – tenminste, sommige van hen – problemen veroorzaken bij ons in de county.'

'Problemen?'

'Die reizende bibliotheek zaait onrust. Ze stimuleert allerlei wangedrag. Om u een voorbeeld te geven: Hoffman Mining was van plan om nieuwe delen van North Ridge te ontginnen. Dat soort dingen doen we al tientallen jaren en altijd binnen de regels van de wet. Ik heb het vermoeden dat deze bibliothecaressen geruchten en verdraaide feiten verspreiden over deze ontginning, want ineens krijgen we te maken met een reeks verordeningen die het ons verbieden onze ontginningsrechten uit te oefenen. Niet één gezin, maar een enorm aantal van hen spant samen om ons te dwarsbomen.'

'Dat is spijtig.'

De gouverneur stak een sigaret op en hield meneer Van Cleve het pakje voor, maar hij sloeg het aanbod af.

'Dat is het zeker. Als ze dit ook bij de andere gezinnen doen, dan kunnen we straks nergens meer delven. En wat moeten we dan? We zijn een belangrijke werkgever in dit deel van Kentucky. We leveren een belangrijke delfstof voor onze geweldige natie.'

'Weet je, Geoff, er is tegenwoordig niet veel voor nodig om mensen te laten protesteren tegen ontginning. Heb je bewijs dat het inderdaad de bibliothecaressen waren die het oproer veroorzaakt hebben?'

'Het punt is: de helft van de gezinnen die ons nu dwarsbomen, konden vorig jaar nog geen letter lezen. Dus waar halen zij de informatie over juridische zaken anders vandaan dan uit de boeken van die bibliotheek?'

De bourbon werd geserveerd. De ober pakte de glazen van een zilveren dienblaadje en zette ze een voor een eerbiedig neer voor de twee mannen.

'Ik weet het niet. Wat ik ervan hoor is dat het gewoon een groepje meisjes is op paarden dat hier en daar wat recepten uitdeelt. Wat kunnen die nou voor kwaad? Ik denk dat je dit toch echt aan domme pech moet toeschrijven, Geoff. Er is tegenwoordig zoveel trammelant rondom de mijnen dat het iedereen had kunnen gebeuren.'

Meneer Van Cleve voelde dat de aandacht van de gouverneur hem ontglipte. 'Het is niet alleen de mijn. Ze veranderen de hele dynamíék van onze samenleving. Ze zijn zelfs bezig om de wetten der natuur te veranderen.'

'De wetten der natúúr?'

Toen de gouverneur ongelovig keek, voegde hij eraan toe: 'Ik heb gehoord dat onze vrouwen zich met... onnatuurlijke zaken bezighouden.'

Nu had hij hem weer te pakken. De gouverneur leunde over tafel.

'Mijn zoon, de goeierd... mijn vrouw en ik hebben hem opgevoed volgens christelijke principes, dus ik geef toe dat hij wat echtelijke zaken betreft niet echt... werelds is, maar hij zei dat zijn jonge bruid, die ook voor deze bibliotheek werkt, hem vertelde over een boek dat de ronde doet tussen de vrouwen. Een boek over... seksuéle onderwerpen.'

'Seksuele onderwerpen!'

'Inderdaad!'

De gouverneur nam een slok van zijn drankje. 'En wat zijn dat dan precies voor "seksuele onderwerpen"?'

'Nou, ik wil u niet schokken, gouverneur. Dus ik zal verder geen details noemen –'

'O, ik kan het wel aan, Geoff. Dus vertel me vooral alle... eh... details.'

Meneer Van Cleve keek achterom en fluisterde: 'Hij vertelde dat zijn vrouw, die de opvoeding van een prinses heeft genoten – ze komt uit een zéér goede familie, moet u weten – nou, ze opperde om bepaalde dingen met hem te doen in de slaapkamer die men eerder zou verwachten in een Franse hóérenkast.'

‘Een Franse hoerenkast...’ De gouverneur slikte zichtbaar.

‘Eerst dacht ik nog dat het misschien iets Engels was. Omdat ze daar zo blootstaan aan Europese invloeden, bedoel ik. Maar Bennett zei dat ze het uit de bibliotheek had. Dat ze daar dit soort vúnzigheid verspreiden. Suggesties waar een volwassen man nog van zou blozen. Ik bedoel, waar moet dit heen?’

‘Dat is toch die... eh... knappe blondine? Die ik vorig jaar een keer tijdens een diner heb ontmoet?’

‘Die ja. Alice. Chiquer dan de koningin. De schok om een meisje als zij zoiets smerigs te horen voorstellen... Nou ja...’

De gouverneur nam nog een flinke slok van zijn drankje. Hij keek er glazig bij. ‘Gaf hij nog... eh... details over activiteiten die ze voorstelde? Dat ik dat weet, snap je... voor een compleet beeld.’

Meneer Van Cleve schudde zijn hoofd. ‘Die arme Bennett was zo geschokt dat het weken duurde voor hij me in vertrouwen durfde te nemen. Hij kan haar sindsdien niet meer velen. Ik bedoel, het is verkeerd, gouverneur. Onoorbaar, godvrezende vrouwen die zoiets abnormaals voorstellen.’

De gouverneur leek in gedachten verzonken.

‘Gouverneur?’

‘Smerig... Aha. Sorry, ja... Ik bedoel, nee.’

‘Maar goed, ik zou graag willen weten of er in andere county’s ook dit soort problemen met de vrouwen zijn en deze zogenaamde bibliotheken. Ik geloof niet dat dit een goede ontwikkeling is, voor onze werklui, onze christelijke gezinnen. Zelf zou ik het programma helemaal willen stopzetten. En voor die toestemmingsprocedures voor ontginning geldt hetzelfde.’

Meneer Van Cleve vouwde zijn servet op en legde het op tafel.

De gouverneur leek nog steeds heel diep na te denken over de zaak.

‘Of misschien bent u wel van mening dat we dit moeten aanpakken zoals... het ons goeddunkt?’

Achteraf zei hij tegen Bennett dat hij niet wist of de gouverneur soms te veel gedronken had. Hij was er tegen het eind van de lunch duidelijk niet meer bij, met zijn hoofd.

‘Maar wat zei hij?’ vroeg Bennett, die weer wat opgevrolijkt was na de aanschaf van een nieuwe corduroy broek en een gestreepte trui.

'Ik zei dat ik deze zaken misschien moest aanpakken zoals het mij goeddunkte, en toen zei hij alleen: "Hm, ja... zeker", en toen zei hij dat hij weg moest.'

Lieve Alice,

Het spijt me te horen dat het huwelijksleven niet is wat je ervan had verwacht. Ik weet niet precies hoe het er volgens jou uit moet zien, en je hebt ons ook geen details gegeven over wat je dan zo ontmoedigend vindt, maar papa en ik vragen ons af of we soms valse verwachtingen hebben gewekt. Je hebt een knappe echtgenoot, financiële zekerheid, en hij kan je een goede toekomst bieden. Het is een fatsoenlijke familie die bepaald niet onbemiddeld is. Ik zou mijn zegeningen tellen als ik jou was. Het leven draait niet alleen maar om geluk. Het gaat om plicht, en om bevrediging te halen uit doen wat juist is. We hoopten dat je inmiddels had geleerd om minder impulsief te zijn; enfin, jij wilde dit zo graag, dus nu moet je je maar schikken in je lot. Misschien geeft een baby je iets om je op te richten zodat je niet zo hoeft te piekeren.
Mocht je ervoor kiezen om zonder je echtgenoot terug te keren, weet dan dat je hier niet welkom bent.

Je liefhebbende moeder

Alice had het openen van de brief uitgesteld, misschien omdat ze al wel wist wat erin stond. Ze voelde haar gezicht verstrakken, vouwde hem toen zorgvuldig op en stak hem weer in haar tas, en voelde terwijl ze dat deed weer eens dat haar nagels, die ooit zo glanzend gelakt en netjes gevijld waren, nu rafelranden hadden of helemaal afgescheurd waren, en ergens vroeg ze zich af, zoals ze dag in dag uit deed, of dát soms de reden was waarom hij haar niet wilde aanraken.

'Oké,' zei Margery, die naast haar kwam staan. 'Ik heb twee nieuwe singels en een zadeldoek besteld bij Crompton, en ik dacht dit misschien als bedankje voor Fred? Denk je dat hij dit mooi vindt?' Ze hield een donkergroene sjaal op. De winkelbediende in het warenhuis, die haar ogen niet van Margery's oude leren hoed en rijbroek kon afhouden (ze zag er het nut niet van in om zich op te doffen voor een bezoek aan Lexington, had ze tegen Alice gezegd, want als ze terugkwam zou ze zich toch meteen weer omkleden), had even een seconde nodig om zich te herinneren dat ze de sjaal van Margery moest aannemen om hem in vloeipapier te verpakken. 'We zullen hem voor Fred moeten verstoppen als we terugkomen.'

'Goed, hoor.'

Margery keek haar door half toegeknepen ogen aan. 'Heb je er überhaupt wel naar gekeken? Wat is er aan de hand, Alice?'

'Waar heb ik naar gekeken…? O, hemel. Bennett. Ik moet iets zien te vinden voor Bennett.' Alice' handen schoten naar haar gezicht toen tot haar doordrong dat ze geen idee meer had wat haar man leuk zou vinden, laat staan dat ze zijn boordmaat kende. Ze pakte een doos met zakdoeken van de plank, die versierd was met een takje hulst. Was het niet een te onpersoonlijk cadeau voor je man, een doos zakdoeken? Hoe intiem kon een cadeau zijn als je al bijna zes weken nog geen centimeter van zijn naakte huid had gezien?

Ze schrok toen Margery haar bij de arm pakte en haar meetrok naar een stil deel van de herenafdeling. 'Alice... Gaat het wel goed met jou? Want je kijkt tegenwoordig alleen nog maar zuur.'

'Er wordt toch niet geklaagd, of wel?'

Alice keek omlaag naar de zakdoeken. Zou het beter zijn als ze zijn initialen erop liet borduren? Ze probeerde zich voor te stellen dat Bennett de zakdoekjes op kerstochtend zou uitpakken. Ze wist niet meer hoe hij eruitzag met een glimlach.

'En trouwens,' zei ze op uitdagende toon. 'Dat moet jij nodig zeggen. Jij hebt de afgelopen dagen bijna geen woord gezegd.'

Margery leek hiervan te schrikken en schudde haar hoofd. 'Er is alleen... Er is alleen iets vervelends gebeurd op een van mijn rondes.' Ze slikte. 'Daar was ik een beetje ondersteboven van.'

Alice dacht aan Kathleen Bligh en aan de schaduw die het verdriet van de jonge weduwe over haar dag had geworpen. 'Dat snap ik. Het is zwaarder werk dan je zou denken, hè? Het gaat niet alleen om boeken rondbrengen. Het spijt me dat ik zo heb zitten somberen. Ik zal mezelf bij elkaar rapen.'

In werkelijkheid kon Alice wel huilen bij het vooruitzicht van de kerstdagen. Het idee dat ze in die gespannen sfeer aan tafel moest zitten met meneer Van Cleve die haar kwaad aankeek vanaf de andere kant van de tafel en Bennett die zwijgzaam zat te simmen om wat ze ook maar verkeerd had gedaan. De waakzame Annie, die opleefde naarmate de stemming slechter werd.

Op een zijspoor gezet door deze gedachte, duurde het even voor Alice doorhad dat Margery haar eens goed stond te bekijken.

'Het is geen kritiek, Alice. Ik ben...' Margery haalde haar schouders op, alsof deze woorden haar vreemd waren: 'Ik vraag het je als een vriendin.'

Een vriendin.

'Je kent me. Heb me mijn hele leven al in mijn eentje weten te redden. Maar de afgelopen maanden... Ik... Nou ja, ik ben jouw gezelschap erg gaan waarderen. Je gevoel voor humor bevalt me. Je bent vriendelijk voor de mensen en behandelt ze met respect. Dus ik zie je graag als vriendin. Wij van de bibliotheek zijn allemaal vriendinnen, maar jij en ik vooral. En het breekt mijn hart bijna om je elke dag zo verdrietig te zien.'

Als ze ergens anders waren geweest, had Alice hier misschien om geglimlacht. Het was immers nogal een biecht, voor Margery. Maar de laatste maanden was er iets op slot gegaan en ze kon niet meer bij haar gevoel komen.

'Zullen we iets gaan drinken?' vroeg Margery uiteindelijk.

'Jij drinkt niet.'

'Als jij ook je mond houdt, zal ik het aan niemand vertellen.'

Ze stak haar arm uit en na even aarzelen pakte Alice die vast en samen liepen ze het warenhuis uit, en gingen naar de dichtstbijzijnde bar.

'Bennett en ik...' zei Alice boven het lawaai van de muziek en de twee schreeuwende mannen in de hoek uit, '...we hebben helemaal niets gemeen. We begrijpen elkaar niet. We praten niet met elkaar. We maken elkaar nooit aan het lachen, we verlangen niet naar elkaar, we tellen niet de uren tot we elkaar weer zien –'

'Dat klinkt gewoon als een huwelijk, wat mij betreft,' merkte Margery op.

‘En dan is er natuurlijk nog... dat andere.’ Alice schaamde zich al bij die woorden alleen.

‘Nog steeds? Dat is wel echt een probleem.’ Margery dacht aan hoe fijn het was om Svens lichaam om zich heen te voelen, die ochtend nog. Stom van haar dat ze bang was geweest om hem te vragen of hij wilde blijven, trillend als een van Freds geschrokken volbloedpaarden. McCullough was niet gekomen. Sven zei dat hij zo te horen zo dronken was dat hij zijn hoed nog niet op de grond kon gooien. En dat hij zich waarschijnlijk niet eens meer zou herinneren wat hij had gedaan.

‘Ik heb dat boek gelezen. Dat ene boek dat jij me aanraadde.’

‘O ja?’

‘Maar dat... dat maakte het alleen nog maar erger.’ Alice maakte een wanhopig gebaar met haar handen. ‘Ik weet niet wat ik er verder nog over moet zeggen. Ik haat het om getrouwd te zijn. Ik haat het in dat huis; ik zou niet weten wie van ons tweeën ongelukkiger is. Maar hij is alles wat ik heb. Ik zal nooit een kind krijgen, terwijl iedereen daar juist wat gelukkiger van zou worden, omdat... Nou ja, je snapt wel waarom, en ik weet niet eens of ik er wel eentje wil, want dan kan ik niet meer rijden. En dat is momenteel het enige waar ik nog een beetje gelukkig van word. Dus, ik zit gevangen.’

Margery fronste. ‘Je zit niet gevangen.’

‘Dat kun jij makkelijk zeggen. Jij hebt een huis. Jij weet hoe je je in je eentje moet redden.’

‘Je hoeft je niet aan hun regels te houden, Alice. Je hoeft je aan niemands regels te houden. Als je wilt, pak je vandaag je boeltje nog en ga je terug naar Engeland.’

‘Dat kan niet.’ Alice stak haar hand in haar tas en haalde de brief eruit.

‘Hallo, hallo, knappe dames.’

Een man in een breedgeschouderd pak met een snor die glom van de pommade en rimpeltjes naast zijn ogen van de bestudeerde hartelijkheid, plantte zich midden tussen hen in tegen de bar. ‘Jullie waren zo diep in gesprek dat ik jullie bijna niet had willen storen. Maar toen dacht ik: Henry, ouwe jongen, die twee dames zien eruit alsof ze wel een borrel kunnen gebruiken. En ik zou het mezelf niet vergeven als ik jullie hier zou laten verdorsten. Dus, wat zal het zijn?'

Hij liet een arm om Alice' schouder glijden en zijn blik schoot over haar borst. 'Laat me eens raden hoe je heet, schoonheid. Daar ben ik heel goed in. Het is een van de véle dingen waar ik goed in ben. Mary Beth. Je bent mooi genoeg om Mary Beth te heten. En, heb ik gelijk?'

Alice stamelde van niet. Margery staarde naar de luttele centimeters afstand tussen zijn vingers en Alice' borsten, en de bezitterigheid van zijn greep.

'Nee. Dat zou je ook geen recht doen. Laura, dan. Nee, Loretta. Ik heb ooit een heel mooi meisje gekend dat Loretta heette. Dus dat moet het zijn.' Hij leunde naar Alice toe, die onzeker glimlachte, alsof ze hem niet wilde beledigen. 'Dit keer heb ik het goed, toch? Waar of niet?'

'Nee, ik heet –'

'Henry, toch?' vroeg Margery.

'Zeker. En jij bent... Laat me raden!'

'Henry, mag ik je iets zeggen?' Margery lachte liefjes.

'Jij mag me alles zeggen wat je wilt, schatje.' Hij trok een wenkbrauw op en glimlachte veelbetekenend. 'Wat je maar wilt.'

Margery leunde voorover, zodat ze in zijn oor kon fluisteren: 'Zie je die hand in mijn zak? Die heeft mijn pistool vast. En als je je tengels niet van mijn vriendin hebt gehaald zodra ik uitgepraat ben, haal ik de trekker over en schiet ik dat vettige hoofd van je deze bar door.'

Ze glimlachte erbij en bracht haar mond toen nog dichter bij zijn oor. 'En Henry? Ik kan héél goed schieten...'

De man struikelde over de poten van de barkruk waar ze op zat. Hij zei verder geen woord meer, maar liep snel naar de andere kant van de bar en keek ondertussen steeds even achterom.

'O, en het is een ontzettend vriendelijk aanbod, maar we hebben al iets te drinken!' riep Margery hem na. 'Maar toch bedankt!'

'O!' zei Alice toen ze haar blouse rechttrok en de man nakeek. 'Wat zei je tegen hem?'

'Gewoon... Dat zijn aanbod vriendelijk was, maar dat ik het niet echt ridderlijk vond dat hij zomaar ongevraagd zijn handen op een dame legt.'

'Dat heb je heel goed gezegd,' zei Alice. 'Ik kan op het moment zelf nooit de juiste woorden bedenken.'

'Ja, nou ja...' Margery nam een slok van haar drankje. 'Ik heb de laatste tijd kunnen oefenen.'

Ze bleven nog even zitten en lieten het geklets in de bar over zich heen komen. Margery vroeg de barman om nog een bourbon, maar bedacht zich, en bestelde hem weer af.

'Ga verder,' zei ze. 'Met wat je aan het vertellen was.'

'O. Nou, dat ik niet naar huis kan. Dat staat in die brief. Ik ben niet welkom bij mijn ouders.'

'Wat? Maar waarom niet? Je bent hun enige dochter.'

'Omdat ik onaangepast ben. Ze hebben zich altijd al voor me gegeneerd. Het lijkt wel of... Ik weet niet. Of de buitenkant voor hen belangrijker is dan al het andere. Het is net of... we niet dezelfde taal spreken. Ik dacht echt dat Bennett de enige was die van me hield om wie ik echt ben.' Ze slaakte een zucht.

'En nu zit je dus gevangen.'

Ze zaten er nog even zwijgend bij. Henry vertrok, en keek nog een paar keer woedend en gespannen hun kant op toen hij de deur opentrok.

'Laat me je één ding vertellen, Alice,' zei Margery toen die achter hem dichtviel. Ze pakte Alice bij de arm en greep hem heel stevig vast. 'Er is altijd een uitweg, uit welke situatie dan ook. Misschien niet een fraaie. Misschien heb je het gevoel dat je geen vaste grond meer onder de voeten hebt. Maar je zit nooit gevangen, Alice. Hoor je me? Er is áltijd een oplossing.'

'Niet te geloven.'

'Wat?' Bennett zat de vouwen in zijn nieuwe broek te bestuderen.

Meneer Van Cleve, die met zijn armen uitgestrekt stond te wachten tot zijn nieuwe vestje gespeld was, gebaarde dringend naar de deur, zodat een van de spelden hem in zijn oksel stak, en hij begon te vloeken. 'Potdomme! Daar! Bennett!'

Bennett keek door de etalageruit van de kleermaker naar buiten. Tot zijn verbijstering zag hij Alice lopen, arm in arm met Margery O'Hare. Ze kwamen uit Todd's Bar, een kroeg met zaagsel op de vloer, een dubieuze clientèle, en een roestig uithangbord waarop stond: HIER TE KOOP: BUCKEYE BEER. Ze hadden hun hoofden vlak bij elkaar en moesten keihard lachen.

'O'Hare,' zei Van Cleve hoofdschuddend.

'Ze zei dat ze nog wat inkopen wilde doen, pa,' zei Bennett vermoeid.

'Ziet dat eruit als kerstinkopen doen? Die meid van O'Hare steekt haar aan! Ik zei toch al dat die uit hetzelfde hout gesneden is als die nietsnut van een vader van haar. Joost mag weten waar ze Alice allemaal toe aanzet. Haal die spelden eruit, Arthur. We nemen haar mee naar huis.'

'Nee,' zei Bennett.

Van Cleve draaide zijn hoofd om. 'Wat? Je vrouw heeft zitten drinken in zo'n vervloekte honkytonkbar! Jij moet de teugels een keer in handen nemen, jongen!'

'Laat haar nou maar gewoon.'

'Heeft die meid je ballen soms afgerukt?' bulderde Van Cleve door de stille winkel.

Bennett keek even naar de kleermaker, wiens gezicht uitgestreken bleef op een manier waaruit duidelijk was dat hij het hier later nog uitgebreid met zijn collega's over zou hebben. 'Ik praat wel met haar. Laten we nou maar gewoon... naar huis gaan.'

'Er komt chaos van die meid. Wat denk je dat het doet met de reputatie van onze familie dat ze jouw vrouw meesleept naar zo'n schorremorriebar? Je moet haar de les lezen, Bennett. En als jij het niet doet, doe ik het zelf wel.'

Alice lag op de divan in de kleedkamer naar het plafond te staren, terwijl Annie beneden bezig was met het avondeten. Ze bood allang niet meer aan om te helpen, omdat wat ze ook deed – schillen, fijnsnijden, bakken – alles stuitte op nauwelijks verholen afkeuring, en ze was Annies speldenprikken beu.

Het kon Alice niet meer schelen dat Annie wist dat ze in de kleedkamer sliep, en ze twijfelde er niet aan dat de helft van Baileyville het inmiddels ook wist. Wat had het voor zin om de schijn op te houden? Buiten de bibliotheek waren er maar weinig mensen op wie ze indruk wilde maken.

Ze hoorde dat de mannen thuiskwamen: het uitbundige geronk van meneer Van Cleve's Ford waarmee die tot stilstand kwam op het grind van de oprit, het dichtslaan van de hordeur die hij kennelijk nooit zachtjes achter zich dicht kon doen. Zachtjes slaakte ze een zucht. Toen kwam ze overeind en liep de badkamer in om zich op te kalefateren voor het avondeten.

Ze zaten al toen Alice beneden kwam: de twee mannen, tegenover elkaar aan de eettafel, met hun borden en bestek keurig voor zich. Er ontsnapten kleine wolkjes stoom door de klapdeur, en in de keuken suggereerde het gekletter van Annies pannendeksels dat het eten eraan kwam. Beide mannen keken op toen Alice de eetkamer binnenliep en even dacht ze dat het misschien kwam doordat ze wat extra moeite had gedaan: ze droeg de jurk die ze aanhad toen Bennett haar om haar hand vroeg, en ze had haar haar netjes geborsteld en opgestoken. Maar ze keken onvriendelijk.

'Is het echt waar?'

'Is wat echt waar?'

Razendsnel bedacht ze alle dingen die ze vandaag misschien verkeerd gedaan had. *Drinken in de kroeg. Met vreemde mannen praten. Met Margery O'Hare praten over 'dat boek'. Haar moeder schrijven of ze misschien naar huis mocht komen.*

'Waar is Miss Christina?'

Ze keek verbaasd. 'Miss wie?'

'Miss Christina!'

Ze keek naar Bennett en toen weer naar zijn vader. 'Ik... Ik heb geen idee waar u het over hebt.'

Meneer Van Cleve schudde zijn hoofd, alsof ze een beetje simpel was. 'Miss Christína. En Miss Evangeline. De poppen van mijn vrouw. Annie zegt dat ze weg zijn.'

Alice ontspande. Ze trok een stoel naar achteren, aangezien niemand dat voor haar deed, en ging aan tafel zitten. 'O, die. Die... heb ik meegenomen.'

'Hoe bedoel je "meegenomen"? Waarnaartoe?'

'Er zijn twee lieve kleine meisjes die ik op mijn rondes bezoek, en die nog niet zo lang geleden hun moeder verloren hebben. Ze zouden deze kerst helemaal geen cadeautjes krijgen en ik wist dat het hen ongelofelijk blij zou maken als we de poppen aan hen zouden doorgeven.'

'Dóórgeven?' Van Cleve's ogen puilden uit. 'Je bedoelt dat je mijn poppen hebt wéggegeven? Aan een stel... *hillbillies*?'

Alice legde haar servet netjes over haar schoot. Ze keek even naar Bennett, die naar zijn bord zat te staren. 'Twee maar. Ik had niet gedacht dat iemand dat erg zou vinden. Ze zaten daar maar te zitten, en er zijn nog genoeg poppen over. Eerlijk gezegd dacht ik dat het niet eens zou opvallen.' Ze probeerde erbij te glimlachen. 'Aangezien jullie volwassen kerels zijn.'

'Die poppen waren van Dolores! Mijn liefste Dolores! Miss Christina had ze al van kinds af aan!'

'Dan spijt het me. Ik had echt niet gedacht dat het iets uitmaakte.'

'Wat is er met jou aan de hand, Alice?'

Alice keek strak naar een punt op het tafelkleed, vlak achter haar lepel. Toen ze weer sprak, klonk haar stem gespannen: 'Het was liefdadigheid. En u zegt zelf altijd dat mevrouw Van Cleve zo van de liefdadigheid was. Wat moet u met twee poppen, meneer Van Cleve? U bent een man. Die poppen kunnen u net zo weinig schelen als de helft van alle prullaria hier in huis. Het zijn dode dingen! Ze betekenen verder niks!'

'Het waren erfstukken. Ze waren bedoeld voor Bennetts kinderen!'

Ze deed haar mond open voor ze zich kon inhouden. 'Maar Bennett gaat helemaal geen kinderen krijgen, zoals u weet.'

Ze keek op en zag Annie met grote pretogen om deze nieuwe wending in de deuropening staan.

'Wat zei jij daar?'

'Bennett gaat nooit kinderen krijgen. Want... we gaan niet op die manier met elkaar om.'

'Als jullie niet op die manier met elkaar omgaan, dan komt dat door de walgelijke ideeën die jij erop nahoudt.'

'Pardon?'

Annie begon de borden neer te zetten. Haar oren waren helemaal rood.

Van Cleve leunde over tafel en stak zijn kaak naar voren. 'Bennett heeft het me verteld.'

‘Pa…’ zei Bennett op waarschuwende toon.

‘Ja, ja, hij heeft me verteld over dat smerige boek van je en de verdorven dingen die jij met hem wilde doen.’

Annie liet Alice’ bord voor haar op tafel kletteren. Ze schoot terug naar de keuken.

Alice trok wit weg. Ze keek naar Bennett. ‘Jij bespreekt met je vader wat er in ons béd gebeurt?’

Bennett wreef over zijn wang. ‘Je… Ik wist niet wat ik ermee aan moest, Alice. Ik… vond het choquerend, wat je deed.’

Meneer Van Cleve schoof zijn stoel met geweld naar achteren en stampte naar waar Alice zat. Ze kromp automatisch ineen toen hij boven haar uittorende en zijn spuug in het rond vloog terwijl hij sprak. ‘O ja, ik weet alles over dat boek en die zogenaamde bibliotheek van jullie. Weet je wel dat dit boek verbannen is in dit land? Zo verdorven is het namelijk!’

‘Ja, en ik weet ook dat een federale rechtbank die ban ongedaan gemaakt heeft. Ik weet evenveel als u, meneer Van Cleve. Ik lees namelijk de féíten.’

‘Jij bent een slang! Je hebt je door Margery O’Hare op het slechte pad laten brengen en nu probeer je mijn zoon dat slechte pad op te trekken!’

‘Ik deed mijn best om zijn vrouw te zijn! En er komt wel meer kijken bij iemands vrouw zijn dan poppen en stomme porseleinen vogeltjes op een rijtje zetten!’

Annie keek om de deurpost met het laatste bord, maar verroerde zich verder niet.

‘Wáág het niet om iets te zeggen over Dolores’ geliefde spullen, ondankbaar kreng dat je d’r bent! Jij kunt niet tippen aan die vrouw! En morgenochtend ga jij weer terug die berg op, en dan ga je mijn poppen halen.’

‘Geen sprake van. Ik ga die poppen niet afpakken van twee moederloze kinderen.’

Van Cleve stak een korte, dikke vinger op en prikte ermee voor haar gezicht. ‘Dan mag jij vanaf nu niet meer naar die vervloekte bibliotheek, hoor je me?’

‘Nee.’ Ze knipperde niet eens met haar ogen.

‘Hoe bedoel je, “nee”?’

‘Ik heb het al eens gezegd. Ik ben een volwassen vrouw. U kunt mij niets verbieden.’

Achteraf wist ze nog dat ze dacht dat die oude Van Cleve zo rood aanliep dat ze vreesde dat zijn hart het zou begeven. Maar in plaats daarvan tilde hij zijn arm op, en voor ze besefte wat er gebeurde, voelde ze ineens een withete pijn aan de zijkant van haar hoofd, en viel ze tegen de tafel en werden haar benen slap.

Alles werd zwart. Haar handen reikten naar het tafelkleed, en de borden vielen boven op haar toen haar vingers het witte damast vastgrepen, en het mee naar beneden trokken tot haar knieën de grond raakten.

‘Pa!’

‘Ik doe wat jij al heel lang geleden had moeten doen! Eens wat gezond verstand in die vrouw van je slaan!’ bulderde Van Cleve, en hij sloeg zijn dikke vuist op tafel, zodat alles in de kamer leek te sidderen. En toen, voor ze bij haar positieven kwam, werd haar haar met een ruk naar achteren getrokken en volgde er nog een ram, dit keer tegen haar slaap, zodat haar hoofd tegen de zijkant van de tafel klapte, en terwijl de kamer om haar heen tolde, was ze zich vaag bewust van beweging, geschreeuw, het gekletter van borden die op de vloer vielen. Alice tilde een arm op, probeerde zichzelf te beschermen, klaar voor de volgende klap. Maar uit haar ooghoeken zag ze een glimp van Bennett, die voor zijn vader stond, en ze hoorde stemmen die ze nauwelijks kon verstaan vanwege het suizen in haar oren.

Ze kwam moeizaam overeind, en de pijn vertroebelde haar gedachten. Ze wankelde. Terwijl ze de kamer af en toe even scherp kon zien, zag ze heel even Annies geschokte gezicht bij de keukendeur. De smaak van ijzer stroomde haar keel in.

Ergens in de verte hoorde ze geschreeuw. Bennetts *‘Nee... Nee, pa!’* Alice realiseerde zich dat haar servet nog in haar vuist gepropt zat. Ze keek omlaag. Hij zat onder de bloedspetters. Ze staarde ernaar, verbluft, en probeerde te begrijpen wat ze zag. Ze ging rechtop staan, wachtte even tot de kamer stopte met draaien, en legde het servet toen netjes op de tafel.

En toen, zonder te stoppen om haar jas te pakken, liep Alice wankel langs de twee mannen de gang door, deed de voordeur open, en liep de met sneeuw bedekte oprit af.

Een uur en vijfentwintig minuten later deed Margery haar voordeur op een kier open, haar ogen tot spleetjes geknepen in het donker, en zag daar niet McCullough of iemand van zijn clan staan, maar het smalle figuurtje van Alice Van Cleve, rillend in een lichtblauwe jurk, haar kousen gescheurd en haar schoenen bedekt met een dikke laag sneeuw. Haar tanden klapperden, de zijkant van haar hoofd zat onder het bloed en haar linkeroog was blauwpaars en gezwollen. Bloed drupte roestkleurig en vuurrood in haar decolleté en haar schoot zat zo te zien vol met jus. Ze staarden elkaar aan terwijl Bluey verwoed bij het raam stond te blaffen.

Toen Alice iets zei, klonk het alsof haar tong gezwollen was. 'We... zijn vriendinnen, toch?'

Margery maakte haar geweer onklaar en zette het naast de deurpost. Ze deed de deur open en pakte haar vriendin bij de elleboog. 'Kom binnen. Kom binnen, jij.' Ze keek naar buiten, naar de donkere bergwand, en deed toen de deur achter hen dicht en schoof de grendel ervoor.

12

'De vrouw van de bergen leidt een zwaar leven, terwijl de man de heer en meester van het huis is. Of hij nu werkt, op bezoek gaat, of door de bossen waart met hond en wapen, hij is de enige die daarover gaat... Hij begrijp absoluut niet waarom de samenleving zich in zijn zaken zou willen mengen; als hij sterkedrank van zijn mais wil maken, dan is dat zijn goed recht.'

– WPA, *Guide to Kentucky*

Er waren bepaalde ongeschreven regels onder de mensen van Baileyville, en een van de grondbeginselen was dat je je niet bemoeide met privézaken tussen een man en zijn vrouw. Er waren genoeg mensen die wisten van mishandeling in hun vallei, van een vrouw door haar man, en heel soms andersom, maar er waren maar weinig mensen die het in hun hoofd zouden halen om in te grijpen, tenzij het direct van invloed was op hun eigen leven en het hen bijvoorbeeld stoorde in hun slaap of bij hun vaste gewoonten. Zo ging dat hier nu eenmaal. Woorden werden geschreeuwd, klappen werden uitgedeeld, en zo nu en dan werden er excuses aangeboden, of niet. Blauwe plekken en snijwonden heelden en dan was alles weer bij het oude.

Gelukkig voor Alice had Margery zich nooit veel aangetrokken van dit soort normen. Ze veegde het bloed van Alice' gezicht en bracht een zalf van smeerwortel aan op de blauwe plekken. Ze vroeg niets, en Alice vertelde niets. Ze kromp alleen af en toe ineen en klemde haar kiezen op elkaar tegen de ergste pijn. Toen, toen het meisje eindelijk naar bed ging, sprak Margery discreet met Sven en ze spraken af om de beurt beneden te zitten in de kleine uurtjes voordat het licht werd, zodat, mocht Van Cleve langskomen, hij zou merken dat er omstandigheden waren waarin een man zijn vrouw – of zijn schoondochter – niet zomaar weer mee naar huis kon slepen, al zou het hem nog zoveel publiekelijke schande opleveren.

En zoals te voorspellen viel kwam Van Cleve inderdaad vlak voor zonsopkomst langs, al zou Alice daar nooit iets van afweten, omdat ze sliep zoals je slaapt na een diepe schok, in Margery's logeerkamer. Margery's blokhut was niet toegankelijk vanaf de weg, en hij moest dus de laatste achthonderd meter lopen, zodat hij rood aangelopen en bezweet aankwam, ondanks de sneeuw, met een zaklamp voor zich uit.

'O'Hare?' bulderde hij. En toen er geen antwoord kwam: 'O'HARE!'

'Ga je nog naar hem toe?' Sven, die koffie aan het zetten was, keek op. De hond stond woest te blaffen bij het raam, wat een gemompelde vloek opleverde aan de andere kant. In de stal schopte Charley tegen zijn emmer.

'Ik zou niet weten waarom ik een man te woord moet staan die me niet fatsoenlijk met Miss toespreekt.'

'Je hebt gelijk,' zei Sven kalm. Hij had de halve nacht patience zitten spelen, met een oog op de deur, terwijl er een rivier aan duistere gedachten door zijn hoofd stroomde over mannen die vrouwen sloegen.

'Margery O'Hare!'

'Goeie god. Je weet dat hij haar wakker maakt als hij zo hard blijft schreeuwen.'

Zonder verder iets te zeggen gaf Sven Margery zijn geweer en ze liep naar de hordeur, en deed die open. Met het wapen losjes in haar linkerhand stapte ze de veranda op en zorgde ervoor dat Van Cleve het kon zien. 'Kan ik iets voor u doen, meneer Van Cleve?'

'Ga Alice halen. Ik weet dat ze hier is.'

'En hoe weet u dat dan?'

'Zo is het wel genoeg. Jij brengt haar nu hier en dan hebben we het er verder niet meer over.'

Margery staarde even naar haar laars en dacht na. 'Ik denk het niet, meneer Van Cleve. Goedemorgen.' Ze draaide zich om en wilde weglopen, en zijn stem zwol aan.

'Wat? Wacht eens even, jij gooit niet zomaar de deur voor me dicht!'

Margery draaide zich langzaam om tot ze hem aankeek. 'En u slaat niet zomaar een meisje in elkaar omdat ze u tegenspreekt. Niet nog een keer.'

'Alice heeft gisteren iets heel doms gedaan. Ik geef toe dat de drift toesloeg. Ze moet nu mee naar huis zodat we het kunnen oplossen. Binnen de familie.' Hij liet een hand over zijn gezicht glijden en zijn stem verzachtte. 'Wees redelijk, Miss O'Hare. Alice is getrouwd. Ze kan niet hier bij u blijven.'

'Wat mij betreft kan ze doen wat ze wil, meneer Van Cleve. Ze is een volwassen vrouw. Ze is geen hond, of een... een póp.'

Zijn ogen verhardden.

'Ik zal haar vragen wat ze wil doen als ze wakker wordt. En nu moet ik aan het werk. Dus tenzij u me wilt helpen met het afwassen van mijn ontbijtboel, zou ik graag willen dat u vertrekt. Dank u.'

Hij staarde haar even aan en zijn stem werd lager toen hij zei: 'Jij denkt echt dat je slim bent, hè? Denk je nou echt dat ik niet weet wat je met die brieven hebt gedaan, op North Ridge? Denk je nou echt dat ik niet weet van die smerige boekjes van je en van die zedeloze meiden van je die keurige vrouwen op het pad van de zonde proberen te trekken?'

Een paar seconden lang leek de lucht om hen heen te verdwijnen. Zelfs de hond viel stil.

Zijn stem was gezwollen van dreiging toen hij zei: 'Ik zou maar uitkijken als ik jou was, Margery O'Hare.'

'Ik wens u een fijne dag, meneer Van Cleve.' Margery draaide zich om en liep het huis in. Ze klonk kalm en haar gang leek onaangedaan, maar ze bleef staan bij het gordijn en keek vanaf de zijkant uit het raam tot ze zeker wist dat Van Cleve verdwenen was.

'Waar is *Little Women* in vredesnaam gebleven? Ik zweer het, ik kan het boek echt nergens vinden. De laatste keer dat het uitgeleend is, was aan ouwe Peg van de winkel, maar die beweert dat ze het teruggegeven heeft, en ik zie er daarna niets meer over staan in het uitleenboek.'

Izzy scande de planken en liet haar vinger over de ruggen van de boeken glijden, hoofdschuddend van frustratie. 'Albert, Alder, Allemagne... Heeft iemand het soms gestolen?'

'Misschien is het gescheurd en moet Sophia het nog repareren.'

'Dat heb ik al gevraagd. Ze zegt dat ze het niet heeft gezien. Ik baal ervan, want ik heb twee gezinnen die erom gevraagd hebben en niemand schijnt te weten waar het is. En je weet hoe kribbig Sophia is als boeken verdwijnen.' Ze stak haar loopstok onder haar arm en liep naar rechts, turend naar de boektitels.

De stemmen verstomden toen Margery door de achterdeur naar binnen kwam, met Alice vlak achter zich aan.

'Heb jij *Little Women* soms nog ergens in je tas zitten, Margery? Izzy zit erover te zaniken en... Allemachtig! Zo te zien heeft iemand klappen gehad.'

'Van haar paard gevallen,' zei Margery op een toon die geen tegenspraak duldde. Beth staarde naar Alice' gezwollen gezicht, en toen gleed haar blik naar Izzy, die naar haar voeten keek.

Het bleef even stil.

'Hoop dat je je... eh... niet al te erg bezeerd hebt, Alice,' zei Izzy zachtjes.

'Heeft ze jouw rijbroek aan?' vroeg Beth.

'Denk je dat ik de enige in de staat Kentucky ben met een leren rijbroek, Beth Pinker? Je maakt je anders nooit zo druk om andermans uiterlijk. Je zou denken dat je niets beters te doen hebt.' Margery liep naar het uitleenboek op het bureau en begon erin te bladeren.

Beth vatte het standje vrolijk op. 'Ze staan haar sowieso veel beter dan jou. Allemachtig, het is hier kouder dan de kont van een putjesschepper. Heeft iemand mijn handschoenen gezien?'

Margery scande de bladzijden. 'Alice heeft nog te veel pijn, dus Beth, neem jij de twee routes bij Blue Stone Creek over. Miss Eleanor logeert bij haar zus, dus die heeft deze keer geen nieuwe boeken nodig. En Izzy, ga jij naar de MacArthurs? Lukt dat? Je kunt afsnijden door dat veld van zestien hectare, dan kun je ook je vaste routes doen. Ze wonen in de half ingestorte schuur.'

Ze stemden in zonder klagen, en wierpen steelse blikken naar Alice, die niets zei, maar haar aandacht op een punt vlak voor haar tenen richtte en vuurrode wangen had. Toen Izzy vertrok, stak ze haar hand uit en kneep even zachtjes in Alice' schouder. Alice wachtte tot ze hun tassen hadden gepakt en op hun paard zaten, en ging toen heel voorzichtig op Sophia's stoel zitten.

'Gaat het?'

Alice knikte. Ze zaten te luisteren naar het geluid van hoeven dat wegstierf in de verte.

'Weet je wat het ergste is als een man je slaat?' zei Margery uiteindelijk. 'Het is niet de pijn. Het is dat je je op dat moment realiseert hoe het echt is om een vrouw te zijn. Dat het niet uitmaakt hoe slim je bent, hoeveel beter je kunt redeneren, hoeveel beter je bent dan zij, punt. Op dat moment besef je dat ze je altijd met een vuist het zwijgen kunnen opleggen. Gewoon, zomaar.'

Alice dacht aan hoe Margery zich anders was gaan gedragen toen die man in de bar tussen hen in was komen staan, en hoe haar blik verhardde toen ze zijn hand op Alice' schouder zag liggen.

Margery haalde de koffiepot van het lichtje en vloekte toen ze voelde dat hij leeg was. Ze dacht nog even na, ging toen rechtop staan en schonk Alice een gespannen lachje. 'Maar dat houdt natuurlijk op als je leert om harder terug te slaan.'

De dagen mochten dan kort zijn, deze dag voelde eindeloos en vreemd, en er hing een ongrijpbare spanning in de kleine bibliotheek, alsof Alice niet wist of ze zat te wachten tot er iemand kwam, of tot er iets zou gebeuren. De avond ervoor hadden de klappen nog niet zo'n pijn gedaan, maar nu begreep ze dat haar lichaam zo reageerde op de schok. Naarmate de uren voorbijkropen, begon er van alles op te zwellen en te verstijven, en een dof geklop duwde tegen de delen van haar hoofd die door Van Cleve's vlezige vuist of het meedogenloze tafelblad waren geraakt.

Margery vertrok nadat Alice haar had verzekerd dat, ja, het prima met haar ging en dat, nee, ze niet wilde dat er nog meer mensen waren die hun boeken moesten missen. En ze beloofde dat ze zolang ze hier was de deur op de grendel zou houden. De waarheid was dat ze tijd voor zichzelf nodig had, tijd waarin ze zich niet druk hoefde te maken over hoe iedereen op haar reageerde, nog boven op al het andere.

En dus was Alice een paar uur helemaal alleen in de bibliotheek, alleen met haar gedachten. Haar hoofd deed te veel pijn om te lezen. Haar gedachten waren troebel, warrig. Ze kon zich moeilijk concentreren, terwijl de vragen over haar toekomst – waar ze moest wonen, wat ze moest doen, of ze toch moest proberen om weer terug te gaan naar Engeland – zo enorm en ingrijpend leken dat het uiteindelijk gemakkelijker leek om zich te concentreren op de kleinere taken. Wat boeken opruimen. Koffiezetten. Naar buiten naar het privaat en dan snel weer terug en de deur op de grendel.

Rond de lunch werd er op de deur geklopt en ze verstijfde. Maar het was Freds stem die riep: 'Ik ben het maar, Alice.' Ze hees zich van haar stoel en ontgrendelde de deur, en deed een stap naar achteren toen hij binnenkwam.

'Ik heb wat soep voor je meegebracht,' zei hij en hij zette een kom met een doek erover gedrapeerd op het bureau. 'Dacht dat je wel trek zou hebben.'

En toen zag hij haar gezicht. Ze registreerde zijn shock, die hij meteen de kop indrukte en die plaatsmaakte voor een duistere woede. Hij liep naar de andere kant van de ruimte en bleef daar even staan, met zijn rug naar haar toe, en het was alsof hij ineens van iets harders gemaakt was, alsof hij in staal veranderde.

'Bennett Van Cleve is een dwaas,' zei hij, en zijn kaak bewoog nauwelijks, alsof het hem moeite kostte zich in te houden.

'Het was Bennett niet.'

Het duurde even voor hij dit verwerkt had. 'Verdomme.'

Hij kwam terug en bleef voor haar staan. Ze wendde haar blik af en de kleur steeg haar naar de wangen, alsof ze iets had gedaan waar ze zich voor zou moeten schamen. 'Alsjeblieft,' zei ze, al wist ze niet wat ze precies van hem vroeg.

'Laat me eens kijken.' Hij bracht zijn vingertoppen naar haar gezicht en bestuurde het met een frons. Ze deed haar ogen dicht terwijl zijn vingers voorzichtig langs haar kaaklijn gleden. Hij was zo dichtbij dat ze de warmte van zijn huid kon voelen, de vage geur van paarden die aan zijn kleren hing.

'Ben je bij een dokter geweest?'

Ze schudde haar hoofd.

'Kun je je mond openen?'

Ze deed wat hij vroeg. En sloot hem toen weer met moeite. 'Heb mijn tanden vanochtend gepoetst en toen rammelden er een paar.'

Hij kon er niet om lachen. Zijn vingertoppen gleden naar de zijkanten van haar gezicht, zo voorzichtig dat ze ze nauwelijks voelde, ondanks de snijwonden en beurse plekken, zoals hij ze langs de ruggengraat van een veulen liet glijden op zoek naar scheefgroei. Hij fronste toen ze over haar jukbeenderen gingen. Zijn vingers kwamen bij elkaar op haar voorhoofd waar hij voorzichtig een lok haar opzijschoof.

'Ik geloof niet dat er iets gebroken is.' Zijn stem klonk zacht mompelend. 'Maar dat wil niet zeggen dat ik hem geen optater wil verkopen.'

Vriendelijkheid deed altijd het meeste pijn. Ze voelde een traan langzaam over haar wang biggelen en hoopte dat hij het niet zou zien.

Hij draaide zich om. Ze hoorde dat hij bij het bureau stond en er een lepel op liet vallen.

'Het is tomatensoep. Zelfgemaakt, met kruiden en een beetje room. Ik dacht, je hebt zelf vast niets meegebracht. En... eh... je hoeft er niet op te kauwen.'

'Ik ken niet veel mannen die koken.' Haar stem klonk een beetje snikkend.

'Ja, nou ja, als ik niet zelf kookte, zou ik maar honger krijgen.'

Ze deed haar ogen open en hij schoof de lepel naast haar kom, en legde er een opgevouwen geruit servet netjes naast. Even had ze een flashback van de gedekte tafel de vorige avond, maar die drukte ze de kop in. Dit was Fred, niet Van Cleve. En tot haar verbazing merkte ze dat ze honger had.

Fred ging zitten terwijl ze at, met zijn voeten op een stoel, lezend in een poëziebundel. Hij vond het kennelijk goed om haar met rust te laten.

Ze at bijna alle soep op, al deed het pijn telkens als ze haar mond opendeed. Af en toe voelde ze met haar tong aan haar twee losse tanden. Ze zei niets, omdat ze niet wist wat ze moest zeggen. Ze voelde een vreemd, onverwacht soort vernedering, alsof ze dit op de een of andere manier aan zichzelf te wijten had, alsof de blauwe plekken een symbool waren van haar falen. De gebeurtenissen van de vorige avond bleven maar door haar hoofd spoken. Had ze haar mond moeten houden? Had ze gewoon moeten instemmen? Maar als ze dat had gedaan dan was ze... wat? Niet meer dan zo'n vervloekte pop.

Freds stem doorbrak haar gedachten. 'Toen ik erachter kwam dat mijn vrouw een ander had, heeft bijna elke man van hier tot Hoffman me gevraagd waarom ik haar niet eens flink afgeranseld heb en haar weer mee naar huis heb genomen.'

Alice bewoog haar hoofd stijfjes om hem aan te kijken, maar hij bestudeerde zijn boek, alsof hij de woorden die daar stonden oplas.

'Ze zeiden dat ik haar een lesje moest leren. Ik snapte dat nooit, zelfs niet bij de eerste vlaag van woede, toen het voelde alsof ze op mijn hart had getrapt.

'Je kunt een paard met klappen onder de duim krijgen. Maar het paard zal dat nooit vergeten. En het zal ook nooit om jou geven. Dus als ik het een paard niet aan zou doen, dan snapte ik niet waarom ik het een mens wel aan zou doen.'

Alice schoof de kom langzaam van zich af terwijl hij verderging.

'Selena was niet gelukkig met mij. Ik wist het, al wilde ik er verder niet over nadenken. Ze was niet gemaakt voor het leven hier, met het stof en de paarden en de kou. Ze was een stadse, en waarschijnlijk heb ik daar niet genoeg rekening mee gehouden. Ik was bezig het bedrijf op te bouwen na het overlijden van mijn vader. Ik denk dat ik ervan uitging dat ze net zoals mijn moeder zou zijn, en dat ze haar draai wel zou vinden. Drie jaar en nog steeds geen kinderen, dus ik had moeten weten dat de eerste de beste verkoper die haar iets anders zou beloven haar het hoofd op hol zou brengen. Maar nee, ik heb haar nooit met een vinger aangeraakt. Zelfs niet toen ze met haar koffer in de hand voor me stond en me precies vertelde hoe ik als man had gefaald, wat haar betrof. En de halve stad vindt me nog steeds een watje.'

Ik niet, wilde ze tegen hem zeggen, maar op de een of andere manier lukte dat haar niet.

Ze zaten er nog een poosje zwijgend bij, alleen met hun gedachten. Toen stond hij op en schonk haar een kop koffie in, zette die voor haar neer en liep met de lege kom naar de deur.

'Ik ben vanmiddag aan het werk met Frank Neilsens jonge colt, in de paardenwei, vlakbij. Als er iets is, bonk je gewoon op dat raam. Oké?'

Ze zei niets.

'Ik ben in de buurt, Alice.'

'Dank je wel,' zei ze.

'Ze is mijn vrouw. Ik heb er recht op haar te spreken.'

'Het kan mij geen moer schelen wat jouw –'

Fred was als eerste bij hem. Ze had zitten dutten in haar stoel – ze was uitgeput – en werd wakker van de stemmen.

'Het is goed, Fred,' riep ze. 'Laat hem maar binnenkomen.' Ze schoof de grendel open en zette de deur op een kier.

'Nou, dan kom ik ook binnen.' Fred liep achter Bennett aan, zodat de twee mannen daar even stonden, de sneeuw van hun schoenen stampten en zich afklopten.

Bennett schrok toen hij haar zag. Ze had nog niet naar haar gezicht durven kijken, maar nu ze zijn gezichtsuitdrukking zag, wist ze genoeg. Hij haalde diep adem en wreef met zijn hand over zijn achterhoofd. 'Je moet mee naar huis, Alice,' zei hij. 'Hij doet het niet nog eens,' voegde hij eraan toe.

'Sinds wanneer heb jij iets te zeggen over wat je vader doet, Bennett?' vroeg ze.

'Hij heeft het beloofd. Het was niet zijn bedoeling om je zo hard te raken.'

'O, hij wilde haar zacht raken. Nee, dan is het goed,' zei Fred.

Bennett keek hem vuil aan. 'De gemoederen liepen hoog op. Pa was gewoon... Nou ja, hij is er niet aan gewend om een grote mond te krijgen van een vrouw.'

'En wat doet hij dan de volgende keer als Alice haar mond opendoet?'

Bennett draaide zich om en ging recht voor Fred staan. 'Hé,

Guisler, zou je je hier niet mee willen bemoeien? Want dit zijn volgens mij jouw zaken niet.'

'Het zijn wel degelijk mijn zaken als ik zie dat een weerloze vrouw tot moes geslagen wordt.'

'Dus jij weet zo goed hoe je met vrouwen moet omgaan? Want we weten allemaal wat er met die van jou is gebeurd –'

'Zo is het genoeg,' zei Alice. Ze stond langzaam op – onverhoedse bewegingen deden haar hoofd bonzen – en draaide zich om naar Fred. 'Kun je ons even alleen laten, Fred? ... Alsjeblieft?'

Zijn blik schoot van haar naar Bennett en weer terug. 'Ik sta voor de deur,' mompelde hij.

Ze staarden naar hun voeten tot hij de deur achter zich dichtgetrokken had. Zij keek als eerste op naar de man met wie ze ruim een jaar geleden was getrouwd; een man – dat zag ze nu wel in – die voor haar eerder een ontsnappingsroute was geweest. Er was geen sprake van oprechte zielsverwantschap. En wat wisten ze ook helemaal van elkaar? Ze vonden elkaar exotisch, twee mensen die allebei gevangenzaten in andermans verwachtingen boden elkaar een glimp van een andere wereld. En langzaam maar zeker werd het juist haar anders-zijn dat hem zo tegenstond.

'Dus je gaat mee naar huis?' vroeg hij.

Niet: *Het spijt me. Dit komt weer goed, we gaan het uitpraten. Ik hou van je en ik heb de hele nacht wakker gelegen van bezorgdheid.*

'Alice?'

'Nee, Bennett. Ik kom niet meer terug.'

Het duurde even voor het tot hem doordrong wat ze had gezegd. 'Hoe bedoel je?'

'Ik kom niet meer terug.'

'Maar... Waar ga je dan heen?'

'Dat weet ik nog niet.'

'Je... Je kunt niet zomaar vertrékken. Zo werkt het niet.'

'Wie zegt dat? Bennett, jij houdt niet van me. En ik heb het niet... Ik heb het niet in me om de vrouw te zijn die jij wilt dat ik ben. We maken elkaar verschrikkelijk ongelukkig en het lijkt... Het lijkt er niet op dat dat ooit zal veranderen. Dus nee. Het heeft geen zin dat ik terugkom.'

'Dit komt door Margery O'Hare. Pa had gelijk. Die vrouw –'

'Ach, hou toch op. Ik kan zelf ook nadenken.'
'Maar we zijn getróúwd.'
Ze rechtte haar schouders. 'Ik ga niet meer terug naar dat huis. Al slepen jij en je vader me hier honderd keer weg, ik blijf daar niet.'
Bennett wreef achter in zijn nek. Hij schudde zijn hoofd en draaide zich een kwarslag van haar af. 'Je weet dat hij dat niet zal accepteren.'
'Híj niet, nee.'
Ze keek naar zijn gezicht waar een paar emoties met elkaar de strijd leken aan te binden, en heel even werd het verdriet haar te veel. Om alles, om het toegeven dat dit het echt was, het einde. Maar er was ook iets anders, iets waarvan ze hoopte dat hij het ook voelde: opluchting.
'Alice?' zei hij toen.
En daar was het ineens weer, die bizarre hoop, onweerstaanbaar als een lentebloesem, dat hij haar nu het eigenlijk te laat was in zijn armen zou nemen, zou zeggen dat hij niet zonder haar kon, dat het allemaal een gruwelijke vergissing was en dat ze samen zouden zijn, zoals hij had beloofd. Het geloof dat zo diep in haar verankerd lag dat elke liefdesgeschiedenis in de kern de mogelijkheid bood op een gelukkige afloop.
Ze schudde haar hoofd.
En zonder verder een woord te zeggen vertrok hij.

Kerstmis was wat sober. Margery vierde nooit kerst, omdat ze er niet één goede herinnering aan had, maar Sven wilde het per se, en hij had een kleine kalkoen gekocht die hij vulde en braadde, en hij bakte kaneelkoekjes naar een Zweeds recept van zijn moeder. Margery had veel kwaliteiten, had hij hoofdschuddend tegen haar gezegd, maar als hij op haar kookkunsten moest vertrouwen, zou hij zo dun zijn als een bezemsteel.
Ze hadden Fred uitgenodigd, wat Alice om de een of andere reden verlegen maakte, en telkens als hij vanaf de andere kant van de tafel naar haar keek, wist hij dat op de seconde nauwkeurig te timen met haar blik naar hem, zodat ze moest blozen. Hij had een Dundee-cake meegebracht, gebakken volgens zijn moeders recept,

en een fles Franse rode wijn, die al voor het overlijden van zijn vader in zijn kelder lag, en ze dronken die en verklaarden dat hij interessant smaakte, hoewel Sven en Fred het erover eens waren dat er niets boven koud bier ging. Ze zongen geen kerstliederen en speelden geen spelletjes, maar de ontspannen kameraadschap tussen vier mensen die elkaar een warm hart toedroegen en die gewoon blij waren met lekker eten en een paar dagen vrij van het werk had iets rustgevends.

Toch was Alice de hele dag bang voor de klop op de deur, de onvermijdelijke confrontatie. Meneer Van Cleve was tenslotte een man die gewend was dat hij zijn zin kreeg, en er waren maar weinig gelegenheden waar het bloed zo van ging koken als de kerstdagen. En ja hoor, de klop kwam, al was het anders dan ze had verwacht. Alice sprong op en keek uit het raam, vechtend om ruimte met een vrolijke en verwoed blaffende Bluey. Maar het was Annie die op de stoep bleek te staan, als altijd met een boos gezicht, maar gezien het feit dat het een feestdag was, kon Alice het haar niet echt kwalijk nemen.

'Meneer Van Cleve wilde dat ik dit kwam brengen,' zei ze, en de woorden spatten als boze bubbeltjes van haar lippen. Ze duwde Alice een envelop in de hand.

Alice hield Bluey vast, die zich los wilde schudden en op wilde springen om deze nieuwe gast te begroeten. Hij was een hopeloze waakhond, zei Margery altijd vol genegenheid, een hoop geblaf maar bijten, ho maar. De kleinste pup uit het nest. Altijd iedereen laten weten hoe blij hij met het leven was, die domkop.

Annie hield hem achterdochtig in de gaten, terwijl Alice de envelop aannam. 'En hij zei dat ik u een fijne kerst moest wensen.'

'Dus hij wilde niet van tafel om dat zelf te doen?' riep Sven door de deuropening. Annie keek hem kwaad aan, en Margery gaf hem zachtjes een standje.

'Annie, je bent van harte welkom om even een hapje mee te eten, voor je er weer op uit gaat,' riep ze. 'Het is een koude middag en we hebben genoeg.'

'Dank je. Maar ik moet weer terug.' Ze leek liever niet te dicht bij Alice te staan, alsof ze alleen door haar nabijheid al het risico liep om aangestoken te worden door haar voorkeur voor *afwijkend seksueel gedrag*.

'Nou, bedankt dat je helemaal hiernaartoe bent gekomen,' zei Alice. Annie keek haar achterdochtig aan, alsof ze in het ootje genomen werd. Ze draaide zich om en liep snel de heuvel af.

Alice deed de deur dicht en liet de hond los, die meteen weer opsprong en naar het raam begon te springen, alsof hij totaal was vergeten wie hij daar net had gezien. Alice staarde naar de envelop.

'Wat heb je daar?'

Margery ging aan tafel zitten. Alice zag de blik die ze wisselde met Fred toen ze de kaart opendeed, een uitbundig ding vol glitters en strikjes.

'Hij zal wel proberen om haar terug te krijgen,' zei Sven, die naar achteren leunde op zijn stoel. 'Want dat is een dure, romantische kaart. Bennett wil indruk maken.'

Maar de kaart was niet van Bennett. Ze las de woorden.

Alice, je moet weer thuiskomen. Het is mooi geweest zo, en mijn jongen heeft er last van. Ik weet dat ik je verkeerd aangepakt heb en ik ben bereid het goed te maken. Hier is iets om wat leuks van te kopen in Lexington. Ik stuur het je in de hoop dat het bijdraagt aan je wil om spoedig terug te keren. Bij mijn Dolores was het altijd een vruchtbare maatregel, en ik neem aan dat ook jij er blij mee bent.
Zand erover.

Je vader,
Geoffrey Van Cleve

Ze keek naar de kaart, waar een knisperend biljet van vijftig dollar uit gleed dat op het tafelkleed terechtkwam. Ze staarde ernaar.

'Is dat wat ik denk dat het is?' vroeg Sven, die voorover leunde om het van dichterbij te bekijken.

'Hij wil dat ik een leuke jurk ga kopen. En dat ik dan weer thuiskom.' Ze legde de kaart op tafel.

Er viel een lange stilte.

'Je gaat niet,' zei Margery.

Alice tilde haar hoofd op. 'Al betaalde hij me duizend dollar, dan nog niet.' Ze slikte en stopte het geld terug in de envelop.

‘Maar ik ga wel een andere plek zoeken om te slapen. Ik wil jullie niet voor de voeten lopen.’

‘Ben je gek? Je blijft hier zo lang als je wilt. Je zit mij niet in de weg, Alice. En trouwens, het is weleens fijn om niet met de hond te hoeven vechten om Svens aandacht.’

Margery was de enige die Freds opgeluchte zucht zag.

‘Nou!’ zei ze. ‘Dat is dan geregeld. Alice blijft hier. Ik ga maar eens afruimen. Dan kunnen we daarna Svens kaneelkoekjes gaan halen. Als ze niet te eten zijn, kan ik ze altijd nog gebruiken als schietschijven.’

27 december 1937

Geachte heer Van Cleve,

U hebt me meer dan eens volkomen duidelijk gemaakt dat u mij een hoer vindt. Maar in tegenstelling tot hoeren, ben ik niet te koop. Ik geef u dan ook uw geld via Annie terug.
Ik verzoek u mijn eigendommen naar Margery O’Hares huis te sturen, waar ik voorlopig woon.

Hoogachtend,
Alice

Van Cleve smeet de brief op zijn bureau. Bennett keek op van achter zijn bureau en liet zijn schouders hangen, alsof hij wel kon raden wat erin stond.

‘En nou is het afgelopen,’ zei Van Cleve, en hij maakte een prop van de brief. ‘Die meid van O’Hare is nu echt te ver gegaan.’

Tien dagen later gingen de pamfletten rond. Izzy was de eerste die er eentje zag waaien aan de overkant van het schoolgebouw. Ze steeg af en raapte het op, nadat ze eerst de sneeuw had weggeveegd om het beter te kunnen lezen.

Beste inwoners van Baileyville
Wees op uw hoede voor het morele gevaar
dat gevormd wordt door de paardenbibliotheek.
Alle rechtschapen burgers krijgen het advies om
het gebruik ervan af te slaan.
Raadhuis, dinsdag 18.00 uur
DE NORMEN EN WAARDEN VAN ONZE STAD STAAN OP HET SPEL.

'Normen en waarden. En dat van een man die een meisje met haar gezicht tegen zijn eettafel heeft geslagen,' zei Margery hoofdschuddend.

'Wat moeten we doen?'

'Naar de bijeenkomst gaan, zou ik zeggen. We zijn per slot van rekening rechtschapen burgers.' Margery leek volkomen rustig. Maar Alice zag hoe haar hand het briefje vastpakte en dat de pees in haar nek zich aanspande. 'En ik laat die ouwe –'

De deur vloog open. Het was Bryn, met roze wangen en moeizaam ademend van het rennen.

'Miss O'Hare? Miss O'Hare? Beth is uitgegleden over wat ijs en nu is haar arm heel erg gebroken.'

Ze schoten de bibliotheek uit en liepen achter hem aan over de met sneeuw bedekte weg, waar de grofgebouwde figuur van Dan Meakins, de plaatselijke smid, hen tegemoetkwam met de bleke Beth in zijn armen. Ze hield haar arm vast en ze had intens donkere kringen onder haar ogen, alsof ze een week niet had geslapen.

'Het paard gleed uit over wat ijs, vlak bij de grindgroeve,' zei Dan Meakins. 'Ik heb naar hem gekeken en volgens mij is hij oké. Maar zo te zien heeft zij de klap opgevangen met haar arm.'

Margery kwam dichterbij om Beths arm te bekijken en de moed zonk haar in de schoenen. Hij was al gezwollen en donkerrood tot bijna tien centimeter boven haar pols.

'Doe niet zo overdreven,' zei Beth met opeenklemde kiezen.

'Alice, ga Fred halen. Ze moet naar de dokter in Chalk Ridge.'

Een uur later stonden ze in de kleine behandelruimte van dokter Garnett, die de gebroken arm zorgvuldig tussen twee spalken zette, en zachtjes neuriede terwijl hij hem in het verband wikkelde. Beth hield haar ogen dicht en haar kiezen op elkaar, vastbesloten om niet te laten zien dat het pijn deed, zoals haar gewoonte was, als enige meisje in een gezin met alleen broers.

'Maar ik kan toch nog wel gewoon rijden?' vroeg Beth toen de dokter klaar was. Ze hield haar arm voor zich uit terwijl hij de mitella om haar hals deed en goed vastknoopte.

'Geen sprake van. Jongedame, je moet die arm van jou minstens zes weken laten rusten. Niet rijden, niets tillen, nergens tegenaan stoten.'

'Maar ik móét rijden. Hoe krijg ik die boeken anders bij de mensen?'

'Ik weet niet of u al over onze bibliotheek hebt gehoord, dokter,' begon Margery.

'O, we weten allemaal van jullie bibliotheek.' Hij glimlachte wrang. 'Miss Pinker, de breuk lijkt vooralsnog netjes, en ik heb er alle vertrouwen in dat hij keurig zal genezen. Maar ik kan niet genoeg benadrukken hoe belangrijk het is om die arm tegen nog meer schade te beschermen. Stel dat het geïnfecteerd raakt, dan moeten ze hem straks nog amputeren.'

'Amputeren?'

Alice werd overspoeld door iets: walging, of angst, ze wist niet precies wat het was. Beth zette ineens grote ogen op, en haar eerdere kalmte verdampte.

'We redden het wel, Beth.' Margery bracht het met meer overtuiging dan ze voelde. 'Luister nu maar naar wat de dokter zegt.'

Fred reed zo hard hij kon, maar tegen de tijd dat ze terugkwamen, was de bijeenkomst al bijna een halfuur aan de gang. Alice en Margery slopen het raadhuis binnen, en Alice trok haar muts over haar voorhoofd en trok wat plukken haar los rond haar gezicht om de ergste blauwe plekken te verbergen. Fred liep vlak achter haar, zoals hij de hele dag al deed, als een soort bewaker. De deur viel zachtjes achter hen dicht. Van Cleve was zo op dreef dat niemand omkeek toen ze de zaal in kwamen.

'Begrijp me niet verkeerd. Ik ben helemaal vóór boeken en leren. Mijn eigen zoon Bennett, hier, was de beste van zijn jaar op school, en sommigen van jullie zullen zich wel herinneren dat hij daarom de toespraak bij de diploma-uitreiking mocht geven. Maar je hebt goede boeken en je hebt boeken die mensen op verkeerde ideeën brengen, boeken die onwaarheden verspreiden en onreine gedachten. Boeken die, als er geen toezicht op wordt gehouden, de samenleving kunnen verschéúren. En ik vrees dat we laks zijn geweest en dergelijke boeken binnen onze gemeenschap hebben laten rondgaan zonder voldoende waakzaamheid om onze jonge en kwetsbare zielen te beschermen.'

Margery scande de bijeengekomen hoofden, keek wie aanwezig was, en wie zat mee te knikken. Het was van achteren lastig te zien.

Van Cleve liep langs de voorste rijen, hoofdschuddend, alsof de informatie die hij moest delen hem verdriet deed. 'Soms, buren, beste buren, vraag ik me af of de Bijbel niet het enige boek is dat we zouden moeten lezen. Staan daar soms niet alle feiten en kennis in die we nodig hebben?'

'Wat stel je dan voor, Geoff?'

'Nou, dat lijkt me duidelijk. We moeten die toestand sluiten.'

Gezichten in het publiek keken elkaar aan, sommige geschokt en bezorgd, andere instemmend knikkend.

'Ik weet wel dat er ook wat goed werk verricht is; het delen van recepten, bijvoorbeeld, en de kindertjes leren lezen en zo. En daar dank ik u ook voor, mevrouw Brady. Maar het is genoeg geweest. We moeten de macht over onze stad weer in eigen hand nemen. Te beginnen met het sluiten van die zogenaamde bibliotheek. Ik zal dit onze gouverneur zo snel mogelijk voorleggen, en hoop dat zo veel mogelijk rechtschapen burgers onder u me daarin zullen steunen.'

Een halfuur later liep de zaal langzaam leeg, een stuk stiller dan normaal. Het viel lastig te zeggen wat ze dachten. Ze fluisterden met elkaar en sommigen wierpen de vrouwen die samen achter in de zaal stonden vreemde blikken toe. Van Cleve was diep in gesprek met dominee McIntosh toen hij naar buiten liep, en hij zag hen niet, of had gewoon besloten hen te negeren.

Maar mevrouw Brady zag hen wel. Nog gehuld in de zware bontmantel die ze buiten droeg, scande ze de achterste rijen van de zaal tot ze Margery zag staan, en ze gebaarde die om naar haar toe te komen bij het kleine podium.

'Is het echt waar? Van dat boek? *Married Love*?'

Margery keek haar recht in de ogen. 'Ja.'

Mevrouw Brady slaakte een zacht kreetje. 'Besef je wel wat je hebt gedaan, Margery O'Hare?'

'Het zijn maar gewoon feiten, mevrouw Brady. Feiten die vrouwen helpen om baas te worden over hun eigen lichaam, hun eigen leven. Daar is niks zondigs aan. En trouwens, onze eigen federale rechtbank heeft dat boek goedgekeurd.'

'Federale rechtbanken,' zei mevrouw Brady smalend. 'Jij weet net zo goed als ik dat we hier een heel eind verwijderd zijn van federale rechtbanken, en van mensen die zich ook maar iets aantrekken van wat die besluiten. Jij weet best dat deze streek heel conservatief is, vooral als het om vleselijke zaken gaat.' Ze sloeg haar armen over elkaar en ineens ontplofte ze. 'Verdorie, Margery, ik rekende erop dat je de boel niet op stelten zou zetten! Je weet toch hoe gevoelig dit project ligt? Nu gonst het in de hele stad van de geruchten over het soort leesvoer dat jij rondbrengt. En die ouwe gek stookt de boel nog eens flink op, om zeker te zijn dat hij zijn zin krijgt en de bibliotheek moet sluiten.'

'Ik ben alleen maar eerlijk geweest tegen de mensen.'

'Als je meer verstand had gehad, dan had je ingezien dat je soms een politiek spel moet spelen om je zin te krijgen. Door te doen wat jij nu doet, heb je hem precies de munitie gegeven waar hij op hoopte.'

Margery begon het benauwd te krijgen. 'Kom nou toch, mevrouw Brady. Niemand let toch op meneer Van Cleve.'

'O nee? Nou, Izzy's vader, om maar eens iemand te noemen, is op zijn strepen gaan staan.'

'Wat?'

'Meneer Brady heeft vanavond geëist dat Izzy zich terugtrekt uit het programma.'

Margery's mond viel open. 'U maakt een grapje.'

'Ik maak absoluut geen grapje. Deze bibliotheek is afhankelijk van de goodwill van de mensen hier. Het valt of staat met het idee van algemeen belang. Wat jij ook maar aan het doen bent, het heeft tweedracht gezaaid, en meneer Brady wil niet dat zijn enig kind daarin meegesleurd wordt.'

'Maar... Beth Pinker heeft net haar arm gebroken. En we kwamen al een bibliothecaresse tekort. Als we Izzy ook nog kwijtraken, kan de bibliotheek niet verder.'

'Dan had je daar misschien aan moeten denken voor je de boel opjutte met je... radicale lectuur.'

Pas toen zag ze Alice' gezicht. Ze schrok, fronste, en schudde toen haar hoofd, alsof dat maar weer eens bewees dat er iets grondig mis was met de paardenbibliotheek. Toen schreed ze naar buiten, en Izzy keek wanhopig achterom terwijl ze aan haar mouw naar de uitgang getrokken werd.

'Nou, dat was dan dat.'

Margery en Alice stonden op het stoepje van het inmiddels lege raadhuis, terwijl de laatste karren en mompelende echtparen uit het zicht verdwenen. Het was voor het eerst dat Margery echt geen idee had wat ze moest doen. Ze had nog steeds een gekreukt pamflet van Van Cleve in haar hand. Ze smeet het op de grond en drukte het met haar hak in de sneeuw.

'Ik ga morgen wel rijden,' zei Alice. Haar stem klonk gesmoord door de zwelling in haar mond, alsof ze met een kussen voor haar mond sprak.

'Jij kunt morgen helemaal niet rijden. De paarden zouden van je schrikken, laat staan de gezinnen.' Ze wreef in haar ogen en haalde diep adem. 'Ik neem zo veel mogelijk extra routes. Maar we hebben al zoveel vertraging opgelopen met al die sneeuw.'

'Hij wil ons kapotmaken, hè?' zei Alice dof.

'Ja, dat is wat hij wil.'

'Het is mijn schuld. Door wat ik heb gezegd over die vijftig dollar. Hij is zo kwaad dat hij alles doet om me af te straffen.'

'Alice, als jij het niet had gedaan, had ik het wel gezegd. Van Cleve is typisch zo'n man die het niet aankan dat een vrouw een plek voor zichzelf opeist in de wereld. Je moet jezelf niet de schuld geven, wat die man betreft.'

Alice stak haar handen diep in haar zakken. 'Misschien geneest Beths arm sneller dan de dokter heeft gezegd.'

Margery keek haar even schuin aan.

'Je vindt er wel iets op,' voegde Alice eraan toe, alsof ze het bij zichzelf bevestigde. 'Zoals altijd.'

Margery slaakte een zucht. 'Kom. Laten we teruggaan.'

Alice zette twee stappen en trok Margery's jasje stevig om zich heen. Ze vroeg zich af of Fred mee wilde om haar laatste spullen op te halen. Ze durfde niet alleen te gaan.

Toen klonk er een stem die de stilte verbrak.

'Miss O'Hare?'

Kathleen Bligh kwam de hoek van het raadhuis om gelopen, met een olielamp in haar ene hand, en de teugels van een paard in de andere. 'Mevrouw Van Cleve.'

'Hallo Kathleen. Hoe is het met je?'

'Ik was net bij de bijeenkomst.' Haar gezicht zag er vermoeid uit in het felle licht. 'Ik heb gehoord wat die man allemaal vertelde over jullie.'

'Tja. Iedereen in deze stad heeft overal een mening over. Je moet niet alles geloven wat je –'

'Ik rij wel voor jullie.'

Margery hield haar hoofd schuin, alsof ze dacht dat ze het niet goed had verstaan.

'Ik rij wel. Ik hoorde wat u net tegen mevrouw Brady zei. Garretts ma past wel op de kindjes. Ik rij voor jullie. Tot de arm van dat meisje weer beter is.'

Toen Margery en Alice geen van beiden reageerden, zei ze: 'Ik ken alle valleien in een straal van veertig kilometer. Kan paardrijden als de beste. Jullie bibliotheek heeft mij erdoorheen gesleept, en ik laat het niet gebeuren dat een of andere ouwe gek hem laat sluiten.'

De twee vrouwen staarden elkaar aan.

'Dus hoe laat zal ik er morgen zijn?'

Het was voor het eerst dat Alice Margery echt met een mond vol tanden had zien staan. Ze stamelde een beetje voor ze antwoord gaf.

'Iets na vijven zou goed zijn. We hebben een hoop te doen. Maar als dat niet lukt vanwege je ba–'

'Ik ben er om vijf uur. Heb mijn eigen paard.' Ze keek trots. 'Garretts paard.'

'Dan ben ik je heel erkentelijk.'

Kathleen knikte naar hen allebei, besteeg het grote, zwarte paard, keerde hem, en verdween het donker in.

Achteraf zou Alice zich januari herinneren als de duisterste maand ooit. Niet alleen omdat de dagen kort en ijskoud waren, en omdat ze nu vaak in het pikkedonker te paard moesten, de kragen opgeslagen om hun nek en hun lichaam verpakt in zo veel mogelijk kleren, tot ze bijna niet meer konden bewegen. De gezinnen die ze bezochten zagen ook veelal blauw van de kou, kinderen en oudjes lagen vaak samen in bed, sommigen hoestend en met waterige ogen, of ze zaten op een kluitje rond halfhartige vuurtjes en iedereen zat nog steeds te smachten naar de afleiding en hoop die een mooi verhaal kon bieden. Het was onvoorstelbaar veel moeilijker geworden om de boeken bij hen te krijgen; routes waren vaak onbegaanbaar, de paarden moesten door dikke pakken sneeuw strompelen of over lagen ijs op steile paden glijden, zodat Alice altijd afsteeg en liep, omdat het akelige beeld van Beths rode, gezwollen arm haar nog scherp voor de geest stond.

Kathleen hield zich aan haar woord en verscheen vier ochtenden in de week om vijf uur 's ochtends op het rijzige zwarte paard van haar man, pikte twee tassen vol boeken op en reed zonder een woord te zeggen de bergen in. Ze hoefde de routes zelden wat beter te bekijken, en de gezinnen die ze bezocht ontvingen haar met open deuren, en blije, respectvolle gezichten. Alice zag dat het Kathleen goeddeed om buiten de deur te komen, ook al was het zwaar werk en was ze hele dagen weg bij haar kinderen. Binnen een paar weken straalde ze iets heel nieuws uit; het was niet zozeer geluk, maar wel een gevoel dat ze iets nuttigs deed, en zelfs de gezinnen die neigden meneer Van Cleve te steunen in zijn nadrukkelijke strijd om de bibliotheek te laten sluiten, werden overtuigd om er toch gebruik van te blijven maken, omdat Kathleen hun op het hart drukte dat de bibliotheek *juist goed was, en dat zij en Garrett goede redenen hadden om dat te geloven.*

Maar toch was het zwaar. Ongeveer een kwart van de bergfamilies waren ze kwijt, en in de stad ook een flink aantal mensen, en de geruchtenmachine werkte op volle toeren, zodat degenen die hen voordien nog verwelkomden hen nu achterdochtig bekeken.

Volgens meneer Leland is een van jullie bibliothecaressen buitenechtelijk zwanger geraakt, omdat ze gek van lust werd nadat ze zo'n romannetje had gelezen.

Ik heb gehoord dat alle vijf de zusjes bij Split Willow weigeren hun ouders met het huishouden te helpen, omdat ze het in hun bol hebben gekregen na het lezen van politieke teksten die stiekem in hun kookboeken waren gestopt. Een van hen heeft nu zelfs haar op haar handen.

Is het waar dat die Engelse van jullie een communiste is?

Soms werden ze beledigd of uitgescholden door de mensen die ze bezochten. Ze reden inmiddels niet meer langs de honkytonkbars op Main Street omdat de mannen naar hen floten en vunzige teksten riepen vanuit de deuropening, of achter hen aan liepen en uitbeeldden wat er volgens hen in de boeken stond. Ze misten Izzy's aanwezigheid, haar liedjes en haar vrolijke, ongemakkelijke, enthousiaste uitroepen, en al zei niemand het met zoveel woorden, nu ze de steun van mevrouw Brady niet meer hadden, voelde het alsof ze hun ruggengraat kwijt waren. Beth kwam een paar keer langs, maar ze was zo slechtgehumeurd en neerslachtig dat ze het beter vond als ze helemaal maar niet meer kwam – en dat vonden de anderen uiteindelijk ook. Sophia gebruikte de uren die ze overhad nu er niet meer zoveel boeken waren om te repareren om nog meer plakboeken te maken. 'Het kan nog anders worden,' zei ze stellig tegen de twee jongere vrouwen. 'Heb vertrouwen.'

Alice vatte moed en ging naar het huis van de Van Cleves, geflankeerd door Margery en Fred. Ze zakte bijna door haar knieën van opluchting toen Van Cleve niet thuis bleek te zijn, en Annie overhandigde haar zwijgend twee keurig ingepakte koffers en deed de deur wat al te nadrukkelijk achter haar dicht. Maar eenmaal terug in Margery's blokhut, al had Margery haar nog zo op het hart gedrukt dat ze zo lang kon blijven als ze wilde, voelde Alice zich toch een indringer, een vluchteling in een wereld waarvan ze de regels nog steeds niet helemaal begreep.

Sven Gustavsson was voorkomend; hij was een vriendelijke man die Alice nooit het gevoel gaf dat ze niet welkom was, en altijd als hij op bezoek kwam nam hij de tijd om haar te vragen naar haarzelf, haar familie in Engeland, wat ze die dag had gedaan, alsof ze een welkome gast was en hij zich er altijd weer op verheugde haar te zien, in plaats van een verloren ziel die hun leefruimte in beslag nam.

Hij vertelde haar wat er echt aan de hand was in de mijnen van

Van Cleve: de wreedheid, het geweld tegen vakbondsleden, de kapotte lichamen en de werkomstandigheden waar ze zich nauwelijks een voorstelling van kon maken. Hij legde het allemaal uit op een toon waaruit sprak dat het nu eenmaal zo was, maar toch schaamde ze zich diep dat het comfort van het grote huis waar zij in had gewoond te danken was aan al die dingen.

Ze trok zich altijd terug in een hoekje met een van Margery's honderdtweeëntwintig boeken, of lag tot in de kleine uurtjes wakker, terwijl haar gedachten zo nu en dan onderbroken werden door geluiden uit Margery's slaapkamer. Door de veelvuldigheid ervan, de ongeremde aard en de onverwachte vreugde die ze kon horen, was ze eerst intens gegeneerd, en toen, na een week, nieuwsgierig, met een vleugje verdriet omdat hoe Margery en Sven elkaar liefhadden zo ontzettend verschilde van hoe zij het zelf had meegemaakt. Meestal keek ze even stiekem naar hoe Sven met Margery omging, hoe hij stilletjes haar goedkeurend nakeek als ze rondliep, en hij haar even aanraakte als ze in de buurt was, alsof het gevoel van zijn huid op de hare even noodzakelijk was als ademhalen. Ze hoorde verwonderd aan hoe hij het met Margery over haar werk had, met suggesties kwam en haar bemoedigend toesprak, alsof hij trots was op wat ze deed. Ze zag hoe hij Margery zonder gêne en verlegenheid tegen zich aan trok en haar geheimpjes in haar oor fluisterde en hoe ze naar elkaar glimlachten met een onuitgesproken intimiteit, en dan voelde Alice een groot gapend gat vanbinnen dat steeds groter werd, tot het haar bijna dreigde op te slokken.

Concentreer je op de bibliotheek, zei ze tegen zichzelf, en dan trok ze de sprei op tot haar kin en stopte haar vingers in haar oren. *Zolang je die hebt, heb je tenminste iets.*

13

'Er is geen religie zonder liefde, en mensen kunnen praten over religie zoveel ze willen, maar als die hun niet leert om goed en vriendelijk te zijn tegen mens en dier, dan is het allemaal bedrog.'
– Anna Sewell, *Black Beauty*

Uiteindelijk stuurden ze dominee McIntosh, alsof het woord van God misschien kon bewerkstelligen wat Van Cleve niet was gelukt. Hij klopte op een dinsdagavond aan bij de paardenbibliotheek en trof de vrouwen daar in een kring aan. Ze zaten hun zadels schoon te maken, met een emmer warm water tussen hen in, en waren gezellig aan het kletsen terwijl in de hoek de houtkachel loeide.

Hij zette zijn hoed af en drukte die tegen zijn borst. 'Dames, het spijt me dat ik u stoor bij uw werk, maar ik vroeg me af of ik misschien even kon praten met mevrouw Van Cleve.'

'Als meneer Van Cleve u heeft gestuurd, dominee McIntosh, dan kan ik u de moeite besparen en zal ik u precies vertellen wat ik ook al aan hem, en aan zijn zoon, en aan zijn huishoudster heb verteld en aan wie het verder maar horen wil: ik ga niet terug.'

'Allemachtig, die man weet ook van geen ophouden,' mompelde Beth.

'Tja, dat is een begrijpelijke emotie, gezien de oplopende gemoederen van de laatste weken. Maar je bent getrouwd, kindje. Je bent verantwoording verschuldigd aan een hogere macht.'

'Die van meneer Van Cleve?'

'Nee. Die van God. "Wat God heeft verbonden, mag een mens niet scheiden."'

'Een vrouw mag sowieso niks,' mompelde Beth, en ze grinnikte.

Dominee McIntosh' glimlach leek even te verdwijnen. Hij ging moeizaam zitten op de stoel bij de deur en leunde voorover. 'Je bent getrouwd voor het aanschijn van de Heer, Alice, en het is je plicht om weer naar huis te gaan. Het feit dat je op deze manier bent weggelopen... Nou ja, het leidt tot onrust. Je moet stilstaan bij waar jouw gedrag allemaal toe leidt. Bennett is ongelukkig. Zijn vader is ongelukkig.'

'En mijn geluk dan? Ik gok dat dat er niet toe doet?'

'Lieve kind... Het huiselijk leven zal je oprechte tevredenheid schenken. De vrouw hoort thuis te zijn. "Vrouwen, weest aan uw man onderdanig als aan de Here, want de man is het hoofd van zijn vrouw, evenals Christus het hoofd is zijner gemeente." Efeziërs, hoofdstuk vijf, vers tweeëntwintig.'

Margery wreef zonder op te kijken driftig cirkeltjes in de zadelzeep. 'Dominee, u bent zich er toch wel van bewust dat u hier een kamer vol gelukkig ongehuwde vrouwen voor zich hebt, hè?'

Hij deed net alsof hij het niet had gehoord. 'Alice. Ik doe een dringend beroep op je om je te laten leiden door het Heilige Boek, om het woord van God te verstaan. "Daarom vind ik het nodig dat de jongere weduwen opnieuw trouwen, kinderen krijgen en voor hun eigen gezin zorgdragen, dan zal de vijand niets op hen hebben aan te merken." Dat komt uit de eerste brief van Timotheüs, hoofdstuk vijf, vers veertien. Begrijp je wat Hij je hiermee wil zeggen, kindje?'

'O, ik denk dat ik dat prima begrijp, dominee, dank u wel.'

'Alice, je hoeft dit niet –'

'Het geeft niet, Margery,' zei Alice en ze stak een hand op. 'De dominee en ik hebben altijd heel interessante gesprekken. En ik geloof echt dat ik wel begrijp wat u me wilt vertellen, dominee.'

De andere vrouwen wisselden stilzwijgende blikken. Beth schudde heel even met haar hoofd.

Alice boende met een lap over een hardnekkige modderspetter. Ze hield haar hoofd schuin en dacht na. 'Maar ik zou toch graag nog ergens uw advies over willen inwinnen.'

De dominee zette zijn vingertoppen tegen elkaar. 'Zeker, kindje. Wat zou je willen weten?'

Alice drukte haar lippen even op elkaar alsof ze haar woorden zorgvuldig koos. Toen begon ze zonder op te kijken te praten. 'Wat vindt God ervan als je je schoondochter herhaaldelijk met haar hoofd tegen een tafel beukt, omdat ze zo brutaal was om twee oude poppen aan een paar moederloze kinderen te geven? Hebt u daar ook een toepasselijk vers voor? Dat zou ik dan graag willen horen.'

'Het spijt me, wat wilde je –'

'Misschien hebt u er ook eentje voor als een vrouw nog steeds niet goed kan zien met haar ene oog omdat haar schoonvader haar zo hard in haar gezicht stompte dat ze sterretjes zag? Of wat is anders het Bijbelvers voor als een man probeert om je bankbiljetten toe te steken om te zorgen dat jij je naar zijn wensen voegt? Denkt u dat Paulus daar ook iets over te zeggen had? Want vijftig dollar, dat is per slot van rekening een heel bedrag. Groot genoeg om allerlei zondig gedrag te negeren.'

Beth zette grote ogen op. Margery boog haar hoofd snel.

'Alice, lieve kind. Dit... eh... Dit zijn allemaal privéza–'

'Is dat godvrezend gedrag, dominee? Want ik heb geprobeerd heel goed te luisteren, maar ik hoor u alleen iets zeggen over wat ík kennelijk allemaal verkeerd doe. Terwijl ik eigenlijk denk dat ik nog de christelijkste was daar bij Van Cleve thuis. Ik kom dan wel niet zo vaak naar de kerk, maar ik help wel de armen en de zieken en de hulpbehoevenden. Ik heb nog nooit naar een andere man gekeken, en ook mijn man geen aanleiding gegeven om aan me te twijfelen. Ik geef wat ik kan.'

Ze leunde over haar zadel. 'Ik zal u vertellen wat ik niet doe. Ik roep er geen mannen met machinegeweren bij vanuit naburige staten om mijn eigen werklui te bedreigen. Ik reken diezelfde werklui niet vier keer de marktprijs voor boodschappen en ik ontsla ze niet als ze ergens anders dan in de mijnwinkel inkopen proberen te doen, een winkel waar ze zoveel schulden maken dat ze die voor hun dood nooit meer ingelost krijgen. Ik gooi de zieken niet uit hun huis als ze niet meer kunnen werken. En wat ik al helemaal niet doe is een jonge vrouw zo hard slaan dat ze niet meer kan zien om vervolgens iemand van het personeel op haar af te sturen met geld om het goed te maken. Dus vertelt u mij eens, dominee, wie is in dit verhaal de werkelijke goddeloze? Wie is precies degene die een preek nodig heeft over hoe hij zich zou moeten gedragen? Want dat is iets wat ik echt niet zo goed begrijp.'

Het was nu muisstil in de kleine bibliotheek. De mond van de dominee bewoog op en neer, terwijl hij de vrouwen aankeek: Beth en Sophia bogen zich argeloos over hun werk, Margery's blik schoot tussen hen heen en weer, en Alice keek met opgeheven hoofd, haar gezicht een brandende vraag.

Hij zette zijn hoed op zijn hoofd. 'Ik... Ik zie dat u het druk hebt, mevrouw Van Cleve. Misschien moet ik maar een andere keer terugkomen.'

'Nou graag, dominee,' riep ze toen hij de deur opende en haastig verdween, het donker in. 'Want ik geniet enorm van onze Bijbelstudie!'

Na die laatste poging van dominee McIntosh – een man die zich bepaald niet liet omschrijven als 'de discretie zelve' – wist de hele county te vertellen dat Alice Van Cleve echt bij haar man weg was en dat ze niet meer terugging. Daar knapte het humeur van Geoffrey Van Cleve niet van op – en het was al niet zo stralend dankzij de volksmenners in de mijn. Aangemoedigd door de anonieme brieven waren dezelfde onruststokers die hadden geprobeerd de vakbonden weer nieuw leven in te blazen, daar volgens de verhalen weer mee bezig. Alleen dit keer pakten ze het slimmer aan. Dit keer gebeurde het in heimelijke conversaties, of onofficiële gesprekjes in Marvin's Bar of de Red Horse honky-tonk, en vaak zo snel dat tegen de tijd dat de mannen van Van Cleve arriveerden er niets anders te zien was dan een paar werknemers van Hoffman die rechtmatig een koud biertje dronken na een lange werkweek, en er alleen een vaag spoortje onrust in de lucht hing.

'Er wordt gezegd dat jij je grip aan het verliezen bent,' zei de gouverneur toen ze in de hotelbar zaten.

‘Mijn grip?’

‘Je bent zo obsessief bezig geweest met die vervloekte bibliotheek dat je je niet hebt kunnen concentreren op wat er in je mijn aan de hand is.’

‘Waar hoor je dat soort nonsens? Ik heb een ontzettend stevige grip, gouverneur. Hebben we twee maanden geleden soms niet een hele troep oproerkraaiers van de UMWA ontdekt en lamgelegd? Die heb ik laten afvoeren door Jack Morrissey en zijn mannen. Zeker weten.’

De gouverneur staarde in zijn glas.

‘Ik heb ogen en oren in deze hele county. Ik hou precies bij waar de subversieve elementen zitten. En we hebben een waarschuwing laten uitgaan, om het zo maar te zeggen. En ik heb vrienden bij de politie die dit soort zaken heel goed begrijpen.’

De gouverneur trok zijn wenkbrauwen nauwelijks merkbaar op.

‘Wat is er?’ vroeg Van Cleve na een korte stilte.

‘Ze zeggen dat je je eigen huishouden niet eens onder controle hebt.’

Van Cleve’s nek schoot tegen de achterkant van zijn kraag.

‘Klopt dat? Dat de vrouw van jouw Bennett is weggelopen naar de blokhut in het bos en dat het je niet is gelukt haar weer naar huis te halen?’

‘Die jongelui hebben wat hordes te nemen. Ze... Ze heeft gevraagd of ze bij een vriendin mocht logeren. Dat mocht van Bennett, tot de boel weer gesust is.’ Hij haalde een hand over zijn gezicht. ‘Het meisje heeft heel emotioneel gereageerd, omdat ze hem geen kind kan schenken...’

‘Nou, ik ben blij dat te horen, Geoff. Maar ik moet je wel zeggen dat dit niet is wat de mensen zeggen.’

‘Wat zeggen ze dan?’

‘Ze zeggen dat het meisje van O’Hare jou bij de neus heeft genomen.’

‘De dochter van Frank O’Hare? Pff. Die kleine... *hillbilly*. Die... Die hangt gewoon erg aan Alice. Is een beetje geobsedeerd door haar. Je moet niet luisteren naar wat mensen over die meid zeggen. Ha! En die bibliotheek van haar loopt sowieso op zijn laatste benen. Niet dat die bibliotheek me iets interesseert. Zeker niet.’

De gouverneur knikte. Maar hij lachte niet, en stemde niet in, en sloeg Van Cleve niet op de rug om hem vervolgens een whisky aan te bieden. Hij knikte alleen, dronk zijn glas leeg, gleed van zijn barkruk en vertrok.

En toen Van Cleve uiteindelijk opstond om de bar te verlaten, een paar glazen bourbon en heel wat gesomber later, was zijn gezicht even paars als de gordijnen.

'Alles in orde, meneer Van Cleve?' vroeg de barman.

'Hoezo? Heb jij ook al iets te zeggen, zoals iedereen hier?' Hij gaf zijn lege glas een zet en het was maar goed dat de barman zulke goede reflexen had, anders was het van de andere kant van de bar gevlogen.

Bennett keek op toen zijn vader de hordeur dichtsmeet. Hij had naar de radio zitten luisteren en een honkbaltijdschrift zitten lezen.

Dat tijdschrift sloeg Van Cleve uit zijn hand. 'Ik ben hier klaar mee. Ga je jas pakken.'

'Wat?'

'We gaan Alice halen. Desnoods pakken we haar op en stoppen haar in de kofferbak.'

'Pa, ik heb het je al honderd keer gezegd: ze zegt dat ze toch gewoon weer weggaat, tot we het eindelijk snappen.'

'En dat pik jij van zo'n meisje? Van je eigen vrouw? Weet je wel wat dit betekent voor mijn reputatie?'

Bennett sloeg zijn tijdschrift weer open en mompelde: 'De mensen kletsen maar wat. Dat houdt vanzelf op.'

'Wat wil je daarmee zeggen?'

Bennett haalde zijn schouders op. 'Ik weet niet. Gewoon... Dat we haar beter met rust kunnen laten.'

Van Cleve keek zijn zoon aan door half toegeknepen ogen, alsof een of ander buitenaards wezen zijn plaats ingenomen had en hij hem nauwelijks herkende. 'Wíl je überhaupt wel dat ze weer thuiskomt?'

Bennett haalde zijn schouders weer op.

'Wat heeft dat te betekenen?'

'Ik weet niet.'

'O, ho... Wacht eens even. Is dat soms omdat die Peggy Foreman weer om je heen hangt? Ja, ja, daar weet ik alles van. Ik zie je wel, jongen. En ik hoor dingen. Denk je soms dat je moeder en ik nooit problemen hadden? Denk je dat wij nooit tijden hadden dat we elkaar niet konden luchten? Maar zij was een vrouw die begreep wat haar verantwoordelijkheden waren. Jullie zijn getróúwd. Begrijp je dat, jongen? Getrouwd in de ogen van God en in de ogen van de wet en volgens de wetten der natuur. Als jij wilt rommelen met Peggy, dan doe je dat maar stiekem, en niet zo dat iedereen het kan zien en erover praat. Hoor je me?'

Van Cleve trok zijn jasje recht en keek naar zichzelf in de spiegel boven de schoorsteenmantel.

'Gedraag je eens als een man. Ik heb er schoon genoeg van om te zitten afwachten terwijl een of ander Engels hittepetitje de goede naam van onze familie ruïneert. De naam Van Cleve betekent echt iets in deze streek. Dus jij gaat nu je jas pakken.'

'Wat ga je dan doen?'

'We gaan haar halen.' Van Cleve keek naar de langere gestalte van zijn zoon, die hem nu de doorgang belemmerde. 'Hou je me nou tegen? Mijn bloedeigen zoon?'

'Ik ga hier niet aan meewerken, pa. Sommige dingen kun je beter... laten zoals ze zijn.'

Van Cleve's mond klapte dicht. Hij wurmde zich langs Bennett heen. 'Dit is het begin van het einde. Jij bent misschien te soft om die meid een lesje te leren, maar als je denkt dat ik dit over mijn kant laat gaan, dan ken je je oude vader niet.'

Margery was diep in gedachten verzonken toen ze naar huis reed, en dacht met weemoed aan de dagen dat haar enige zorg was of ze wel genoeg eten had voor de komende drie dagen. Zoals zo vaak gebeurde als ze aan dit soort duistere, kille dingen dacht, was ze zachtjes in zichzelf aan het praten. 'Het is niet zo erg. We leven nog, toch, Charley? En de boeken worden nog steeds rondgebracht.'

De muilezel bewoog zijn oren heen en weer, en ze zou zweren dat hij de helft van wat ze zei begreep. Sven moest altijd lachen om hoe ze tegen haar dieren praatte, en dan antwoordde ze altijd dat zij ze beter begreep dan de helft van de mensen in deze contreien. Bovendien betrapte zij hem er weleens op dat hij tegen die hond zat te kirren alsof het een baby was, als hij dacht dat ze niet keek: *Ben je dan zo'n brave jongen? Ben je dan zo'n lieve brave jongen?* Hij kon weleens bot uit de hoek komen, maar hij was gewoon een zacht ei. En nog lief ook. Niet veel mannen zouden zomaar een andere vrouw in huis nemen. Margery dacht aan de appeltaart die Alice de vorige avond in elkaar geflanst had, waar de helft nog van op het dressoir stond. Het was de laatste tijd altijd stampvol in huis, leek het wel, en iedereen kookte en hielp met de klusjes. Een jaar geleden zou ze dat vreselijk hebben gevonden. Maar nu voelde het vreemd om terug te keren naar een leeg huis, en was ze helemaal niet zo opgelucht als ze had gedacht.

Een beetje verdwaasd van vermoeidheid liet Margery haar gedachten alle kanten op schieten terwijl de muilezel het donkere pad op sjokte. Ze dacht aan Kathleen Bligh, die thuiskwam in een huis waar het verlies tegen de muren kaatste. Dankzij haar hadden ze de afgelopen twee weken ondanks het weer bijna al hun rondes kunnen doen, en doordat er een aantal gezinnen uitgevallen waren vanwege de geruchten van Van Cleve, waren ze bijna weer bij met het werk. Als ze het budget ervoor had, zou ze Kathleen ook in dienst nemen. Maar mevrouw Brady wilde het nog niet hebben over de toekomst van de bibliotheek. 'Ik heb mevrouw Nofcier nog niet geschreven over de... tegenslag waar we mee kampen,' had ze haar een week eerder verteld, en ze bevestigde dat er wat meneer Brady betrof voorlopig geen sprake van was dat Izzy zou terugkomen. 'Ik hoop dat we genoeg mensen voor onze zaak kunnen winnen zodat mevrouw Nofcier nooit iets hoeft te weten van deze... ongelukkige situatie.'

Alice was weer gaan rijden, met inmiddels heldergele plekken als herinnering aan de verwondingen die ze had opgelopen. Ze had die dag de lange route omhoog naar Patchett's Creek genomen, zogenaamd om Spirit weer eens even lekker te laten lopen, maar Margery wist wel dat het was omdat zij en Sven dan even het rijk alleen hadden. De gezinnen aan deze beekroute vonden Alice aardig, en lieten haar Engelse plaatsnamen opzeggen – *Beaulieu* en *Piccadilly* en *Leicester Square* – en lagen dan dubbel om haar accent. Ze vond het nooit erg. Ze was nooit zo snel op haar teentjes getrapt, dat meisje. Het was een van de dingen die Margery zo leuk aan haar vond, dacht ze. Terwijl veel mensen hier nog door de mildste woorden beledigd zouden zijn, in elk compliment een verholen steek onder water zagen, leek Alice nog altijd in iedereen die ze ontmoette het beste te zien. Dat was waarschijnlijk ook de reden waarom ze met die sukkel van een Bennett getrouwd was.

Ze geeuwde en vroeg zich af hoelang het nog zou duren voordat Sven thuiskwam. 'Wat denk jij, Charley? Heb ik nog tijd om wat water te koken en mezelf een beetje schoon te poetsen? Of zou hem dat niks kunnen schelen?'

Toen ze de grendel van het hek weer op zijn plek deed, duurde het even voor ze besefte wat er ontbrak.

'Bluey?'

Ze liep het pad op en riep hem, terwijl haar laarzen in de sneeuw knerpten. Ze haakte de teugels van de muilezel over de paal bij de veranda en bracht haar hand naar haar voorhoofd. Waar hing die vervloekte hond nu weer uit? Twee weken geleden was hij zes kilometer verderop de beek overgestoken naar het huis van de Henschers, om met hun jonge hond te spelen. Toen kwam hij schaapachtig terug, met hangende oren, alsof hij wel wist dat hij iets had gedaan wat niet mocht, en met zo'n schuldbewuste snuit dat ze het hart niet had om hem op zijn donder te geven. Haar stem schalde door de vallei. 'Bluey?'

Ze nam de trap naar de veranda met twee treden tegelijk. En toen zag ze hem, aan de andere kant, bij de schommelstoel. Een slap lijfje, zijn ijskleurige ogen die zonder iets te zien naar het dak staarden, zijn tong uit zijn bek en zijn poten alle kanten op, alsof hij al rennend was gestopt. Een volkomen rond rood kogelgat liep dwars door zijn schedel.

'O nee. O nee.'

Margery holde op hem af en viel op haar knieën, terwijl er een kreet uit haar kwam vanuit een plek die ze zelf niet kende. 'Nee, niet mijn jongen. Nee. Nee.'

Ze nam de kop van de hond op tussen haar handen en voelde de fluweelzachte vacht op zijn wangen, streelde zijn snuit al wist ze dat ze niets meer voor hem kon doen. 'O, Bluey. Mijn lieve schatje.' Ze drukte haar gezicht tegen zijn kop – *het spijt me, het spijt me, het spijt me* – en haar handen grepen hem vast terwijl haar hele lichaam pijn deed van verdriet om die domme jonge hond die nu nooit meer bij haar op bed zou springen.

Zo vond Alice haar toen ze een halfuur later op Spirit aan kwam rijden, met zere benen en voeten die niets meer voelden door de kou.

Margery O'Hare, een vrouw die op de begrafenis van haar vader droge ogen had gehouden, die tot bloedens toe op haar lip had gebeten toen ze haar zusje begroef, een vrouw die er bijna vier jaar over had gedaan om de man van wie ze meer hield dan van wie dan ook te bekennen wat ze voor hem voelde en die nog altijd volhield dat sentiment haar ding niet was, zat huilend als een klein kind op de veranda, dubbelgeklapt van verdriet, met de kop van haar dode hond liefdevol op haar schoot.

Alice zag Van Cleve's Ford nog voordat ze hém zag. Wekenlang was ze weggedoken in de schaduw als hij langsreed, had ze haar gezicht afgewend, met het hart in de keel, zich schrap zettend voor alweer die rood aangelopen eis dat ze thuis moest komen, nu meteen, en dat er een eind moest komen aan deze onzin of het zou haar nog berouwen. Zelfs als ze met anderen was rilde ze bij zijn aanblik, alsof haar cellen zich de impact van die vuistslag nog steeds konden herinneren.

Maar nu, voortgestuwd door een lange nacht vol verdriet dat veel meer pijn deed om te zien dan haar eigen verdriet, spoorde ze Spirit aan om de weg op te rennen toen ze de bordeauxrode auto de heuvel af zag komen, tot ze recht voor hem kwam te staan en hij op de rem moest trappen en piepend tot stilstand kwam, zodat alle voorbijgangers – een flink aantal, aangezien de kruidenier bloem in de aanbieding had – bleven staan om te kijken wat er aan de hand was. Van Cleve keek verbaasd door zijn voorruit naar het meisje te paard, en kon eerst niet goed zien wie het was.

Hij draaide zijn raampje omlaag. 'Ben je nu echt helemaal je verstand kwijt, Alice?'

Alice keek hem woedend aan. Ze liet haar teugels los en haar stem sneed glashelder door de stilte, glinsterend van woede. 'U hebt haar hónd doodgeschoten?'

Het bleef stil.

'U hebt Margery's hónd doodgeschoten?'

'Ik heb niks doodgeschoten.'

Ze stak haar kin in de lucht en keek hem recht in de ogen. 'Nee, natuurlijk niet. U maakt zelf uw handen nergens aan vuil. U hebt natuurlijk uw mannen op haar huis afgestuurd om die pup af te maken.' Ze schudde haar hoofd. 'Mijn god, wat bént u voor een man?'

Uit de vragende blik waarmee Bennett zich naar zijn vader omdraaide, zag ze dat die er niets van afwist, en ergens was ze daar blij om.

Van Cleve, die met open mond naar haar had gekeken, herstelde zich snel. 'Je bent gek! Je bent helemaal doorgedraaid sinds je bij die meid van O'Hare woont!' Hij wierp een blik uit zijn raampje en zag dat de buren, die waren blijven staan om te luisteren, een onderonsje hadden. Dit was natuurlijk smullen voor een stadje waar verder weinig gebeurde: *Van Cleve heeft de hond van Margery O'Hare afgeschoten!*

'Ze is niet goed snik! Kijk dan, hoe ze met haar paard voor mijn auto komt rijden. Alsof ik een hond zou doodschieten!' Hij sloeg met zijn handen op het stuur. Alice verroerde zich niet. Zijn stem schoot een octaaf omhoog. 'Ik! Een vervloekte hond afschieten!'

En toen uiteindelijk niemand iets deed en niemand iets zei: 'Kom mee, Bennett. We hebben werk te doen.' Hij worstelde met zijn stuur om de auto om haar heen te draaien en gaf toen flink gas, waarbij hij Spirit steigerend en schichtig achter zich liet en de steentjes tegen haar benen opspatten.

Het had hen niet moeten verbazen. Sven leunde over de ruwhouten tafel met Fred en de twee vrouwen en vertelde de verhalen die hij in Harlan County had gehoord, van mannen die door dynamiet uit hun huizen werden geblazen vanwege de uit de hand gelopen strijd met de vakbonden, van gangsters met machinegeweren, van sheriffs die hun ogen stijf dichtknepen. In het licht van al die dingen bezien zou een dode hond geen verrassing moeten zijn. Maar het leek Margery alle vechtlust te ontnemen. Ze had al twee keer overgegeven van de schok, en ze keek automatisch om zich heen waar Bluey was als ze thuis waren, met haar hand tegen haar wang gedrukt, alsof ze nog steeds half verwachtte dat hij de hoek om kwam springen.

'Van Cleve is geslepen,' mompelde Sven toen ze de kamer uit liep om bij Charley te kijken, wat ze elke avond bij herhaling deed. 'Hij wist dat Margery niet met haar ogen zou knipperen als iemand een geweer op haarzelf zou richten. Maar als hij alles wat haar dierbaar is tot doelwit maakt...'

Alice dacht hier even over na. 'Sven... maak jíj je zorgen?'

'Om mezelf? Nee. Ik werk daar. Hij kan niet zonder hoofd voor zijn brandweerafdeling. Ik ben geen lid van een vakbond, maar als mij iets overkomt, krijgt hij al mijn jongens over zich heen. Dat hebben we afgesproken. En als wij niet werken, moet de mijn dicht. Van Cleve mag dan de sheriff in zijn zak hebben, maar er zijn grenzen aan wat de staat toelaat.' Hij snoof. 'En trouwens, dit gaat alleen over hem en jullie tweeën. En hij wil verder echt geen aandacht vestigen op het feit dat hij in gevecht is met een stel vrouwen. Echt niet.' Hij nam een slok bourbon. 'Hij wil jullie de stuipen op het lijf jagen. Maar zijn mannen zouden een vrouw nooit iets aandoen. Zelfs die gangsters van hem niet. Ze zijn gebonden aan de erecode van de heuvels.'

'En de mannen die hij uit andere staten haalt, dan?' vroeg Fred. 'Weet je wel zo zeker dat die ook aan die erecode gebonden zijn?'

Maar daar leek Sven geen antwoord op te hebben.

Fred leerde haar hoe ze met een geweer moest omgaan. Hij liet haar zien hoe ze de achterkant van de kolf tegen haar schouder moest zetten, hoe ze de flinke terugslag moest opvangen bij het richten, en hij vertelde dat ze haar adem niet moest inhouden maar dat ze rustig moest uitademen als ze de trekker losliet. De eerste keer dat ze de trekker overhaalde stond hij pal achter haar, met zijn handen op de hare, en vloog ze met zo'n vaart tegen hem aan dat ze daarna wel een uur met een rood hoofd rondliep.

Ze was een natuurtalent, zei hij tegen haar terwijl hij de blikjes op een gevelde boom aan de rand van Margery's land neerzette. Binnen een paar dagen lukte het haar die eraf te schieten, als appels die van een tak vielen. 's Avonds, als ze de nieuwe sloten op de deur dichtdraaide, liet Alice haar handen over de loop glijden, zette hem zomaar tegen haar schouder en vuurde denkbeeldige schoten af op onzichtbare indringers op het pad. Voor haar vriendin was ze bereid de trekker over te halen, dat stond als een paal boven water.

Omdat er nu ook iets anders veranderd was, iets fundamenteels. Alice had gemerkt dat het voor een vrouw veel gemakkelijker was om je woede te uiten uit naam van iemand om wie je gaf, en om die kille vlam brandend te houden net zolang tot je degene die jouw dierbare pijn had gedaan had laten boeten.

Alice, zo bleek, was niet meer bang.

14

In de winter pakte een bibliothecaresse zich zo dik in voor haar tochten te paard dat ze zich nauwelijks herinnerde hoe ze er onder al die kleren uitzag: twee hemden, een flanellen blouse, een dikke trui en een jas met misschien een of twee sjaals eroverheen – dat was het dagelijks uniform in de bergen, met wellicht nog dikke leren mannenhandschoenen over haar eigen handschoenen, een hoed die ze zo diep mogelijk over haar oren trok en nog een sjaal hoog over haar neus, zodat haar adem terugkaatste en haar huid een beetje verwarmde. Thuis trok ze dat allemaal met tegenzin uit en stelde maar een klein stukje huid bloot aan de elementen, tussen het uitrekken van haar ondergoed en het huiverend onder de dekens kruipen. Afgezien van de keren dat ze zich even waste met een washandje, kon het zijn dat een vrouw die voor de paardenbibliotheek werkte haar lichaam soms wekenlang niet zag.

Alice was nog steeds verwikkeld in haar persoonlijke strijd met de Van Cleves, hoewel die zich gelukkig koest leken te houden. Ze was meestal in de bossen achter de blokhut te vinden, waar ze met Freds oude geweer aan het oefenen was en de kogels tegen de blikjes suisden, een geluid dat door de stille lucht galmde.

Van Izzy zag je alleen zo nu en dan een glimp, als ze sikkeneurig in de stad achter haar moeder aan sjokte. En Beth kwam maar sporadisch langs; ze was de enige die dit soort dingen opmerkte of er geintjes over maakte, maar ze was te druk met haar arm en wat ze daar allemaal wel en niet mee kon doen. Dus was het niemand opgevallen dat Margery een beetje aangekomen was, en als dat al zo was, was er niemand die er iets over zei. Sven, die Marge's lichaam even goed kende als dat van hemzelf, begreep dat de vrouwelijke vormen aan veranderingen onderhevig waren, en hij vond ze allemaal even mooi, en hij was zo verstandig om er niets van te zeggen.

Margery zelf was inmiddels gewend aan de intense vermoeidheid, doordat ze dubbele routes probeerde te rijden, en elke dag de discussie aan moest om ongelovigen te overtuigen van het belang van verhalen, van kennis. Maar dat alles boven op het voortdurende gevoel van dreiging maakte dat ze elke ochtend met moeite haar hoofd van haar kussen kreeg. De kou had zich na maanden in de sneeuw in haar gegroefd, en de lange dagen buiten bezorgden haar een niet te stillen honger. Dus het was haar te vergeven dat haar niet opviel wat andere vrouwen eerder door zouden hebben, en als ze het wel doorhad, dat ze de gedachte onder de grote hoop veegde van alle andere dingen waar ze zich zorgen om moest maken.

Maar er komt altijd een punt waarop het onmogelijk wordt om dit soort dingen nog langer te negeren. Op een avond, tegen het eind van februari, zei Margery tegen Sven dat hij niet langs moest komen en ze voegde er bedrieglijk nonchalant aan toe dat ze wat achterstallige klusjes te doen had. Ze hielp Sophia met de laatste boeken, zwaaide Alice uit toen die de besneeuwde avond in trok, en deed de deur achter zich op de grendel toen ze nog alleen over was in de bibliotheek. De houtkachel gloeide nog warm omdat Fred, die lieverd, er nog flink wat houtblokken in gestopt had voordat ook hij was verdwenen om te gaan eten, zijn hoofd bij iets heel anders. Ze ging op de stoel zitten, en haar gedachten hingen zwaar om haar heen tot ze uiteindelijk opstond, een dik studieboek van de plank trok en begon te bladeren tot ze had gevonden wat ze zocht. Met een frons las ze de informatie zorgvuldig. Ze liet het op zich inwerken, en telde toen af op haar vingers: *een, twee, drie, vier, vijf, vijfenhalf.*

En toen nog eens.

Wat de mensen in Lee County ook over de familie van Margery O'Hare mochten denken, over het soort vrouw dat zij wel moest zijn gezien haar afkomst, vloeken deed ze nooit. Maar nu vloekte ze toch, twee keer, en toen liet ze haar hoofd stilletjes in haar handen zakken.

15

'De bankiers, kruideniers, uitgevers en advocaten, de politie, de sheriff en waarschijnlijk ook het openbaar bestuur in de kleine stadjes dienden allemaal het geld en de bazen van de grote bedrijven in de streek. Al wilden ze soms liever anders, ze waren geneigd om de oren te laten hangen naar degenen die de macht hadden om hun materiële en persoonlijke schade te berokkenen.'
– Theodore Dreiser, inleiding bij *Harlan Miners Speak*

'Drie gezinnen bij wie ik geen enkel boek mocht achterlaten, en bij wie we hooguit verhalen uit de Bijbel mogen voorlezen, eentje die de deur in mijn gezicht dichtgooide, daar in die nieuwe huizen vlak bij Hoffman, maar mevrouw Cotter lijkt weer bijgedraaid, nu ze inziet dat we haar niet tot onzedige dingen willen verleiden, en Doreen Abney wil graag dat tijdschrift met het recept voor konijnenpastei lenen, aangezien ze twee weken geleden vergeten is om dat over te schrijven.' Kathleens zadeltas landde met een plof op het bureau. Ze draaide zich om en keek Alice aan terwijl ze de modder van haar handen wreef. 'O, en meneer Van Cleve hield me staande op straat om te zeggen dat het een gruwel is wat we doen en hoe eerder we uit deze stad verdwijnen, hoe beter.'

'Ik zal hem eens iets gruwelijks laten voelen,' zei Beth somber.

Half maart was Beth weer voltijds aan de slag gegaan, maar niemand had het hart om tegen Kathleen te zeggen dat ze niet meer nodig was. Mevrouw Brady, die weliswaar onbuigzaam was, maar niet onredelijk, had Izzy's loon niet van het budget geschrapt sinds die weg was, en dus overhandigde Margery het kleine bruine envelopje rechtstreeks aan Kathleen. Dat was wel een opluchting, want ze had haar tot dan toe uit haar eigen zak betaald met het beetje spaargeld dat ze ergens verstopt had, na de dood van haar vader. Kathleens schoonmoeder was twee keer met de kinderen langs geweest in de bibliotheek om hun vol trots te laten zien wat hun mama voor werk deed. De vrouwen waren dol op de kindjes en iedereen knapte ervan op als ze Kathleen zagen glimlachen en zagen hoe oprecht de warmte was die haar schoonmoeder voor haar voelde.

Omdat hij wel zag dat Alice er niet toe te bewegen was om weer terug te komen, had meneer Van Cleve het over een andere boeg gegooid en stond hij erop dat ze de stad zou verlaten. Hij beweerde dat ze hier niet meer gewenst was, en ging naast haar rijden in zijn auto als ze 's ochtends vroeg aan haar ronde begon, zodat Spirits ogen wit wegdraaiden en ze opzij steigerde, om weg te komen van de man die vanaf de bestuurdersstoel naar haar zat te blaffen.

'Je kunt niet in je eigen onderhoud voorzien. En die bibliotheek gaat over een paar weken dicht. Dat heb ik van de gouverneur zelf gehoord. En je komt niet meer terug, dus ik zou maar maken dat ik wegkwam. Terug naar Engeland.'

Ze had leren rijden met haar blik strak voor zich uit, alsof ze hem niet kon horen, wat nog meer olie op het vuur gooide, zodat hij de halve weg zat te tieren en Bennett steeds verder wegzonk op de passagiersstoel.

'En zo knap om te zien ben je ook al niet meer!'

'Denk je echt dat Margery het goedvindt dat ik bij haar thuis woon?' vroeg ze dan achteraf aan Fred. 'Ik wil haar niet in de weg zitten. Maar hij heeft wel gelijk; ik kan verder nergens heen.'

Fred beet dan op zijn lip, alsof hij iets wilde zeggen wat hij niet mocht zeggen. 'Volgens mij vindt Margery het fijn dat je er bent. Net als... wij allemaal,' antwoordde hij dan voorzichtig.

Er waren haar nieuwe dingen gaan opvallen aan Fred: zijn zelfvertrouwen als hij zijn handen op paarden legde, zijn soepele bewegingen, heel anders dan Bennett, die zich, al was hij een sportman, altijd wat ongemakkelijk leek te voelen, ingedamd door zijn eigen spieren, alsof hij maar heel af en toe de ruimte kreeg. Ze begon smoesjes te verzinnen om tot laat in de bibliotheek te blijven, en hielp Sophia, die haar lippen stijf op elkaar hield. Ze wist het. Iederéén wist het.

'Je vindt hem leuk, hè?' vroeg Sophia haar op een avond recht voor zijn raap.

'Ik? Fred? O jee. Ik...' stamelde ze.

'Hij is een goeie man.' Sophia zei het met de klemtoon op 'goeie', alsof ze hem met iemand anders vergeleek.

'Ben jij ooit getrouwd geweest, Sophia?'

'Ik? Nee.' Sophia zette een draad tussen haar tanden en beet hem in één keer door. En net toen Alice zich afvroeg of ze, zoals gewoonlijk, te direct was geweest, voegde ze eraan toe: 'Heb wel eens van een man gehouden. Benjamin. Een mijnwerker. Hij was Williams beste vriend. We kenden elkaar al sinds we klein waren.'

'Is hij... Is hij omgekomen in de mijnen?'

'Nee. Een paar mannen hebben hem doodgeschoten. Hij deed helemaal niks, liep gewoon naar huis, na het werk.'

'O, Sophia. Wat verschrikkelijk.'

Ze kon Sophia's gezichtsuitdrukking niet goed duiden; het was alsof ze jaren had geoefend in het verbergen van haar gevoelens. 'Ik heb hier heel lang niet meer willen zijn. Ben naar Louisville vertrokken en heb me daar helemaal op de bibliotheek voor kleurlingen gestort. Ik heb wel min of meer een nieuw leven opgebouwd, maar ik miste hem elke dag. Toen ik hoorde dat William een ongeluk had gehad, bad ik tot God dat hij me niet terug zou laten keren. Maar zoals je weet, heeft God zo zijn eigen ideeën.'

'Is het nog steeds zo zwaar?'

'In het begin wel. Maar... dingen veranderen. Ben is nu al veertien jaar geleden overleden. De wereld draait door.'

'Denk je... dat je ooit nog iemand anders ontmoet?'

'O, nee. Die tijd is voorbij. En trouwens, ik pas nergens. Voor de mannen hier in de buurt ben ik te hoogopgeleid. En volgens mijn broer ben ik ook te eigenwijs.' Sophia schoot in de lach.

'Dat komt me bekend voor,' zei Alice, en ze zuchtte.

'Ik heb William om me gezelschap te houden. We redden ons wel. En ik heb hoop. Het gaat goed.' Ze glimlachte. 'Je moet je zegeningen tellen. Ik hou van mijn werk. Ik heb hier nu vrienden.'

'Zo voelt het voor mij ook een beetje.'

Bijna automatisch pakte Sophia's slanke hand die van Alice en gaf er een kneepje in. Alice kneep terug, wat overvallen door de onverwachte troost van de aanraking. Ze hielden elkaars hand stevig vast en lieten toen bijna met tegenzin los.

'Ik vind hem wel heel aardig,' zei Alice na een korte stilte. 'En... nogal knap.'

'Meisje, je hoeft maar met je vingers te knippen. Die man smacht al zolang ik hier ben naar jou als een hond naar zijn bot.'

'Maar dat kan toch niet?'

Sophia keek op.

'De halve stad vindt deze bibliotheek toch al een broeinest voor immoreel gedrag, om te beginnen met mij. Moet je je indenken wat ze zouden zeggen als ik het aanlegde met een man. Een man die niet mijn echtgenoot is.'

Daar had ze een punt, zei Sophia achteraf tegen William. Maar het was wel verdomd zonde, twee goeie mensen die zo genoten van elkaars gezelschap.

'Tja,' zei William, 'het is nu eenmaal geen eerlijke wereld.'

'Zeg dat,' zei Sophia, en ze boog zich weer over haar naaiwerkje en verloor zich even in de herinnering aan een vrolijke man die haar altijd aan het lachen maakte, en het al zo lang niet meer gevoelde gewicht van zijn arm om haar middel.

'Ze is een schooljuf, die ouwe Spirit,' zei Fred toen ze in de vallende duisternis naar huis reden. Hij droeg een zware jas van zeildoek om de gestage regen te weren, en om zijn nek had hij de groene sjaal die de bibliothecaressen hem met kerst cadeau hadden gedaan, zoals elke dag. 'Zag je dat vandaag? Elke keer als deze hier schrok, keek zij hem aan met zo'n blik van: "Doe even gewoon." En als hij niet luisterde, legde ze haar oren plat tegen haar hoofd. Ze leert hem een lesje.'

Alice keek naar de twee paarden die zij aan zij reden en verwonderde zich over de piepkleine verschillen die Fred opvielen. Hij kon de lichaamsbouw van een paard beoordelen, zoog door zijn tanden bij afhangende schouders of koehakkigheid of een onderontwikkelde bovenlijn, terwijl Alice alleen een 'leuk paardje' zag. Hun karakter kon hij ook inschatten; paarden waren eigenlijk al bij de geboorte zoals ze waren, zolang de mens ze maar niet verpestte, volgens hem. 'Maar ja, de meeste mensen kunnen het toch niet laten.' Ze had vaak de indruk dat Fred het heel ergens anders over had als hij dit soort dingen zei.

Hij reed haar tegenwoordig tegemoet op haar routes op een jonge volbloed met een gehavend oor: Pirate. Hij zei dat het hielp om het jonge paard te trainen in de buurt van Spirits gelijkmatiger temperament, maar ze vermoedde dat het ook om andere redenen was, en dat vond ze niet erg. Het was al moeilijk genoeg om het grootste deel van de dag alleen te zijn met haar gedachten.

'Heb je dat boek van Hardy al uit?'

Fred trok een gezicht. 'Ja. Maar die Angel, daar had ik niet zoveel mee.'

'Nee?'

'De helft van de tijd had ik zin om hem een trap onder de kont te geven. Dat arme meisje dat gewoon van hem wilde houden, recht voor zijn neus. Terwijl hij haar als een soort dominee veroordeelde. Ook al was het allemaal niet haar schuld. En dat hij uiteindelijk met haar zus trouwt!'

Alice smoorde een lachje. 'O, dat was ik alweer vergeten.'

Ze hadden het over boeken die ze elkaar aangeraden hadden. Ze had genoten van Mark Twain, vond de gedichten van George Herbert onverwacht ontroerend. De laatste tijd vonden ze het gemakkelijker om het over boeken te hebben dan over iets in het echte leven.

'Dus... Kan ik je een lift naar huis geven?' Ze waren bij de bibliotheek aangekomen en brachten de paarden naar Freds stal voor de nacht. 'Als je dat hele eind naar Marge moet lopen in deze regen... Ik kan je ernaartoe rijden tot de grote eik.'

O, wat verleidelijk. De lange wandeling door het donker was het naarste deel van de dag, want ze had honger en ze had overal pijn, en ze leek maar niet aan iets fijns te kunnen denken. Eerst reed ze met Spirit naar huis en liet haar 's nachts daar staan, maar ze waren stilzwijgend overeengekomen om daar voorlopig geen extra dieren meer te houden.

Fred deed de staldeur dicht en keek haar verwachtingsvol aan. Ze dacht aan het stille genoegen van naast hem zitten, te kijken naar zijn sterke handen op het stuur, zijn glimlach als hij haar af en toe iets vertelde, vertrouwelijkheden die hij haar aanbood als schelpen in de palm van zijn hand.

'Ik weet het niet, Fred. Als ze me zien –'

'Nou, ik zat te denken...' Hij bewoog even gespannen. 'Ik weet dat je Margery en Sven de ruimte gunt... Nu meer dan anders...' Er was iets vreemds aan de hand met Margery en Sven. Het had een week of twee geduurd voor het haar opgevallen was, maar de gesmoorde geluiden van hun liefdesspel waren niet meer te horen in het kleine huisje. Als Alice 's ochtends opstond was Sven vaak al weg en als hij thuis was, waren er geen gefluisterde grapjes of achteloze intimiteiten meer, maar pijnlijke stiltes en steelse blikken. Margery leek ergens over te piekeren. Haar gezicht stond altijd ernstig, en ze sprak kortaf. Maar de vorige avond, toen Alice haar had gevraagd of ze liever had dat ze wegging, verzachtte Margery's gezicht. En toen had ze nogal onverwacht gereageerd – niet door het weg te wuiven en te zeggen dat het prima was, dat ze zich niet druk moest maken, maar door heel zacht te zeggen: 'Nee. Ga alsjeblieft niet weg.' Ruzie tussen de geliefden? Ze kon haar vriendin niet verraden door over haar privézaken te spreken, maar ze had geen idee wat er speelde.

'... dus ik vroeg me af of je misschien bij mij zou willen eten. Ik kook met plezier. En ik zou...' Ze concentreerde zich weer op de man die voor haar stond. '... je rond halfnegen weer thuis kunnen brengen.'

'Fred, het kan niet.'

Hij slikte zijn woorden abrupt in.

'Ik... Het is niet dat ik het niet zou willen. Maar... als iemand me zou zien... Nou ja, het ligt allemaal al zo gevoelig. Je weet hoe ze kletsen, hier in de stad.'

Hij keek alsof hij dit ergens al had verwacht.

'Ik wil niet nog meer op het spel zetten. Voor de bibliotheek.

En ook niet... voor mezelf. Misschien als alles straks weer wat rustiger is.'

Ze zei het wel, maar had zelf ook geen idee hoe dat dan zou kunnen. Dit stadje poetste een roddel op en bewaarde hem alsof het een in amber gevangen insect was. Eeuwen later zou hij nog de ronde doen.

'Natuurlijk,' zei hij. 'Nou ja, ik wilde je gewoon laten weten dat ik het je aanbied. Voor het geval je Margery's kookkunst beu bent.'

Hij probeerde te lachen, en ze stonden tegenover elkaar, allebei een beetje verlegen. Hij verbrak de spanning door zijn hoed te lichten bij wijze van groet, en slofte toen het natte pad naar zijn huis op. Alice keek hem na, en dacht aan de warmte, daar binnen, het blauwe voddenkleed, de zoete geur van het geboende hout. En toen slaakte ze een zucht, trok haar sjaal over haar neus en begon aan de lange wandeling de koude berg op, naar Margery's huis.

Sven wist dat Margery geen vrouw was die je kon pushen. Maar toen ze hem voor de derde keer die week zei dat hij beter in zijn eigen huis kon slapen, kon hij zijn vermoeden niet langer negeren. Hij keek naar hoe ze Charley afzadelde, en terwijl hij zijn armen over elkaar sloeg voelde hij dat hij haar met een koelere blik bekeek toen hij eindelijk de woorden uitsprak die nu al weken door zijn hoofd spookten. 'Heb ik soms iets misdaan, Marge?'

'Wat?'

En daar gebeurde het weer. Ze keek hem nauwelijks aan terwijl ze sprak.

'Ik mag de afgelopen weken nauwelijks bij je in de buurt komen.'

'Doe niet zo raar.'

'Ik kan niets meer zeggen. Als we naar bed gaan ben je ingepakt als een zijderups. Ik mag je niet aanraken...' Hij stamelde, aarzelde, wat hij anders nooit deed. 'We zijn nooit zo kil tegen elkaar geweest, zelfs niet toen het uit was. In al die tien jaar niet. Dus ik... Ik wil weten of ik je soms op de een of andere manier beledigd heb.'

Haar schouders gingen een beetje hangen. Ze reikte naar de singel onder de buik van haar muilezel en gooide die over het zadel, zodat de gesp rinkelde bij de landing. Haar houding had dat vermoeide dat hem deed denken aan een moeder wier kinderen zich misdragen hebben. Ze bleef even stil voor ze antwoord gaf. 'Je hebt me niet beledigd, Sven. Ik ben... gewoon moe.'

'Maar waarom mag ik je dan niet eens meer vasthouden?'

'Nou, ik wil gewoon niet altijd vastgehouden worden.'

'Dat was eerst wel anders.'

Het geluid van zijn eigen stem stond hem tegen, dus hij nam het zadel van haar over en liep ermee naar het huis. Ze liet Charley los in zijn stal, wreef hem droog, vergrendelde de staldeur en kwam zwijgend het huis in. Ze deden tegenwoordig alles op slot, hun blik scherp op verandering, hun oren gespitst voor elk vreemd geluid in de vallei. Over het pad vanaf de weg had ze een paar touwtjes gespannen met belletjes en blikken eraan zodat ze vooraf gewaarschuwd werd, en het bed werd geflankeerd door twee geladen geweren.

Hij legde het zadel op de standaard, bleef even staan en dacht na. Toen deed hij een stap in haar richting, raakte even zachtjes haar wang aan, bij wijze van olijftak. Ze keek niet op. Vroeger zou ze zijn hand tegen haar huid hebben gedrukt en hem hebben gekust. En dat feit maakte dat de moed hem in de schoenen zonk.

'We zijn toch altijd eerlijk geweest tegen elkaar, of niet?'

'Sven...'

'Ik respecteer hoe jij je leven wilt leven. Ik accepteer dat je niet gebonden wilt zijn. Ik heb het er met geen woord meer over gehad sinds –'

Ze wreef over haar voorhoofd. 'Kunnen we het hier nu niet over hebben?'

'Wat ik bedoel is... We hadden een afspraak. We hebben afgesproken dat jij het zou zeggen als je me niet meer wilde.'

'Moet dit nou echt weer?' Margery klonk verdrietig en uitgeput. Ze wendde zich van hem af. 'Het ligt niet aan jou. Ik wil helemaal niet dat je weggaat. Ik heb alleen... Ik heb alleen heel veel aan mijn hoofd.'

'We hebben allemaal veel aan ons hoofd.'

Ze schudde van nee.

'Margery.'

En daar stond ze, precies zo ezelachtig als Charley. En ze gaf hem niets.

Sven Gustavsson had geen moeilijk karakter, maar hij was wel trots en had zo zijn grenzen. 'Ik trek dit niet meer. Ik zal je niet langer lastigvallen.'

Ze keek op toen hij zich omdraaide.

'Als je er weer klaar voor bent om me te zien, dan weet je me te vinden.' Hij stak een hand op en liep de berg af. Hij keek niet meer om.

Op vrijdag had Sophia vrij, want William was jarig en aangezien de reparaties allemaal gedaan waren (waarschijnlijk omdat Alice zoveel extra tijd in de bibliotheek doorbracht), had Margery erop aangedrongen dat ze bij haar broer bleef. Alice reed de berg op naar Split Creek toen de schemering inviel, en toen ze het licht nog zag branden, vroeg ze zich af wie van de bibliothecaressen nog binnen was. Beth was altijd snel weg; die dumpte haar boeken en racete dan naar huis, naar de boerderij, want als ze niet snel genoeg was, zouden haar broers het eten dat voor haar apart gehouden was opeten. Kathleen wilde al even graag door naar huis, om haar kinderen nog even te zien voor ze naar bed moesten. Alleen zij en Izzy hadden hun paarden bij Fred op stal, en het leek erop dat Izzy voorgoed vertrokken was uit het project.

Alice zadelde Spirit af en bleef even in de warmte van de stal staan, kuste toen de oren van de merrie die zo lekker roken, drukte haar gezicht tegen haar warme hals en pakte wat lekkers voor haar toen Spirit aan haar zakken begon te snuffelen met haar zachte, onderzoekende neus. Ze hield inmiddels van het dier, kende haar karakter en sterke punten even goed als die van haarzelf. Het paardje, realiseerde ze zich, was de grootste constante in haar leven. Toen ze zeker wist dat de merrie alles had wat ze nodig had, liep ze naar de achterdeur van de bibliotheek, waar ze nog een streepje licht door een kier tussen de planken zag, waar die niet met papier bedekt waren.

'Marge?' riep ze.

'Nou zeg, jij neemt de tijd.'

Alice keek verbaasd naar Fred, die aan het kleine tafeltje midden in de ruimte zat, gekleed in een schoon flanellen overhemd en een spijkerbroek.

'Ik heb je punt over niet met mij in het openbaar gezien willen worden ter harte genomen. Maar ik dacht: samen eten kan misschien toch wel?'

Alice deed de deur zachtjes achter zich dicht, en keek naar de keurig gedekte tafel, met een klein vaasje met hoefblad, de voorbode van de lente, in het midden, de twee stoelen die hun schaduwen wierpen over de ruggen van de boeken om hen heen.

Hij leek haar geschrokken stilzwijgen op te vatten als terughoudendheid. 'Het is maar gewoon een stoofpotje met varkensvlees en zwarte bonen. Niks bijzonders. Ik wist niet hoe laat je precies weer terug zou zijn. De groente is misschien een beetje afgekoeld.' Hij tilde het deksel van de zware gietijzeren pan en ineens vulde de ruimte zich met de geur van stoofvlees. Naast haar op tafel stonden een zware pan met *corn bread* en een schaal met sperzieboontjes.

Alice' maag rammelde onverwacht en hoorbaar, en ze drukte er een hand tegenaan en probeerde niet te blozen.

'Nou, er is in elk geval iemand die het goedkeurt,' zei Fred zonder een spier te vertrekken. Hij stond op en liep om tafel om de stoel voor haar naar achteren te schuiven.

Ze legde haar hoed op het bureau en wikkelde haar sjaal af. 'Fred, ik –'

'Ik weet het. Maar ik vind je gezelschap prettig, Alice. En als man in deze buurt krijg ik niet vaak iemand zoals jij op bezoek.' Hij leunde naar voren en schonk haar een glas wijn in. 'Dus ik zou het heel erg op prijs stellen als je me... dit gunde...'

Ze deed haar mond open om te protesteren, maar besefte toen dat ze niet wist waartegen. Toen ze opkeek, zat hij naar haar te kijken, wachtend op een teken.

'Dit... ziet er allemaal heerlijk uit,' zei ze.

Er ontsnapte hem een korte zucht, alsof hij tot op dat moment niet had geweten of ze alsnog de benen zou nemen. En toen hij het eten begon op te scheppen glimlachte hij, een trage, brede glimlach die zoveel tevredenheid uitstraalde dat ze wel mee móést lachen.

De paardenbibliotheek was in de korte tijd van haar bestaan een symbool geworden van veel verschillende dingen, en een brandpunt voor veel andere dingen, sommige controversieel en sommige dingen die bepaalde mensen altijd een ongemakkelijk gevoel zouden geven, hoelang ze ook zou bestaan. Maar op die ene ijskoude, vochtige avond in maart werd het een klein, warm toevluchtsoord. Twee mensen, veilig binnen de muren, heel even vrijaf van hun ingewikkelde geschiedenissen en de zwaarwegende verwachtingen van de mensen in de stad waarin ze woonden, die lekker aten en lachten en praatten over poëzie en verhalen en paarden, en de fouten die ze hadden gemaakt. En al raakten ze elkaar fysiek nauwelijks aan, behalve per ongeluk als ze elkaar het brood aanreikten of een glas bijvulden, Alice ontdekte een deel van zichzelf dat ze had gemist zonder het te weten: de flirtende jonge vrouw die niet alleen graag door de bergen reed, maar ook graag praatte over de dingen die ze had gelezen of gezien of waar ze over had nagedacht. Fred, op zijn beurt, genoot ervan de volledige aandacht van een vrouw te hebben, iemand die lachte om zijn grapjes en die hem uitdaagde met een inzicht dat misschien anders was dan het zijne. De tijd vloog voorbij en aan het eind van de avond waren ze allebei verzadigd en blij, en vervuld van die zeldzame gloed die je voelt als je weet dat er iemand is die je begrijpt, en dat er misschien iemand is die alleen het beste in jou ziet.

Fred tilde de tafel met gemak de laatste treden af, klaar om hem weer mee naar zijn eigen huis te nemen, en keerde zich toen om, om de deur op dubbel slot te draaien. Alice stond naast hem en sloeg haar sjaal voor haar gezicht, met een volle buik en een glimlach. Ze werden door de bibliotheek aan het zicht onttrokken en ineens stonden ze maar een paar centimeter bij elkaar vandaan.

'Weet je heel zeker dat ik je niet naar huis zal rijden? Het is koud, en donker, en het is een heel eind lopen.'

Ze schudde haar hoofd. 'Vanavond voelt het alsof het maar vijf minuten duurt.'

Hij keek haar aan in het halfdonker. 'Jij bent tegenwoordig ook niet snel bang, hè?'

'Nee.'

'Dat zal de invloed van Margery zijn.'

Ze lachten naar elkaar en hij keek even bedachtzaam. 'Wacht.' Hij holde naar het huis en kwam even later terug met een geweer, dat hij aan haar overhandigde. 'Voor de zekerheid,' zei hij. 'Jij mag dan niet bang zijn, maar dan slaap ik rustiger. Breng het morgen maar weer terug.'

Ze nam het zonder tegensputteren van hem aan, en er volgden een paar vreemde, langgerekte minuten, zo'n moment waarin twee mensen weten dat ze afscheid moeten nemen en dat niet willen, en dat ze allebei weten dat de ander dat ook vindt, ook al zeggen ze er niets over.

'Nou,' zei ze uiteindelijk. 'Het wordt al laat.'

Hij wreef onzeker over het tafelblad en hield de woorden die hij niet kon zeggen binnen.

'Dank je, Fred. Dat was echt de fijnste avond die ik heb gehad sinds ik hier ben. Ik... Ik waardeer het heel erg.'

Ze wisselden een blik die een ingewikkelde mengelmoes was van allerlei dingen. Een erkenning van iets waar normaal gesproken het hart van gaat jubelen, doorspekt met de wetenschap dat sommige dingen nu eenmaal onmogelijk waren en dat die wetenschap je hart een beetje brak.

En ineens leek de magie van de avond een beetje op te lossen.

'Nou, slaap lekker dan, Alice.'

'Slaap lekker, Fred,' zei ze. Toen, nadat ze het geweer over haar schouder had gehangen, draaide ze zich om en liep met flinke passen de weg op voor hij nog iets kon zeggen waardoor het allemaal een nog grotere puinhoop zou worden dan het al was.

16

'Dat is een van de problemen met dit land: alles, het weer, alles blijft veel te lang hangen. Net als onze rivieren, onze grond; ondoorzichtig, traag, heftig; het vormt en schept het leven van de mens naar zijn eigen onverbiddelijke en sombere beeltenis.'
– William Faulkner, *As I Lay Dying*

De regen kwam tegen het eind van maart, en maakte eerst ijsbanen van de bevroren stoepen en stenen en liet de sneeuw en het ijs vervolgens, door pure meedogenloosheid, in een eindeloze grauwsluier in de grond verdwijnen. Er viel weinig plezier te beleven aan de milde temperatuursomslag, het vooruitzicht van warmere dagen. Want het hield maar niet op. Na vijf dagen had de regen de wegen waarvan de aanleg nog niet klaar was in modderpoelen veranderd, en op sommige plekken de hele bovenlaag weggespoeld, zodat er scherpe stenen en gaten in het wegdek verschenen waar de argelozen over zouden struikelen. De paarden stonden buiten aan palen vastgebonden te wachten, hun hoofden gelaten gebogen, hun staarten naar beneden gedrukt, en auto's reden bokkend en grommend over de glibberige bergwegen. Boeren stonden te mopperen in hun voorraadschuren, terwijl winkeliers zich afvroegen hoe het toch mogelijk was dat er nog zoveel water in de lucht hing.

Margery kwam terug van haar ochtendronde, doorweekt tot op het bot, en ze trof de andere bibliothecaressen en Fred aan met rusteloze handen en voeten.

'De vorige keer dat het zo regende trad de Ohio buiten zijn oevers,' zei Beth met een blik door de openstaande deur. Je kon het gegorgel van het oppervlaktewater dat over de weg stroomde horen. Ze nam nog een laatste trek van haar sigaret en stampte hem uit met de hak van haar laars.

'Te nat om te rijden, dat zeker,' zei Margery. 'Ik ga er niet meer op uit met Charley.'

Fred had die ochtend meteen al tegen Alice gezegd dat het geen goed idee was, en al liet ze zich doorgaans nergens door tegenhouden, nu keek ze hem toch ernstig aan. Hij had zijn eigen paarden naar hogergelegen land gebracht, waar je ze in een modderpoel zag staan. 'Ik zou ze anders wel in de schuur zetten,' had hij tegen haar gezegd toen ze hem hielp de laatste twee naar hogerop te brengen, 'maar hier staan ze veiliger.' Zijn vader was ooit, toen Fred nog klein was, een schuur vol merries en veulens kwijtgeraakt: de rivier was buiten zijn oevers getreden toen de familie lag te slapen en tegen de tijd dat ze wakker werden, stond alleen de hooizolder nog boven water. Zijn vader had gehuild toen hij het hem vertelde; het was de enige keer dat Fred dat had zien gebeuren.

Hij vertelde Alice over de enorme overstroming van het jaar ervoor, en dat het water hele huizen had meegesleurd en dat er zoveel mensen omgekomen waren, en dat ze toen het water weer zakte een koe boven in een boom gevonden hadden en dat ze die een genadeschot hadden moeten geven, omdat niemand had kunnen bedenken hoe ze haar naar beneden moesten krijgen.

Ze bleven zo een uur met z'n viertjes in de bibliotheek zitten, omdat niemand zin had om eropuit te gaan, al hadden ze er verder niets te doen. Ze praatten, over de ondeugende dingen die ze als kinderen hadden gedaan, over waar je de beste prijs betaalde voor dierenvoer, over een man die drie van hen kenden en die deuntjes kon fluiten door het gat van een ontbrekende tand en daar tegelijkertijd dwars doorheen kon zingen, als een soort eenmansorkest. Ze hadden het over Izzy en zeiden dat die wel wat liedjes voor hen zou hebben gezongen als ze er nu bij was geweest. Maar ondertussen ging het steeds harder regenen en langzaam viel het gesprek stil, en ze zaten met z'n allen naar de deur te staren met een steeds banger voorgevoel.

'Wat denk jij, Fred?' zei Margery, de stilte verbrekend.

'Het zint me niks.'

'Mij ook niet.'

Op dat moment hoorden ze het geluid van paardenhoeven. Fred liep vlug naar de deur, bang dat er misschien een dier uitgebroken was. Maar het was de postbode, bij wie het water van de rand van zijn hoed gutste.

'De rivier stijgt, en snel ook. We moeten de mensen op de rivierbedding waarschuwen, maar er is niemand in het kantoor van de sheriff.'

Margery draaide zich om naar Beth en Alice.

'Ik ga de hoofdstellen wel halen,' zei Beth.

Izzy was zo diep in gedachten verzonken dat het haar niet opviel toen haar moeder haar borduurwerkje van haar schoot nam en misprijzende geluiden maakte: 'O, Izzy. Ik moet al die steken weer uithalen. Dat lijkt totaal niet op het patroon. Wat heb je in vredesnaam gedaan?'

Mevrouw Brady trok een exemplaar van de *Woman's Home Companion* op schoot en bladerde net zolang door tot ze het patroon waar ze naar zocht had gevonden. 'Echt in de verste verte niet. Allemachtig, je hebt hier steeds een rijgsteek gebruikt, terwijl het een kettingsteek had moeten zijn.'

Izzy keek verstoord naar haar merklap. 'Ik haat borduren.'

'Vroeger had je er anders nooit problemen mee. Ik snap niet wat er de laatste tijd met jou aan de hand is.' Izzy hapte niet, waardoor mevrouw Brady nog harder begon te mopperen. 'Ik heb nog nooit een meisje meegemaakt dat zo slechtgehumeurd was als jij.'

'U weet heel goed wat er met me aan de hand is. Ik verveel me en ik zit hier opgesloten, en ik kan niet begrijpen dat u en papa zijn omgepraat door een idioot als Geoffrey Van Cleve.'

'Zo praat je niet. Waarom ga je niet wat quilten? Dat vond je vroeger altijd zo leuk. Ik heb nog wat prachtige oude lapjes boven, in mijn kist, en –'

'Ik mis mijn paard.'

'Hij was jouw paard niet.' Mevrouw Brady deed haar mond dicht en liet een diplomatieke stilte vallen voor ze hem weer opendeed. 'Maar ik zat te denken, misschien kunnen we er eentje voor je kopen, als je denkt dat paardrijden iets voor je is?'

'Waarvoor? Om de hele tijd maar kringetjes te lopen? Of om hem mooi te maken, als een of andere domme pop? Ik mis mijn werk, moeder, en ik mis mijn vriendinnen. Ik had echte vriendinnen, voor het eerst in mijn leven. Ik was gelukkig bij de bibliotheek. Doet dat jullie dan helemaal niets?'

'Nu zit je gewoon dramatisch te doen.' Mevrouw Brady slaakte een zucht en ging naast haar dochter op het bankje zitten. 'Luister, kindje, ik weet dat je van zingen houdt. Als ik nu eens met je vader ga praten over zanglessen? Misschien kunnen we uitzoeken of er in Lexington iemand is die met je aan je stem kan werken. Als papa hoort hoe goed je bent, verandert hij misschien wel van gedachten! Maar allemachtig, we zullen moeten wachten tot deze regen eindelijk ophoudt. Heb je het ooit zo erg meegemaakt?'

Izzy reageerde niet. Ze zat voor het raam van de salon en staarde naar het wazige uitzicht.

'Zal ik je eens wat zeggen, ik denk dat ik je vader maar eens ga bellen. Ik ben bang dat de rivier gaat overstromen. Ik heb goede vrienden verloren bij de overstromingen in Louisville, en sindsdien kijk ik heel anders naar de rivier. Haal jij anders dat laatste borduursel nog even uit, dan kijken we er straks samen naar.'

Mevrouw Brady verdween de hal in en Izzy hoorde haar het nummer van haar vaders kantoor draaien, en haar zachte gemompel. Izzy keek uit het raam naar de grijze hemel en volgde met haar vinger de stroompjes die zigzaggend langs het raam trokken, haar half dichtgeknepen ogen gericht op een horizon die uit het zicht verdwenen was.

'Nou, je vader zegt dat we hier moeten blijven. Hij zegt dat we Carrie Anderson in Old Louisville wel kunnen bellen om te vragen of zij en haar familie hier een dag of twee willen komen logeren, voor de zekerheid. Joost mag weten wat we met al die kleine hondjes van haar aan moeten. Ik denk niet dat we dat aan... Izzy?

… Izzy!' Mevrouw Brady draaide rond in de lege salon. 'Izzy, ben je boven?'

Ze liep de hal door, de keuken in, waar de keukenmeid zich omdraaide van haar deegrollen en niet-begrijpend haar hoofd schudde. En toen zag mevrouw Brady de achterdeur, die aan de binnenkant onder de regendruppels zat. Haar dochters beenbrace lag op de tegelvloer en haar rijlaarzen waren weg.

Margery en Beth gingen in volle draf door Main Street, in een waas van hoeven en waterspetters. Om hen heen gutste er water van de onafgemaakte weg de heuvel af en over hun voeten, terwijl de goten borrelden in protest tegen het watergeweld. Ze reden met gebogen hoofden en opgeslagen kragen, en toen ze bij de velden kwamen gingen ze in galop, waarbij de voeten van de paarden in het drassige gras wegzakten. Bij het laagste gedeelte van Spring Creek gingen ze elk aan een kant van de weg lopen en stegen af, renden naar alle voordeuren en beukten erop met hun natte vuisten.

'Het water stijgt!' schreeuwden ze, terwijl de paarden aan de teugels rukten. 'Jullie moeten hoger het land op.'

Achter hen kwam een groepje bewoners in beweging, gezichten keken voorzichtig om een hoekje bij voordeuren, en staarden uit ramen en probeerden in te schatten hoe serieus ze deze waarschuwing moesten nemen. Tegen de tijd dat ze zo'n vierhonderd meter verderop waren, waren sommigen achter hen al begonnen om meubels naar de bovenverdiepingen te slepen, in huizen die een bovenverdieping hadden, en de rest stopte wagens of laadbakken vol met wat ze konden redden. Er werden zeildoeken over de open voertuigen gegooid, en kleine, opstandige kinderen werden klemgezet tussen wit weggetrokken volwassenen. De mensen in Baileyville hadden genoeg ervaring met overstromingen om te weten dat ze een bedreiging vormden die je serieus moest nemen.

Margery beukte op de laatste deur in Spring Creek, haar haren tegen haar gezicht geplakt door het water. 'Mevrouw Cornish? Mevrouw Cornish…?'

Een vrouw met een natte hoofddoek kwam aan de deur, en de

gejaagdheid sloeg in golven van haar af. 'O, de hemel zij dank. Margery, kindje, ik krijg mijn muilezel niet mee.' Ze draaide zich om en rende weg, gebarend dat ze haar moesten volgen.

De muilezel stond onderaan zijn weitje, dat aan de beek lag. De laagste hellingen, die op de droogste dagen al drassig waren, waren nu een zompige zee van toffeekleurige modder en de kleine bruin met witte muilezel stond er roerloos en schijnbaar gelaten tot zijn borst toe middenin.

'Hij kan geen kant op. Help hem alsjeblieft.'

Margery begon aan zijn halster te trekken. Toen dat niets uithaalde, legde ze haar volle gewicht tegen hem aan en probeerde een voorbeen los te trekken. De muilezel tilde zijn snuit op, maar dat was het enige wat bewoog.

'Zie je nou?' Mevrouw Cornish wreef haar oude gekromde handen samen. 'Hij zit helemaal vast.'

Beth liep vlug naar de andere kant en deed ook haar best, gaf een klap op zijn kont, schreeuwde, en legde haar schouder tegen hem aan, maar het had geen nut. Margery stapte bij hem weg en keek naar Beth, die haar hoofd even schudde.

Ze probeerde het nog een keer, met haar schouder tegen hem aan, maar afgezien van zijn wapperende oren was er niets aan de muilezel dat bewoog. Margery stopte en dacht na.

'Ik kan hem niet achterlaten.'

'We gaan hem ook niet achterlaten, mevrouw Cornish. Hebt u uw tuig ergens? En een eind touw? Beth? Beth? Kom mee. Mevrouw Cornish, houdt u Charley even vast voor mij?'

Terwijl de regen met bakken uit de lucht kwam, holden de twee jonge vrouwen weg voor het tuig, om even later terug te waden naar de muilezel. Het water was sinds ze hier waren alweer gestegen en kroop door het gras omhoog. Was het maandenlang een lieflijke stroom, een zonverlichte beek, nu gutste het in een brede, genadeloze gele stortvloed voort. Margery deed het tuig om het hoofd van de muilezel en maakte de gespen vast, al glipten de natte riempjes steeds uit haar vingers. De regen denderde in hun oren, zodat ze moesten schreeuwen en wijzen om elkaar iets duidelijk te maken, maar omdat ze al maanden samenwerkten hadden ze aan een half woord genoeg. Beth deed hetzelfde aan de andere kant, tot ze allebei schreeuwden: 'Klaar!' Ze gespten de strengen aan de singel en hingen daarna het touw met een lus aan de koperen haak bij zijn schouder.

Niet veel muilezels zouden het toestaan als er een riem vanaf hun singel tussen hun poten door zou worden getrokken, maar Charley was slim en ze hoefden hem maar één keer gerust te stellen. Beth maakte haar strengen vast aan het borsttuig van haar paard Scooter, en tegelijk spoorden ze hun dier aan naar voren te lopen, naar de minder zompige grond. 'Lopen! Lopen, Charley, nu! Lopen, Scooter!'

De oren van de dieren schoten heen en weer, en Charley keek geschrokken toen hij het vreemde dode gewicht achter zich voelde. Beth spoorde hem en Scooter van achteren aan terwijl Margery aan het touw trok en de kleine muilezel bemoedigend toeriep. Het dier worstelde wanhopig en zijn kop deinde op en neer toen hij voelde dat hij vooruit getrokken werd.

'Goed zo, jongen, je kunt het!'

Mevrouw Cornish hurkte naast hem neer aan de andere kant, en legde twee brede planken in de modder, voor zijn borst, zodat hij straks iets had om zich tegen af te zetten.

'Naar voren, jongens!'

Margery keerde zich om en zag hoe Charley en Scooter hun best deden, hun flanken trillend van inspanning terwijl ze grip probeerden te krijgen op de grond voor zich, struikelend, terwijl om hen heen de kluiten modder opspatten, en ze realiseerde zich ontzet dat de muilezel echt muurvast zat. Als de hoeven van Charley en Scooter zo diep bleven wegzakken, zouden zij straks ook vast komen te zitten.

Beth keek haar aan, want zij was ook al tot die conclusie gekomen. Ze trok een grimas. 'We moeten hem achterlaten, Marge. Het water stijgt echt heel snel.'

Margery legde een hand op de wang van de kleine muilezel. 'We kunnen hem hier niet achterlaten.'

Ze draaiden zich om toen ze geschreeuw hoorden. Twee boeren kwamen op hen af gerend vanaf de huizen die verder van de weg af lagen. Stevige kerels van middelbare leeftijd die Margery alleen van gezicht kende omdat ze hen weleens op de maismarkt had gezien, nu in overalls en zeildoek gehuld. Ze zeiden geen woord, maar lieten zich naast de muilezel zakken en begonnen samen met Charley en Scooter aan het tuig te trekken, hun lichamen in een hoek van vijfenveertig graden.

'Doorgaan! Doorgaan, jongens!'

Margery hielp mee, concentreerde zich en ging met haar volle gewicht aan het touw hangen. Een paar centimeter. Nog een paar centimeter. Een keihard zuigend geluid, en toen was de voorpoot van de muilezel aan haar kant los. Hij keek verbaasd op, en de twee mannen trokken nog eens met vereende krachten, kreunend van inspanning, hun spieren gespannen. Charley en Scooter wankelden voor hen uit, hun hoofden gebogen, hun achterbenen trillend van de krachtsinspanning, en ineens, met een schok, was de muilezel losgetrokken, viel op zijn zij en werd een paar meter over het modderige gras getrokken voordat Charley en Scooter begrepen dat ze konden stoppen. Hij had grote ogen van verbazing en zijn neusgaten trilden voordat hij onhandig ging staan, zodat de mannen aan de kant moesten springen.

Margery had nauwelijks tijd om hen te bedanken. Even een knikje, een tikje tegen de rand van een natte hoed, en weg waren ze weer, rennend door de zondvloed om bij hun eigen huizen te gaan redden wat er te redden viel. Margery voelde even pure liefde voor de mensen naast wie ze opgegroeid was, en die een mens – of een muilezel – niet alleen lieten in zijn strijd.

'Is alles oké met hem?' riep ze naar mevrouw Cornish, toen die haar verweerde handen over de modderige benen van het dier liet glijden.

'Alles oké!' riep ze terug.

'U moet naar hogergelegen land!'

'Ik red me nu wel, meiden. Schieten jullie maar op!'

Margery kromp ineen, omdat een tot dan toe onbekende spier in haar buik opspeelde. Ze aarzelde, klapte dubbel en strompelde toen naar Charley toe, terwijl Beth de strengen losmaakte.

'Waar moeten we nu heen?' riep Beth terwijl ze zich op de schichtige Scooter hees, en Margery, die moest bijkomen van de moeite die het had gekost om Charley weer te bestijgen, moest even voorovergebogen op adem komen voor ze antwoord gaf.

'Sophia,' zei ze ineens. 'Ik ga bij Sophia kijken. Als dit huis overstroomt, dan zal het huis van Sophia en William het ook niet redden. Ga jij maar naar de huizen aan de andere kant van de beek.'

Beth knikte, keerde haar paard om en was weg.

Kathleen en Alice laadden de kruiwagen vol met boeken, die ze afdekten met zakken, zodat Fred hem over het drassige pad naar zijn huis kon duwen. Ze hadden maar één kruiwagen, en de vrouwen vulden hem steeds zo snel ze konden, droegen de stapels boeken naar de achterdeur, en liepen dan achter hem aan met zoveel boeken als ze in vier zadeltassen konden dragen, hun knieën knikkend onder het gewicht, hun hoofden gebogen tegen het weer. Ze hadden het afgelopen uur misschien een derde van de bibliotheek leeg kunnen halen, maar sindsdien was het water al tot de tweede trede gestegen, en Alice was bang dat ze niet veel meer konden redden voordat het boven de trap uit kwam.

'Gaat het?' vroeg Fred toen hij Alice op de terugweg passeerde. Hij was in zeildoek verpakt en er liep een stroompje water vanuit de binnenkant van zijn hoed.

'Ik denk dat Kathleen nu moet gaan. Ze moet nu niet bij haar kinderen vandaan zijn.'

Fred keek naar de lucht, en toen weer naar de weg, waar de bergen in een grijs waas verdwenen. 'Zeg maar dat ze moet vertrekken.'

'Maar wat doen jullie dan?' vroeg Kathleen een paar minuten later. 'Al deze boeken, dat redden jullie nooit met z'n tweeën.'

'We redden wat we redden kunnen. Jij moet nu naar huis.'

Toen ze nog eens aarzelde legde Fred zijn hand op haar bovenarm. 'Het zijn maar boeken, Kathleen.'

Ze protesteerde geen tweede keer. Ze knikte alleen, besteeg Garretts paard en galoppeerde de weg op, zodat het water in stralen achter haar opspatte.

Ze rustten even uit in de droge blokhut en keken haar na, zwaar ademend van de inspanning. Het water drupte van hun jassen van zeildoek in plassen op de houten vloer.

'Red jij dit echt wel, Alice? Het is zwaar werk.'

'Ik ben sterker dan ik eruitzie.'

'Ja, dat kan ik niet ontkennen.'

Ze keken elkaar even lachend aan. Bijna zonder nadenken bracht Fred een hand omhoog en met zijn duim veegde hij langzaam een regendruppeltje onder haar oog weg. Alice schrok even van de elektrische schok van zijn huid op de hare, van de onverwachte intensiteit van zijn lichtgrijze ogen, zijn wimpers die zo nat waren dat het glanzende zwarte puntjes waren. Ze had de vreemde neiging om zijn duim in haar mond te nemen en erop te bijten. Ze keken elkaar strak aan en ze voelde hoe haar adem uit haar longen geduwd werd terwijl ze begon te blozen, alsof hij haar gedachten kon lezen.

'Kan ik wat doen?'

Ze sprongen bij elkaar weg toen ze Izzy in de deuropening zagen staan, die haar moeders auto lukraak tegen de reling geparkeerd had en haar rijlaarzen in de hand had. Het denderen van de regen op het zinken dak had het geluid van haar komst verstomd.

'Izzy!' zei Alice snel, beschaamd, te hoog, te schril. In een impuls stapte ze naar voren en omhelsde haar. 'O, wat hebben we jou gemist! Kijk Fred, Izzy is er!'

'Ik kwam kijken of ik kon helpen,' zei Izzy blozend.

'Dat is... Dat is goed nieuws.' Fred wilde nog iets zeggen, maar keek toen omlaag en zag dat ze haar beenbrace niet om had. 'Maar zo kun je het pad niet op lopen, toch?'

'Niet zo snel,' zei ze.

'Oké. Laat me even nadenken. Ben je zelf hierheen komen rijden met dat ding daar?' vroeg hij ongelovig.

Izzy knikte. 'De koppeling gaat niet zo lekker met mijn linkerbeen, maar als ik erop leun met mijn stok lukt het best.'

'Margery en Beth hebben de routes aan de zuidkant genomen. Als jij nou zo ver mogelijk in de richting van de school probeert te rijden en tegen de mensen aan de andere kant van de beek gaat zeggen dat ze de berg op moeten gaan. Maar rij dan over de loopbrug. Niet proberen om met dat ding door het water te gaan, oké?'

Izzy liep zo snel ze kon naar de auto, met haar armen ter bescherming boven haar hoofd, en probeerde te begrijpen wat ze net had gezien: Fred die Alice' gezicht voorzichtig vasthield, en hoe dicht die twee bij elkaar stonden. Ineens had ze weer dat gevoel dat ze op school altijd had gehad, dat ze nooit helemaal doorhad wat er aan de hand was, en ze zette het van zich af, en probeerde het te smoren in Alice' blijdschap toen ze haar had zien staan. *Izzy, wat hebben we jou gemist!*

Voor het eerst sinds een maand voelde Izzy Brady zich weer een beetje zichzelf. Ze drukte haar stok stevig op de koppeling, trok de auto in zijn achteruit, draaide hem razendsnel om en reed naar de andere kant van de stad met een vastberaden trek om haar mond. Ze was weer een vrouw met een missie.

Monarch Creek stond al dertig centimeter onder water tegen de tijd dat ze er aankwamen. Dit was een van de laagste punten van de county. Het was niet zonder reden dat dit land grotendeels aan kleurlingen werd gegeven; het was er groen, dat zeker, maar het land overstroomde vaak. In de zomermaanden stikte het hier van de muggen. Terwijl Charley door de slagregen de heuvel afdaalde, kon Margery Sophia nog net zien. Ze droeg een houten kist boven op haar hoofd en waadde door het water, met haar jurk opbollend om haar heen. Een stapel van haar en Williams eigendommen lag op een hogergelegen helling in het bos. William keek gespannen toe vanuit de deuropening, met zijn houten kruk onder zijn oksel.

'O, godzijdank!' riep Sophia toen Margery dichterbij kwam. 'We moeten onze spullen redden.'

Margery sprong van de muilezel af en rende naar het huis, regelrecht het water in. Sophia had een touw gespannen tussen de veranda en een telegraafpaal aan de kant van de weg, en Margery hield zich daar nu aan vast om de beek over te kunnen steken. Het water was ijskoud en de stroming gevaarlijk sterk, al reikte het nog maar tot haar knieën. Binnen waren Sophia's dierbare meubelstukken omgevallen; de kleinere meubels dobberden in het rond. Margery was heel even verlamd: wat moest ze redden? Ze griste foto's van de muur, pakte snel wat boeken en prullaria, stak die in haar jas en pakte een bijzettafeltje dat ze naar de deuropening sleepte en op het gras zette. Haar buik deed pijn, ergens laag in haar bekken, en ze kromp ineen.

'Meer valt er niet te redden,' riep ze naar Sophia. 'Het water stijgt te snel.'

'Maar dat daar binnen is alles wat we hebben.' Sophia's stem klonk wanhopig.

Margery beet op haar lip. 'Nog één keertje dan.'

William waadde rond door de overstroomde kamer, en zocht met zijn armen steun bij de muren terwijl hij allerlei essentiële spullen bij elkaar probeerde te zoeken: een pan, een snijplank, twee kommen... Hij klemde alles in zijn enorme handen.

'Wordt het al wat minder met die regen?' vroeg hij, maar uit zijn gezicht bleek dat hij het antwoord al wist.

'Het is tijd om naar buiten te gaan, William,' zei ze.

'Nog een paar dingen.'

Hoe maak je een trotse man die zijn been kwijt is duidelijk dat hij niets meer kan doen? Hoe vertel je hem dat hij, door daar te blijven, niet alleen in de weg loopt, maar hen alle drie in gevaar brengt? Margery slikte haar woorden in en pakte Sophia's borduurkist, klemde hem onder haar arm en waadde naar buiten, waar ze met haar andere arm een houten stoel pakte, hem meesleurde naar droog land, kreunend van de moeite die het haar kostte. Toen de stapel dekens, hoog boven haar hoofd. De hemel mocht weten hoe ze die ooit weer droog zouden krijgen. Ze keek omlaag en voelde het felle protest in haar buik. Het water kwam nu tot haar liezen, en haar lange jas kronkelde om haar dijbenen. Tien centimeter in tien minuten?

'We moeten gaan!' schreeuwde ze, terwijl Sophia vastberaden naar binnen ging. 'Geen tijd meer!'

Sophia knikte met een gekwelde blik. Het lukte Margery om het water uit te komen, maar ze voelde het aan haar trekken, onberekenbaar en vasthoudend. Hoger op de oever stond Charley nerveuze stapjes te maken, zijn teugels strakgespannen aan de paal, om haar duidelijk te maken dat hij hier weg wilde. Hij hield niet van water, sowieso al niet, en ze nam even de tijd om hem te kalmeren. 'Ik weet het, jongen. Je bent zo braaf.'

Margery legde de laatste spullen van Sophia op de stapel, trok het zeildoek eroverheen en vroeg zich af of ze niet vast een paar dingen hoger de heuvel op moest slepen. Er fladderde iets, diep vanbinnen, en ze schrok ervan, tot ze zich realiseerde wat het was. Ze bleef staan en legde haar hand op haar buik, en daar was het weer, en met het gevoel kwam een emotie die ze niet herkende.

'Margery!'

Ze draaide zich met een ruk om en zag dat Sophia Williams mouw vastgegrepen had. Het water was blijkbaar nog hoger gestegen en kwam nu tot haar middel. En, zag Margery, het was nu zwart.

'O god,' mompelde ze. 'Blijf daar!'

Sophia en William waren voorzichtig de ondergelopen traptreden op gestapt. Ieder met één hand het touw vastgrijpend en Sophia's arm om Williams middel. Het inktzwarte water raasde langs hen heen, met een kracht die een vreemd soort energie leek af te geven. William had zijn blik omlaag gericht, zijn knokkels strak gespannen terwijl hij zijn kruk vooruit probeerde te zetten in de gezwollen rivier.

Margery kwam half rennend, half struikelend de heuvel af naar hen toe, en hield haar ogen niet van hen af. 'Loop maar door! Jullie redden het wel!' riep ze, en ze kwam glijdend tot stilstand bij de rand. En toen – *knap!* – daar ging het touw, zodat zowel Sophia als William omviel en ze meegesleurd werden door de stroom. Sophia gilde. Ze was voorover gevallen, met haar armen uitgestoken. Ze verdween even, kwam toen weer boven en kon zich vastgrijpen aan een struik, haar handen stevig om de takken. Margery holde naar haar toe en binnen een seconde had ze haar de oever op gehesen en viel achterover, terwijl Sophia hijgend van inspanning op modderige handen en knieën zat, haar kleren zwart en doorweekt.

'William!'

Margery keek in de richting van Sophia's stem en zag William half onder water, zijn gezicht verbeten terwijl hij probeerde zich weer langs het touw omhoog te hijsen. Zijn kruk was verdwenen en het water stond tot zijn middel.

'Ik kom er niet doorheen!' riep hij.

'Kan hij zwemmen?'

'Nee!' jammerde Sophia.

Margery holde naar Charley toe. Haar natte kleren zogen haar bij elke stap omlaag. Ze was haar hoed ergens kwijtgeraakt en door het water hingen haar haren voor haar gezicht, zodat ze het steeds naar achteren moest vegen om iets te kunnen zien.

'Oké, jongen,' mompelde ze, en ze maakte Charleys teugels los van de paal. 'Ik heb je hulp nodig.'

Ze trok hem mee de oever af en naar het water, waar ze in waadde, haar vrije hand naar opzij om in balans te blijven, met haar laarzen voelend over de grond of er obstakels waren. Eerst bleef hij staan, met grote schrikogen, maar op haar aandringen zette hij een voorzichtige stap en toen nog een, en zijn enorme oren flapperden heen en weer bij het horen van haar stem. Hij baande zich spetterend een weg naast Margery, tegen de stroom in. William was buiten adem toen ze hem eenmaal hadden bereikt, met beide handen aan het touw probeerde hij nog steeds om zichzelf omhoog te trekken. Hij greep blind naar Margery, zijn gezicht een masker van paniek, en ze schreeuwde om boven het geluid van het water uit te worden gehoord: 'Sla je armen maar om zijn nek, William, oké? Sla je armen maar om zijn nek.'

William hield zich vast aan de muilezel, drukte zijn lange lichaam tegen dat van Charley aan en kreunend wist Margery hen tweeën om te keren midden in het overstromende water, terug in de richting van de oever. Het dier protesteerde stilzwijgend bij elke stap. Het zwarte water kwam al tot haar borst, en Charley, die doodsbang was, stak zijn neus in de lucht en probeerde half vooruit te springen. Ze werden weer door een golf overspoeld, en terwijl het water om haar heen gutste, voelde ze dat hij zijn benen optilde en ineens was ze doodsbang dat de grond nu voorgoed onder hen zou verdwijnen, maar precies op het moment dat ze ervan overtuigd was dat zij ook meegesleurd zouden worden, voelde ze weer grond onder haar voeten, net als Charley, wist ze, en voelde ze dat hij nog een voorzichtige stap naar voren deed.

'Gaat het, William?'

'Ik ben er nog.'

'Goed zo, Charley. Toe maar, jongen.'

De tijd vertraagde. Ze leken maar heel kleine eindjes vooruit te komen. Ze had geen idee waar ze overheen liepen. Er dreef een eenzame houten lade vol keurig opgevouwen kleren voor hen uit, en nog eentje, en toen een kleine, dode hond. Ze zag het allemaal als van een verre afstand. Het zwarte water was een levend, ademend wezen geworden. Het greep haar jas en trok eraan, zodat ze niet vooruitkwam, en het eiste dat ze zich overgaf. Het was genadeloos, oorverdovend, en ze proefde de ijzeren smaak van haar angst. Margery was inmiddels blauw van de kou, haar huid tegen Charleys kastanjebruine hals aangedrukt, haar hoofd bonkend tegen Williams sterke armen, haar hele bewustzijn teruggebracht tot maar één ding.

Zorg ervoor dat ik thuiskom, jongen. Alsjeblieft.

Een stap.

Twee.

'Margery, gaat het?'

Ze voelde Williams grote hand op haar arm. Hij greep haar vast, en ze wist niet of het voor zijn eigen veiligheid was of die van haar. De wereld trok zich terug tot alleen zij en William en de muilezel over waren, het denderen in haar oren, Williams stem die een gebed prevelde dat zij niet kon verstaan, Charley die zich dapper tegen het water verzette, terwijl zijn lichaam werd geteisterd door een kracht die hij niet begreep en de grond om de zoveel passen onder zijn hoeven wegglipte, en nog eens. Er suisde een boomstam langs hen heen, te groot, te snel. Haar ogen prikten van al het gruis en het water. Ze was zich vaag bewust van Sophia die haar hand uitstak vanaf de oever, alsof ze hen alle drie met haar wilskracht uit het water kon trekken. Stemmen voegden zich bij die van haar vanaf de oever. Een man. Nog meer mannen. Ze kon niets meer zien door het water in haar ogen. Ze kon nergens meer aan denken, en haar vingers, gevoelloos inmiddels, grepen Charleys korte manen, terwijl haar andere hand zijn hoofdstel pakte. *Nog zes stappen. Nog vier stappen. Een meter.*

Alsjeblieft.

Alsjeblieft.

Alsjeblieft.

En toen sprong de muilezel naar voren en omhoog en voelde ze dat ze vastgepakt werd door sterke handen die haar aan haar schouder, haar mouwen omhoogtrokken, haar lichaam een vis aan een hengel, Williams bevende stem: 'Dank u, Heer! Dank u!' Margery, die voelde dat de rivier met tegenzin zijn grip op haar losliet, mompelde diezelfde woorden, stilletjes, met ijskoude lippen. Haar vuist, met Charleys haar nog altijd tussen haar vingers, gleed automatisch naar haar buik.

En toen werd alles zwart.

17

Beth hoorde de meisjes nog voor ze hen zag, hun stemmen hoog boven het gebulder van het water, kinderlijk en schril. Ze klampten zich vast aan de voorkant van een krakkemikkige blokhut, hun voeten tot de enkels in het water, en schreeuwden: 'Miss! Miss!' Ze probeerde zich de naam van de familie te herinneren – McCarthy? McCallister? – en spoorde haar paard aan om het water over te steken, maar Scooter, die toch al angstig was door de vreemde, elektrische sfeer in de lucht en de onophoudelijke stortregen, was maar een stukje de gezwollen beek in gelopen en liep toen weer een stuk achteruit en draaide zich snel om, zodat ze bijna van hem af viel. Ze ging weer rechtop in het zadel zitten, maar hij weigerde zich te verroeren en snoof en deinsde achteruit, tot hij zo in paniek was dat ze vreesde dat hij zichzelf zou verwonden.

Vloekend was Beth afgestegen, had zijn teugels over een paal gegooid en was door het water naar hen toe gewaad. Ze waren nog jong, de kleinste misschien hooguit twee, en ze hadden dunne katoenen jurkjes aan die tegen hun bleke huid kleefden. Toen ze dichterbij kwam, begonnen ze naar haar te roepen, zes kleine anemonenarmpjes, reikend, zwaaiend. Vlak voor de vloedgolf was ze bij hen. Een golf zwart water, zo snel en zo hard dat ze de kleinste om haar middel moest grijpen om te voorkomen dat ze meegesleurd werd. En dus stond ze daar nu, met drie kleine kinderen tegen zich aan gedrukt die haar bij haar jas vastgrepen. Ze maakte geruststellende geluidjes met haar stem terwijl ze haar hersenen pijnigde hoe ze zich hier in vredesnaam uit moest zien te redden.

'Is er iemand binnen?' riep ze tegen de oudste om boven het lawaai van de stortvloed uit te komen. Het kind schudde haar hoofd. Nou, dat is tenminste iets, dacht ze, en ze zette het beeld van een aan bed gekluisterde grootmoeder van zich af. Beths slechte arm deed al pijn, nu ze het kleintje stevig tegen haar borst aangedrukt hield. Ze zag Scooter aan de overkant zenuwachtig om de paal bewegen, ongetwijfeld klaar om zijn teugels stuk te trekken en het op een lopen te zetten. Toen Fred hem aan haar aanbood, vond ze het leuk dat hij een halve volbloed was: hij was snel en een showbink, en je hoefde hem niet aan te sporen, want hard ging hij toch wel. Nu vervloekte ze zijn paniekerige aanleg, en het feit dat zijn hersenen niet groter dan een doperwt leken te zijn. Hoe moest ze ooit die drie kleintjes op zijn rug krijgen? Ze keek omlaag terwijl het water om haar laarzen klotste en in haar kousen sijpelde, en de moed zonk haar in de schoenen.

'Miss, zitten we vast?'

'Nee, we zitten niet vast.'

En toen hoorde ze het, het gieren van een auto die over de weg op haar af reed. Mevrouw Brady? Ze kneep haar ogen halfdicht om het te kunnen zien. De auto hield in, stopte, en niet te geloven, als dat niet Izzy Brady was, die daar uitstapte met haar hand boven haar ogen om ze tegen de regen te beschermen, terwijl ze probeerde te bepalen wat ze precies zag aan de andere kant van het water.

'Izzy? Ben jij dat? Ik heb hulp nodig!'

Ze schreeuwden elkaar aanwijzingen toe over de beek, maar konden elkaar niet goed verstaan door het lawaai. Uiteindelijk zwaaide Izzy met haar hand alsof ze wilde zeggen: 'Wacht daar!' Ze zette de grote, glimmende auto piepend in zijn versnelling en begon langzaam op hen af te rijden, met een ronkende motor.

Je kunt niet met die vervloekte auto door het water rijden, dacht

Beth bij zichzelf, en ze schudde haar hoofd. Had dat kind dan echt geen verstand? Maar Izzy bleef staan toen de voorwielen bijna helemaal onder water stonden, en holde toen hinkend naar de kofferbak, waar ze een touw uit haalde. Ze rende weer terug naar de neus van de auto, rolde het touw uit en slingerde het uiteinde naar Beth, een keer, twee keer, en nog een keer, tot Beth het eindelijk had gevangen. Nu begreep Beth het. Vanaf deze afstand was het precies lang genoeg om het aan de paal van de veranda vast te maken. Beth zette haar gewicht ertegenaan en voelde tot haar opluchting dat het goed hield.

'Je riem,' riep Izzy, druk gebarend. 'Bind je riem om het touw!' Ze bond haar eind van het touw aan de auto vast met snelle, trefzekere handen. En toen pakte Izzy het touw vast en begon op hen af te lopen, en terwijl ze door het water liep was niet meer te zien dat ze hinkte.

'Gaat het?' vroeg ze toen ze bij hen was en zich op de veranda hees. Haar haar lag plat op haar hoofd en onder haar vilten jas was haar trui zwaar van het water.

'Neem jij het kleintje,' antwoordde Beth. Ze had Izzy wel willen omhelzen, een gevoel dat ze niet vaak had, en ze smoorde het in kordaat optreden. Izzy pakte het kind over en keek het kleine meisje aan met een stralende glimlach, alsof ze gezellig gingen picknicken. En nog steeds met een glimlach trok Izzy de sjaal van haar nek en sloeg die het oudste kind om haar middel, en bond hem toen aan het touw vast.

'Zo, Beth en ik gaan nu naar de overkant. We houden ons vast aan het touw, en jij blijft tussen ons in lopen. Begrepen?'

Het oudste kind keek haar aan met grote ronde ogen en schudde haar hoofd.

'We zijn in een minuutje over. En dan zijn we allemaal lekker droog aan de andere kant en dan brengen we je naar je mama. Kom, liefje.'

'Ik ben bang,' zei het kind geluidloos.

'Dat snap ik, maar we moeten toch naar de overkant.'

Het kind keek even naar het water, en deed toen een stap naar achteren alsof ze wilde verdwijnen in de blokhut.

Beth en Izzy wisselden een blik. Het water steeg nu snel.

'Als we nou eens een liedje zingen?' zei Izzy. Ze zakte voor het kind op haar hurken. 'Als ik ergens bang voor ben, dan zing ik een vrolijk liedje voor mezelf. Dan voel ik me beter. Welke liedjes ken jij allemaal?'

Het kind trilde. Maar ze keek Izzy wel in de ogen.

'"The Camptown Races", ken je dat? Jij wel, toch, Beth?'

'Ja, da's mijn lievelingsliedje,' zei Beth, met een half oog op het water.

'Oké dan!' zei Izzy.

'The Camptown ladies sing this song,
Doo-da, doo-da,
The Camptown racetrack's five miles long,
Oh, de doo-da day.'

Ze glimlachte, stapte het water weer in, dat inmiddels tot haar dijen kwam. Ze bleef naar het kind kijken, wenkte dat ze naar voren moest lopen, haar stem hoog en opgewekt, alsof er geen vuiltje aan de lucht was.

'Going to run all night,
Going to run all day,
I bet my money on a bob-tailed nag,
Somebody bet on the bay.'

'Goed zo, kindje, loop maar achter mij aan. En hou je stevig vast.'

Beth gleed achter hen aan het water in, met het middelste kind hoog op haar heup. Ze voelde de kracht van de stroming onder haar, snoof iets op van de chemicaliën die erin terechtgekomen waren. Er was niets waar ze minder trek in had dan door dit water waden en ze begreep helemaal waarom het meisje het niet wilde. Ze hield de peuter stevig vast, en het meisje stak haar duim in haar mond en deed haar ogen dicht, om niet te hoeven zien wat er allemaal om haar heen gebeurde.

'Kom op, Beth,' klonk Izzy's stem vooraan, dringend, zangerig. 'Zing eens mee.'

'Oh the long-tailed filly and the big black horse,
Doo-da, doo-da,
Come to a mud hole and they cut across,
Oh, de doo-da day.'

En daar gingen ze, de beek door, Beths stem ijl en haar adem stokkend in haar borst, terwijl ze het kind steeds een duwtje gaf. Het kleine meisje zong met horten en stoten, haar knokkels wit om het touw gespannen, haar gezicht vertrokken van angst, telkens gillend als ze door het water omhooggetild werd. Izzy keek steeds achterom om Beth aan te moedigen door te zingen, te blijven gaan.

Het water kwam met steeds meer kracht en snelheid. Ze hoorde Izzy voor hen uit gaan, kalm en opgewekt.

'Nou, kijk eens, we zijn er al bijna, toch? Wat zeg je daarvan? *"Going to run all night, going to run all..."*'

Beth keek op toen Izzy stopte met zingen. Ze dacht vaag: ik weet zeker dat die auto niet zo ver in het water stond. En toen begon Izzy aan de band om het oudste kind te sjorren, haar vingers moeizaam prutsend om de knoop in haar sjaal los te maken, en ineens begreep Beth waarom ze was gestopt met zingen, en waarom ze zo paniekerig keek, en ze gooide het kind dat ze zelf vasthad zo ongeveer op de oever en pakte haar riem en probeerde die los te maken.

Snel, Beth! Maak hem los!

Haar vingers leken niet meer te werken. De paniek greep haar bij de keel. Ze voelde Izzy's handen naar de riem graaien en hem uit het water tillen en voelde toen de dreigende druk om haar middel, en net toen ze voelde dat ze vooruit getrokken werd – *klik* – glipte de riem door haar vingers en greep Izzy haar vast met een onvermoede kracht en ineens – *woesj* – stond de grote groene auto half onder water en dreef hij de rivier af met een onwaarschijnlijke snelheid, weg van hen, met het touw achter zich aan.

Ze klommen snel overeind en strompelden de heuvel op naar hogergelegen terrein, de handjes van de kinderen stevig in die van hen, hun ogen verbijsterd gericht op wat er gebeurde. Het touw trok strak, de auto dobberde op en neer, werd nog heel even vastgehouden, en toen, vanwege het onstuitbare gewicht, rafelde het touw hoorbaar uiteen en brak, verslagen door de enorme krachten.

Mevrouw Brady's Oldsmobile, speciaal voor haar in de kleur Racing Green gespoten, met een crèmekleurig interieur, helemaal in Detroit gebouwd, draaide zich elegant op zijn kop, als een gigantische zeehond die zijn buik wilde laten zien. Terwijl ze er met z'n vijven naar stonden te kijken, druipend en huiverend, dreef hij van hen weg, half onder water, op de zwarte golf, sloeg een hoek om, en als laatste zagen ze de chromen bumper de bocht omgaan.

Niemand zei iets. En toen stak de kleinste haar armen omhoog en Izzy boog zich en pakte haar op.

'Nou,' zei ze na even stil te zijn geweest. 'Dat zal me wel op tien jaar huisarrest komen te staan.'

En Beth, die niet bekendstond om haar emotionele uitbarstingen, werd ineens voortgestuwd door een impuls die ze nauwelijks begreep, stak haar amen uit, trok Izzy naar zich toe en kuste haar op de wang; een enorme, hoorbare pakkerd, zodat ze allebei een beetje rood aangelopen aan de trage terugtocht naar de stad begonnen, terwijl ze tot verbazing van de meisjes af en toe een onverklaarbare lachbui kregen.

Klaar!

De laatste boeken werden in Freds zitkamer omgekiept. De deur zat dicht en Fred en Alice keken naar de berg die zijn eerst zo keurige huis had overgenomen en keken toen op naar elkaar.

'Allemaal,' zei Alice verwonderd. 'We hebben ze allemaal gered.'

'Yep. Voor je het weet, kunnen we weer open.'

Hij zette de waterketel op het fornuis en tuurde in zijn voorraadkast. Hij haalde er wat eieren uit en een stukje kaas en legde die op het aanrecht.

'Dus... Ik dacht dat je hier wel even kunt uitrusten. Misschien een hapje eten. Niemand gaat vandaag nog ver komen.'

'Met zulk weer heeft het ook geen nut om terug te gaan.' Ze bracht haar hand naar haar hoofd en wreef over haar natte haar.

Ze wisten heel goed wat de gevaren waren, maar op dat moment zag Alice het water dat over de weg gutste beneden als haar geheime bondgenoot die het dagelijkse gangetje even tot stilstand bracht. Niemand zou haar veroordelen als ze even bij Fred zou uitrusten, toch? Ze had alleen de boeken naar zijn huis gebracht, meer niet.

‘Als je een droge blouse wilt lenen, dan hangt er wel eentje aan de trap.’

Ze ging naar boven, trok haar natte trui uit, droogde zich af met een handdoek en trok toen het overhemd aan. Ze voelde het zachte flanel op haar vochtige huid terwijl ze de knoopjes dichtdeed. Een mannenhemd aanhebben – Freds hemd – had iets wat haar adem deed stokken. Ze kon het gevoel van zijn duim op haar huid, het beeld van zijn ogen die de hare zo intens aankeken, alsof hij tot in haar ziel kon kijken, niet van zich afzetten. Elke beweging leek beladen met de echo van dat gevoel, elke achteloze blik en elk woord dat ze tegen elkaar zeiden had een nieuwe bedoeling.

Ze liep langzaam de trap af, naar de boeken toe, en voelde de warmte vanbinnen opstijgen, zoals steeds als ze dacht aan zijn huid tegen de hare. Toen ze om zich heen keek waar hij was, stond hij naar haar te kijken.

‘Dat overhemd staat jou mooier dan mij.’

Ze voelde zich van kleur verschieten en wendde haar gezicht af.

‘Hier.’ Hij gaf haar een beker koffie en ze sloeg haar handen eromheen. Ze liet de warmte naar binnen sijpelen, blij dat ze iets had om zich op te concentreren.

Fred liep om haar heen, verplaatste een paar boeken, en pakte toen wat houtblokken uit de mand om op het vuur te gooien. Ze zag de spieren in zijn onderarm zich aanspannen toen hij daarmee bezig was, de kracht in zijn dijbenen toen hij op zijn hurken zakte om het vuur te controleren. Hoe was het mogelijk dat niemand in deze stad de wonderschone beheerste manier had gezien waarmee Frederick Guisler zich bewoog, de elegante bewegingen van zijn ledematen, de spierkabels die onder zijn huid bewogen?

Laat de flakkerende vlam van je ziel dansen om me heen
Moge de gretigheid van het vuur zich in mijn benen dringen...

Hij kwam overeind en draaide zich naar haar om en ze wist dat hij het op dat moment kon zien, de naakte waarheid van alles wat ze voelde, in grote letters op haar gezicht. Vandaag, bedacht ze ineens, golden de regels niet. Ze bevonden zich in een maalstroom, een plek van hen alleen, weg van het water en de beslommeringen van de buitenwereld. Ze deed een stap zijn kant op, alsof ze magnetisch geworden was, en stapte over de boeken heen zonder omlaag te kijken, zette haar beker op de schoorsteenmantel, haar ogen nog steeds gericht op die van hem. Ze stonden nu heel dicht bij elkaar, met de hitte van het oplaaiende vuur tegen hun lichamen, en hielden elkaars blik vast. Ze wist hoe graag ze hem weer wilde aanraken, zijn huid tegen haar lippen voelen, onder haar vingertoppen. Ze wilde weten wat voor al die andere mensen zo vanzelfsprekend leek, geheimpjes die ze elkaar in donkere kamers toefluisterden, intimiteit die niets meer met woorden te maken had. Ze voelde zich erdoor verteerd. Zijn ogen keken de hare onderzoekend aan en zijn blik verzachtte, en dat was het moment waarop ze wist dat ze hem had. Dat het dit keer anders zou zijn. Hij pakte haar hand en ze voelde dat er iets door haar heen schoot, gesmolten en dringend, en toen bracht hij haar hand omhoog en ze hoorde dat haar adem stokte.

En toen zei hij: 'Ik ga dit niet doen, Alice.'

Het duurde even voor tot haar doordrong wat hij zei, en de schok was zo enorm dat die haar bijna vloerde.

Alice, je bent te impulsief.

'Niet dat ik niet –'

'Ik moet gaan.' Ze draaide zich om en voelde zich vernederd. Hoe had ze zo stom kunnen zijn? De tranen prikten in haar ogen en ze struikelde over de boeken en vloekte hardop, terwijl ze bijna haar evenwicht verloor.

'Alice.'

Waar was haar jas? Had hij die ergens opgehangen? 'Mijn jas. Waar is mijn jas?'

'Alice.'

'Laat me met rust, alsjeblieft –'

Ze voelde zijn hand op haar arm en ze trok hem weg en drukte hem tegen haar borst, alsof ze zich had gebrand. 'Raak me niet aan!'

'Niet weggaan.'

Tot haar ontzetting voelde ze een snik opkomen. Haar gezicht vertrok en ze sloeg haar hand ervoor.

'Alice. Alsjeblieft. Luister naar me.' Hij slikte, en klemde zijn lippen op elkaar, alsof het praten hem zwaar viel. 'Ga niet weg. Als je wist... Als je eens wist hoe graag ik je hier heb, Alice, dat ik bijna elke nacht wakker lig, half gek van verlangen...'

Zijn stem klonk zacht en kwam met horten en stoten. Zo kende ze hem niet.

'Ik hou van je. Al sinds de eerste dag dat ik je zag. Als jij er niet bent, voelt het als verloren tijd. Terwijl, als jij er bent dan voelt het... alsof de hele wereld net iets feller van kleur is. Ik wil je huid tegen de mijne voelen. Ik wil je zien glimlachen en die lach van je horen als je je niet inhoudt en hij gewoon uit je knalt... Ik wil je gelukkig maken... Ik wil elke ochtend naast je wakker worden, en... en...' Even vertrok zijn gezicht, alsof hij al te ver was gegaan. '... Je bent getróúwd. En ik moet ontzettend mijn best doen om netjes te blijven. Dus tot ik daarover uit ben, kan ik het niet. Ik kan je niet aanraken, met geen vinger. Al zou ik het nog zo graag willen.'

Hij haalde diep adem en beverig blies hij de lucht weer uit. 'Het enige wat ik je kan geven, Alice, zijn... woorden.'

Er was een wervelwind de kamer binnengekomen die alles op zijn kop had gezet. Nu was die weer gaan liggen, en kleine stofdeeltjes vielen glinsterend om Alice heen.

Er leken jaren voorbij te gaan. Ze wachtte tot ze erop kon vertrouwen dat haar stem weer normaal was.

'Woorden.'

Hij knikte.

Ze dacht erover na, veegde met de rug van haar hand over haar ogen. Ze hield haar hand even voor haar borst en wachtte tot het bonzen wat minder zou worden, en toen hij dat zag vertrok zijn gezicht, alsof hij haar pijn had gedaan.

'Ik kan nog wel even blijven, denk ik,' zei ze.

'Koffie,' zei hij na een korte stilte, en hij reikte haar haar beker aan. Hij lette erop dat zijn vingers de hare niet raakten.

'Dank je.'

Ze wisselden een korte blik. Ze slaakte een diepe zucht en toen, zonder verder nog iets te zeggen, gingen ze naast elkaar staan en begonnen de boeken op te stapelen.

Het was gestopt met regenen. Meneer en mevrouw Brady haalden hun dochter op in meneer Brady's grote Ford en accepteerden zonder morren de extra passagiers: drie kleine meisjes die zeker tot de volgende ochtend bij hen te gast zouden zijn. Meneer Brady luisterde naar het verhaal over de kinderen, en het touw en mevrouw Brady's auto, en terwijl hij niets zei en het verlies van het voertuig verwerkte, drukte zijn vrouw hun dochter stevig tegen zich aan en bleef geheel tegen haar natuur minutenlang stil voor ze haar weer losliet, haar ogen vol tranen. Zwijgend hielden ze de portieren van de auto open en begonnen aan de korte rit naar huis, terwijl Beth aan de wandeling over het drassige pad naar haar huis begon, haar hand opgestoken bij wijze van groet tot de auto uit het zicht verdween.

Toen Margery wakker werd, voelde ze Svens warme vingers door de hare gevlochten. Ze spande ze automatisch aan voordat haar sluipende bewustzijn haar alle redenen vertelde waarom ze dat beter niet kon doen. Ze lag half begraven onder dekens en quilts, alles bij elkaar bijna te zwaar, zodat ze zich nauwelijks kon verroeren. Ze probeerde al haar tenen voorzichtig te bewegen, en was gerustgesteld toen haar lichaam deed wat ze het opdroeg.

Ze deed knipperend haar ogen open en keek rond in het donker, en naar de olielamp naast het bed. Svens blik schoot haar kant op en ze keken elkaar aan, terwijl haar gedachten samensmolten tot iets wat ze kon begrijpen. Toen ze haar mond opendeed, klonk haar stem hees. 'Hoelang ben ik buiten westen geweest?'

'Iets langer dan zes uur.'

Dat liet ze op zich inwerken.

'Is alles goed met Sophia en William?'

'Die zijn beneden. Sophia is iets te eten aan het maken.'

'En de meisjes?'

'Die zijn allemaal veilig teruggekomen. Baileyville is vier huizen kwijt, en die kolonie vlak onder Hoffman is helemaal vernietigd, maar ik vermoed dat morgenochtend wel zal blijken dat er nog meer vernield is. Het water staat nog steeds hoog, maar het regent nu al een uur of twee niet meer, dus laten we hopen dat dit het was.'

Terwijl hij sprak herinnerde haar lichaam zich de macht van de rivier, de kolkende krachten die aan haar hadden gesleurd, en ze huiverde onwillekeurig.

'En Charley?'

'Helemaal in orde. Ik heb hem schoongeborsteld en hem een emmer met wortelen en appels gegeven als beloning voor zijn moed. Hij probeerde me een schop te geven als dank.'

Ze glimlachte flauw. 'Zo'n muilezel als hij heb ik nog nooit meegemaakt, Sven. Ik heb zoveel van hem gevraagd.'

'Het schijnt dat je nogal wat mensen hebt geholpen.'

'Dat zou iedereen toch doen.'

'Maar niet iedereen hééft dat gedaan.'

Ze bleef stilliggen, dood- en doodmoe, en gaf toe aan de druk van de dekens, de slaapverwekkende warmte. Haar hand, diep onder de dekens, gleed naar de zwelling van haar buik, en na een minuut voelde ze het gefladder als antwoord dat iets in haar geruststelde.

'En,' zei hij. 'Wanneer was je van plan het me te vertellen?'

Toen keek ze naar hem op, naar zijn vriendelijke, ernstige gezicht.

'Ik moest je uitkleden voor ik je in bed kon leggen. En nu snap ik eindelijk waarom je me al die weken weggeduwd hebt.'

'Het spijt me, Sven. Ik wilde niet... Ik kon maar niet bedenken wat ik moest doen.' Ze slikte onverwachte tranen in. 'Ik was bang, denk ik. Ik wilde nooit kinderen, dat weet je wel. Ben nooit geschikt geweest voor het moederschap.' Ze haalde haar neus op. 'Ik kon mijn eigen hond niet eens beschermen.'

'Marge...'

Ze veegde haar ogen af. 'Ik dacht, als ik het gewoon negeer, dan zou het, gezien mijn leeftijd, misschien wel' – ze haalde haar schouders op – 'gewoon weggaan.' Daarop kromp hij ineen, want hij was een man die het niet kon aanzien als een boer een kitten verdronk.

'Maar...'

'Maar?'

Ze bleef even stil. Toen fluisterde ze: 'Ik kan haar voelen. Ze vertelt me van alles. En daar in het water drong het ineens tot me door. Het is niet eens een vraag. Ze is er al. Ze wíl er ook zijn.'

'Zij?'

'Ja, dat weet ik zeker.'

Hij glimlachte, schudde zijn hoofd. Haar hand zat nog onder de zwarte vegen en hij liet zijn duim eroverheen glijden. Toen wreef hij zich over het achterhoofd. 'Dus we gaan dit doen.'

'Ja, kennelijk.'

Ze bleven even zo zitten in het halfduister, en dachten allebei na over het vooruitzicht van deze nieuwe en onverwachte toekomst. Beneden hoorden ze zacht gemompel, en het gekletter van pannen en borden.

'Sven.'

Hij draaide zich weer naar haar om.

'Denk jij... Die toestand met de overstroming, al dat tillen en trekken en het zwarte water, denk je dat dat de baby kwaad heeft gedaan? Ik had zulke pijnscheuten. En toen kreeg ik het zo koud.'

'En de pijn?'

'Niks meer sinds... Nou ja, dat kan ik me niet meer herinneren.'

Sven dacht heel goed na over zijn antwoord. 'We hebben het niet in eigen hand, Marge,' zei hij. Hij vouwde zijn vingers om de hare. 'Maar ze is een deel van jou. En als ze deel is van Margery O'Hare, dan weet je zeker dat ze van ijzervijlsel gemaakt is. Als er één baby is die zulk noodweer kan overleven, dan is het die van jou wel.'

'Van óns,' verbeterde ze hem.

Toen pakte ze zijn hand vast en trok die onder de dekens, zodat hij zijn warme handpalm op haar buik kon leggen, terwijl hij haar strak in de ogen bleef kijken. Ze bleef een minuut roerloos liggen en voelde de intense vrede die ze altijd voelde als ze zijn huid tegen de hare voelde, en toen roerde de baby zich weer, heel vaag, maar ze zetten allebei tegelijk grote ogen op, en hij zocht bevestiging bij haar van wat hij net had gevoeld.

Ze knikte.

En Sven Gustavsson, niet een man die bekendstond om zijn grote emoties, liet zijn vrije hand over zijn gezicht glijden en wendde zich af, zodat ze de tranen in zijn ogen niet zou zien.

Bij de Brady's vielen doorgaans geen harde woorden; al was hun huwelijk er niet een dat zich liet omschrijven als een perfecte eenheid van twee zielen, ze zochten geen van beiden graag het conflict op en hadden allebei zo'n gezonde dosis respect voor de ander dat ze bijna nooit in het openbaar boos op elkaar waren, en ze wisten na bijna dertig jaar zo goed hoe de ander reageerde dat ze het meestal wel konden vermijden.

Dus de avond na de overstroming zorgde voor onverwachte opschudding in het huishouden van de Brady's. Nadat mevrouw Brady toezicht had gehouden op het voeden en laven van de drie kinderen in de logeerkamer, nadat Izzy naar bed was gegaan, en nadat al het personeel naar huis was gegaan, had ze tegen haar man gezegd dat haar dochter terug zou keren naar de paardenbibliotheek, op een toon waaruit bleek dat daar wat haar betrof verder niet over te praten viel. Meneer Brady, die zijn vrouw tweemaal had gevraagd dat te herhalen om zeker te zijn dat hij haar goed had verstaan, antwoordde krachtiger dan anders. (Het zou kunnen dat zijn humeur te lijden had onder het verlies van een auto, en alle telefoontjes die hij had gekregen met nieuws over hoe een aantal ondernemingen in Louisville onder water gelopen was.) Mevrouw Brady antwoordde met evenveel klem en zei dat ze haar dochter even goed kende als zichzelf en dat ze nog nooit zo trots op haar was geweest als vandaag. Hij kon op zijn strepen staan en dan zou ze een ontevreden aan huis gekluisterde vrouw worden zoals zijn zus was geweest – en iedereen wist hoe het met háár afgelopen was – of hij kon deze dappere, ondernemende en tot nu toe onbekende versie van het meisje dat ze al twintig jaar kenden, stimuleren en haar dát laten doen waar ze zo van hield. En, voegde ze eraan toe, met enig volume, als hij eerder naar die dwaas van een Van Cleve luisterde dan naar zijn eigen dochter, dan wist zij niet meer met wie ze al die jaren eigenlijk getrouwd was.

Het waren strijdbare woorden, en meneer Brady diende haar ook stevig van repliek, en al hadden ze een groot huis, hun stemmen galmden door de brede gangen met de houten lambrisering, de hele nacht door – zonder dat de kinderen, of Izzy, die als een blok in slaap waren gevallen, het hoorden – waarna, toen ze een wankele wapenstilstand hadden gesloten en ze allebei uitgeput waren door deze onverwachte wending binnen hun huwelijk, meneer Brady vermoeid aankondigde dat hij minstens een uurtje zijn ogen dicht moest doen, want morgen had hij een grote opruimdag voor de boeg en de hemel mocht weten hoe hij die nu door zou komen.

Mevrouw Brady zakte een beetje in na haar overwinning en voelde allerlei tedere gevoelens opwellen voor haar man, en na een korte stilte stak ze hem een verzoenende hand toe. En zo trof de dienstmeid hen anderhalf uur later aan, nog volledig gekleed en snurkend in het gigantische mahoniehouten bed, hun handen ineengevlochten tussen hen in.

18

'Een ondernemende kruidenier in Oklahoma verkocht onlangs twee dozijn buggyzwepen in twee dagen. Drie klanten zeiden echter dat zij die wilden gebruiken als hengel, en eentje werd verkocht aan een moeder die haar zoon "een pak rammel" wilde geven.'

– *The Furrow*, september/oktober 1937

Op zondagochtend was Margery haar haren aan het wassen, met haar hoofd gebogen boven een emmer warm water. Ze spoelde het net uit en wrong het tot een dik, glanzend koord toen Alice binnenliep. Alice mompelde een verontschuldiging, nog half in slaap en een beetje groggy – ze wist niet dat er hier iemand was – en liep achteruit de keuken uit, tot ze ineens Margery's buik door haar dunne katoenen nachtpon zag en nog eens heel goed keek. Margery keek haar van opzij aan, sloeg een katoenen lap om haar hoofd en zag haar blik. Toen ging ze rechtop staan en legde haar hand op haar navel. 'Ja, je ziet het goed, iets langer dan zes maanden, en ik weet het, dit was niet echt de bedoeling.'

Alice' hand schoot voor haar mond. Ze dacht aan Margery en Sven die avond ervoor bij de Nice 'N' Quick, zij de hele avond bij hem op schoot en hij met zijn handen beschermend om haar middel.

'Maar –'

'Ik heb dat blauwe boekje kennelijk niet zo grondig gelezen als had gemoeten.'

'Maar... Maar... Wat ga je nou doen?'

Alice kon haar ogen er niet van afhouden, zo rond was het. Het was niet te geloven. Ze zag nu ook dat Margery's borsten bijna ordinair groot waren, en ze zag de blauwe aderen kriskras over haar borst lopen waar haar peignoir opengevallen was en een stuk bleke huid liet zien.

'Wat ik ga doen? Er is niet zo gek veel dat ik kan doen.'

'Maar... je bent niet getrouwd!'

'Getrouwd! Is dat waar je je druk om maakt?' Margery lachte hard. 'Alice, denk je dat het me een fluit kan schelen wat de mensen hier van me vinden? En trouwens, Sven en ik zijn zo goed als getrouwd. We gaan het kind grootbrengen en we zullen liever voor haar en voor elkaar zijn dan de meeste getrouwde mensen hier in de buurt. Ik zorg ervoor dat ze onderwijs krijgt en ik leer haar het verschil tussen goed en kwaad, en zolang ze haar pa en ma heeft die van haar houden, zie ik niet in wat andere mensen ermee te maken hebben wat ik aan mijn linkerhand draag.'

Alice kon het niet bevatten: het idee dat iemand zes maanden zwanger was en zich er niet druk over maakte dat het kind misschien een bastaard werd, dat het misschien zelfs wel naar de hel zou gaan. En toch, als ze Margery's vrolijke zekerheid zo zag – ja, nu ze haar gezicht eens goed bekeek, kon je haar zelfs 'stralend' noemen – dan kon je moeilijk volhouden dat dit een ramp was.

Ze slaakte een diepe zucht. 'Weet... iemand dit?'

'Afgezien van Sven?' Margery wreef haar haar stevig droog en stopte toen even om met haar vingers te controleren hoe vochtig haar haren nog waren. 'Nou, we hebben het niet bepaald van de daken geschreeuwd. Maar ik kan het niet veel langer stilhouden. Die arme Charley zakt door zijn hoeven als ik nog veel dikker word.'

Een baby. Alice raakte vervuld van een complexe mengeling van emoties: schok, bewondering omdat Margery – alweer – had besloten om het leven volgens haar eigen regels te leven, maar dwars door alles heen ook verdriet omdat alles anders zou worden, en dat ze niet meer met haar vriendin over de berghellingen zou galopperen, of met haar zou lachen in de gezellige bibliotheek. Margery zou toch zeker thuisblijven, zoals alle moeders. Ze vroeg zich af wat er met de bibliotheek zou gebeuren als Margery er niet meer was, want ze was het hart en de ruggengraat ervan. En toen realiseerde ze zich nog iets zorgwekkends. Ze kon hier natuurlijk niet blijven als de baby er was. Dan zou er geen plek meer zijn. Er was nu al nauwelijks genoeg ruimte voor hen drieën.

'Ik kan je hier horen piekeren, Alice,' riep Margery toen ze terugliep naar haar slaapkamer. 'En ik zeg maar vast dat er verder niets verandert. Over de baby maken we ons pas druk als die er is. Het heeft geen zin om je nu al te sappel te maken.'

'Niks aan de hand,' zei Alice. 'Ik ben gewoon blij voor jou,' om vervolgens vurig te wensen dat er inderdaad verder niks aan de hand was.

Op zaterdag reed Margery naar Monarch Creek, en groette met een knikje de families die druk aan het opruimen waren, het natte slik door hun voordeur veegden en meubelstukken die alleen nog goed waren als brandhout op een stapel legden. De overstroming had het lagergelegen deel van hun stad verwoest, de plek waar de armere gezinnen woonden die hier waarschijnlijk minder onrust over zouden stoken. Of in elk geval waren het mensen naar wie toch niet geluisterd werd als ze dat wel zouden doen. In de rijkere stukken van de stad was het leven alweer bijna zoals normaal.

Ze liet Charley halt houden bij het huis van Sophia en William, en de moed zonk haar in de schoenen toen ze de schade in zich opnam. Je kon wéten dat iets zo was, maar het met eigen ogen zien was andere koek. Het kleine huisje stond nog wel min of meer overeind, maar omdat het helemaal onderaan de weg lag, had het de overstroming vol over zich heen gekregen. De palen van de keurige veranda waren gebroken, en de bloempotten en de schommelstoel die er hadden gestaan waren weggespoeld, samen met de twee ramen aan de voorkant.

Wat een goed onderhouden moestuintje was geweest, was nu een zee van zwarte modder die naar zwavel stonk en waar lukraak stukken hout uitstaken in plaats van planten. Op de bovenste planken van de gevel gaf een dikke streep aan tot hoe hoog het water was gekomen, en Margery hoefde niet te raden hoe het er binnen uit zou zien. Ze huiverde toen ze terugdacht aan de kille greep van het water, en legde haar hand op Charleys zachte hals toen ze ineens de sterke drang voelde om naar huis te gaan, waar het warm en veilig was.

Ze steeg af – het kostte haar wat meer moeite om uit het zadel te komen – en bond de teugels om een boom. De muilezel kon hier nergens grazen; tot een eind de heuvel op zat alles hier onder de modder.

'William?' riep ze, en haar laarzen maakten een zuigend geluid terwijl ze naar de kleine blokhut liep. 'William? Ik ben het, Margery.'

Ze riep nog een paar keer en wachtte tot het duidelijk was dat er niemand thuis was. Toen liep ze terug naar de muilezel, en voelde dat vreemde trekken en het gewicht in haar buik, alsof de baby had besloten dat ze nu haar aanwezigheid voelbaar mocht maken. Ze bleef staan bij de boom en stak haar hand uit naar de teugels toen ze ineens iets zag. Ze hield haar hoofd schuin en bestudeerde de lijn die de rivier op de boom had achtergelaten, op ruim een meter vanaf de grond. De hele weg vanaf de bibliotheek had de rivier roodbruine strepen achtergelaten. Er was wel wat variatie in de kleur, maar het was duidelijk modder of slik. Terwijl de lijnen hier inktzwart waren. Ze dacht aan hoe het water zomaar ineens donker was gekleurd en aan die chemische damp die haar in de ogen had geprikt en haar op de keel was geslagen.

Ze dacht ook aan het feit dat Van Cleve sinds de overstroming al drie dagen niet in de stad was geweest.

Ze zakte op haar hurken en liet haar vingers over de boombast glijden, om er vervolgens aan te ruiken. Zo bleef ze even roerloos zitten en dacht na. Toen veegde ze haar handen af aan haar jasje, en kreunend hees ze zich weer in het zadel. 'Kom op, Charley,' zei ze, en ze keerde hem. 'We gaan nog niet naar huis.'

Margery reed hoog de smalle pas op ten noordoosten van Baileyville, een route die de meeste mensen onbegaanbaar vonden, omdat het terrein zo steil was en zo dichtbegroeid met struiken. Maar zowel zijzelf als Charley was op ruw terrein opgegroeid en ze zagen er even instinctief een uitweg als een baas dollartekens zag. En met de teugels los over zijn hals leunde ze voorover, erop vertrouwend dat hij wel een weg kon vinden terwijl zij de takken voor haar gezicht optilde. De lucht werd kouder naarmate ze hoger kwamen. Margery zette haar hoed stevig op haar hoofd, dook met haar kin in haar kraag en zag haar adem in wolkjes opstijgen.

De bomen stonden steeds dichter bij elkaar op deze hoogte, en de grond was zo steil en bezaaid met stenen dat Charley, al was hij nog zo zelfverzekerd, toch begon te aarzelen. Uiteindelijk kwam ze bij een rotsformatie aan, waar ze afsteeg. Ze gooide zijn teugels over een paar jonge boompjes en liep de rest van het pad naar boven, een beetje puffend vanwege het extra gewicht van haar nieuwe vrachtje. Zo nu en dan bleef ze even staan om uit te rusten, met haar hand in haar onderrug. Ze was wonderlijk moe sinds de overstroming en zette van zich af wat Sven zou zeggen als hij wist waar ze nu was.

Het kostte haar bijna een uur om ver genoeg de bergkam op te klimmen om de achterkant van Hoffman te kunnen zien, dat deel van de tweehonderdveertig hectare dat vanaf de mijnen niet zichtbaar was, en dat afgeschermd werd door het hoefijzer van met bomen begroeide berghellingen dat het omringde. Ze greep zich vast aan een boomstam om zich de laatste paar meter op te trekken en bleef toch even staan om op adem te komen.

En toen keek ze omlaag en vloekte.

Onderaan de bergkam lagen drie gigantische baggerreservoirs. Ze waren alleen toegankelijk via een afgesloten tunnel die dwars door de berg liep. Twee van de reservoirs zaten vol met dof, inktzwart water en waren tot de rand toe gevuld vanwege de regen. Het derde reservoir was leeg, de modderige bodem zwart en de randen afgebrokkeld waar de bagger doorgebroken was en een brak spoor had getrokken langs de meanderende rivierbeddingen tot het laagstgelegen deel van Baileyville.

Van alle dagen die Annie had kunnen kiezen om last te krijgen van haar benen was dit wel de alleronhandigste, mopperde Van Cleve bij zichzelf terwijl hij aan zijn tafeltje in de nis zat te wachten tot het meisje hem zijn eten bracht. Aan de andere kant zat Bennett er zwijgend bij. Zijn blik gleed naar de andere klanten, alsof hij nog steeds probeerde te bepalen wat de mensen over hem zeiden. Van Cleve zou liever nog een paar dagen weggebleven zijn uit de stad, maar wat moest je als je dienstmeid er niet was om voor je te koken en je schoondochter nog steeds niet bij zinnen was gekomen en naar huis was teruggekeerd? Afgezien van een restaurant halverwege de weg naar Lexington was de Nice 'N' Quick de enige plek waar hij een warme maaltijd kon krijgen.

'Alstublieft, meneer Van Cleve,' zei Molly toen ze een bord gefrituurde kip voor hem neerzette. 'Extra groente en aardappelpuree, zoals u vroeg. U had geluk dat u het op tijd bestelde; de kok heeft bijna niks meer, nu er geen voorraden worden geleverd.'

'Nou, dan hebben we geluk!' riep hij uit. Van Cleve klaarde op bij het zien van zijn goudbruine, knapperige maaltijd. Hij slaakte een tevreden zucht en stak zijn servet in zijn kraag. Hij wilde net voorstellen dat Bennett dat ook moest doen, in plaats van hem over zijn schoot te leggen als een vervloekte Europeaan, toen er een kluit modder door de lucht vloog die met een hoorbare *plop* boven op zijn portie kip terechtkwam. Hij staarde ernaar en het duurde even voor tot hem doordrong waar hij naar keek.

'Potdo–'

'Ben je soms iets kwijt, Van Cleve?'

Margery O'Hare torende boven zijn tafeltje uit, met een hoogrode kleur en een stem die trilde van woede. Ze hield haar arm uitgestoken, en haar vuist was zwart van de bagger. 'Het lag niet aan de overstroming dat de huizen rond Monarch Creek verwoest zijn. Het was die baggerdam van jou, en je wíst het. Je moet je schamen!'

Het restaurant viel stil. Achter haar stonden wat mensen op om te kunnen zien wat er aan de hand was.

'Je hebt módder op mijn éten gegooid?' Van Cleve stond op en duwde zijn stoel piepend naar achteren. 'Na alles wat je hebt gedaan, waag je het om hier binnen te komen en víézigheid op mijn bord te laten vallen?'

Margery's ogen fonkelden. 'Dat is geen modder. Dat is kolenbagger. Gif. Jóúw gif. Ik ben de bergkam op geweest en toen heb ik jouw doorgebroken dam gezien. Het kwam door jou! Niet door de regen. Niet door de Ohio. De enige huizen die zijn verwoest zijn de huizen waar jouw smerige water overheen gestroomd is.'

Er werd gemompeld in het restaurant. Van Cleve trok zijn servet uit zijn kraag. Hij deed een stap haar kant op, met een opgeheven vinger. 'Nou moet jij eens heel goed luisteren, O'Hare. Ik zou maar héél voorzichtig zijn voor je met je beschuldigingen komt. Jij hebt al meer dan genoeg ellende veroorzaakt –'

Maar Margery ging recht voor hem staan. 'Heb ík ellende veroorzaakt? En dat uit de mond van de man die mijn hond doodgeschoten heeft? Die zijn schoondochter twee tanden uit de mond heeft geslagen? Sophia, William en ik zijn bijna verdronken in die baggerstroom van jou! Ze hadden al bijna niks, en nu hebben ze nog minder! En als mijn meiden hen niet hadden gered, waren er nu drie kleine meisjes verdronken, door jouw schuld! En dan sta je hier stoer te doen alsof jij er niets mee te maken hebt? Ze zouden je moeten arresteren!'

Sven kwam achter haar staan en legde een hand op haar schouder, maar ze was op dreef en schudde hem van zich af. 'Er gaan mannen dood omdat jij dollars belangrijker vindt dan veiligheid! Je laat mensen met een trucje iets ondertekenen en dan zijn ze hun huis kwijt voordat ze begrijpen wat ze hebben gedaan! Jij vernietigt levens! Die mijn van jou is levensgevaarlijk! Jíj bent levensgevaarlijk!'

'Zo is het wel genoeg.' Sven had zijn onderarm nu om Margery's sleutelbeen gelegd en trok haar naar achteren, terwijl zij nog naar Van Cleve wees en tierde. 'Kom, tijd om naar buiten te gaan,' zei Sven.

'Inderdaad! Dank je, Gustavsson! Naar buiten met die meid!'

'Je doet of je de Almachtige zelf bent! Alsof de wet voor jou niet geldt! Maar ik hou je in de gaten, Van Cleve. Zo lang als ik adem, zal ik de waarheid over jou vertellen en –'

'Genoeg!'

De lucht in de ruimte leek in een vacuüm te zijn verdwenen, terwijl Sven die nog steeds tegenspartelende meid de deur van het restaurant uit trok. Door het glazen paneel zag je dat ze tegen hem stond te schreeuwen op straat, maaiend met haar armen in een poging zich los te maken. Van Cleve keek om zich heen en ging zitten. De andere gasten stonden nog te staren.

'Die O'Hares ook altijd!' zei hij te hard, en hij stopte zijn servet weer in zijn kraag. 'Je weet nooit wat die familie nu weer gaat uitvreten.' Bennetts blik schoot op van zijn bord, en weer omlaag. 'Gustavsson deugt. Die weet het wel. Jawel. En die meid daar is de gekste van dat hele zootje, of niet soms? ... Of niet soms?' Van Cleve glimlachte aarzelend tot de mensen weer teruggingen naar hun eten. Hij slaakte een diepe zucht en wenkte de serveerster. 'Molly, kindje? Zou je... eh... een nieuw bord kip voor me willen halen? Heel graag.'

Molly trok een gezicht. 'Het spijt me, meneer Van Cleve. Maar we hebben net de laatste portie geserveerd.' Ze keek een beetje geschrokken naar zijn bord. 'Ik heb nog wel wat soep, en een paar *biscuits* die ik voor u zou kunnen opwarmen.'

'Hier. Neem mijn bord maar.' Bennett schoof zijn nog onaangeraakte eten naar zijn vader toe.

Van Cleve rukte het servet weer uit zijn kraag. 'Ik heb geen trek meer. Ik ga Gustavsson een borrel geven, en dan gaan we naar huis.' Hij keek door de deur naar buiten, waar de jongeman nog stond met die meid van O'Hare. 'Als hij haar heeft weggestuurd, komt hij wel weer binnen.' Hij was zich bewust van een vaag gevoel van teleurstelling dat het niet zijn eigen zoon was die was opgestaan en die meid de deur uit had gezet.

Maar er gebeurde zoiets vreemds: terwijl O'Hare buiten bleef tieren en druk gebaren, bracht Gustavsson, in plaats van zijn handen af te kloppen en het restaurant weer binnen te lopen, zijn voorhoofd naar dat van Margery O'Hare.

Terwijl Van Cleve fronsend toekeek, bracht Margery haar handen heel even voor haar gezicht en bleven Gustavsson en zij roerloos staan. En toen, glashelder zichtbaar in het maanlicht, legde Sven Gustavsson een beschermende hand op O'Hares bolle buik, wachtte tot ze opkeek en haar eigen hand over de zijne legde, en toen kuste hij haar.

'Hoeveel ellende wil je je precies op de hals halen?'

Margery duwde blind tegen Sven aan en probeerde zich los te worstelen, maar hij hield haar stevig bij haar bovenarmen vast.

'Jij hebt het niet gezien, Sven! Duizenden liters van dat gif van die man! En maar doen alsof het gewoon door de rivier kwam, en het huis van William en Sophia totaal verwoest, en al dat land en het water rondom Monarch Creek onbruikbaar, Joost mag weten voor hoelang.'

'Daar twijfel ik niet aan, Marge, maar tekeergaan tegen hem in een restaurant vol mensen helpt niet.'

'Hij moet zich schamen! Hij denkt dat hij overal mee weg kan komen! En hoe haal jij het in je hoofd om mij daar weg te trekken alsof ik een... een... slecht opgevoede hónd ben!'

Ze duwde met allebei haar handen hard tegen hem aan, en eindelijk liet hij los, en stak hij zijn handen in de lucht. 'Ik... Ik wilde gewoon niet dat hij je iets zou aandoen. Als je zag wat hij met Alice heeft gedaan.'

'Ik ben niet bang voor hem!'

'Nou, misschien is het verstandiger om dat wel te zijn. Een man als Van Cleve moet je slim aanpakken. Hij is sluw. Dat wéét je toch? Kom op, Margery. Verslik je niet in je drift. We gaan dit op de juiste manier aanpakken. Weet ik veel. Met de voorman praten. De bonden. Een brief schrijven aan de gouverneur. We bedenken wel wat.'

Margery leek wat in te binden.

'Kom.' Hij stak zijn hand uit. 'Je hoeft niet altijd zelf de strijd aan te gaan.'

Toen gaf ze het op. Ze schopte tegen een steentje en wachtte tot ze weer rustig ademhaalde. Toen ze naar hem opkeek, glinsterden de tranen in haar ogen. 'Ik haat hem, Sven. Echt. Alles wat mooi is maakt hij kapot.'

Sven trok haar tegen zich aan. 'Niet alles.'

Hij legde zijn hand op haar buik en liet hem daar liggen tot hij haar voelde verzachten in zijn armen. 'Kom,' zei hij, en hij gaf haar een kus. 'We gaan naar huis.'

Omdat kleine stadjes nu eenmaal kleine stadjes zijn, en Margery nu eenmaal was wie ze was, duurde het niet lang voor iedereen wist dat ze in verwachting was, en een paar dagen lang gonsde het op elke plek waar mensen bijeenkwamen – bij de veevoederhandel, in de kerken, bij de kruidenier – van de geruchten over haar zwangerschap. Er waren mensen voor wie dit alleen maar een bevestiging was van alles wat ze toch al vonden van Frank O'Hares dochter. Weer zo'n O'Hare-kind dat niet zou deugen, en dat ongetwijfeld voorbestemd was voor schande of rampspoed. Het stond al wel vast dat er mensen waren voor wie een kind van een ongehuwde moeder hoe dan ook op hun hardop uitgesproken afkeuring kon rekenen. Maar er waren ook mensen die nog veel terugdachten aan de overstroming en aan wat zij had gezegd over de rol die Van Cleve daarbij had gespeeld. Gelukkig voor haar leken dat verreweg de meeste mensen te zijn, en die mensen vonden dat als er zoveel verschrikkelijks was gebeurd een nieuwe baby onder welke omstandigheden dan ook niet iets was om je druk over te maken.

Afgezien van Sophia, dan.

'Ga je dan nu eindelijk met die man trouwen?' vroeg ze toen ze het hoorde.

'Nope.'

'Omdat je alleen aan je jezelf denkt?'

Margery was bezig een brief aan de gouverneur te schrijven. Ze legde haar pen neer en keek Sophia boos aan.

'Zit maar niet zo vuil naar me te kijken, Margery O'Hare. Ik weet wel wat jij vindt van een verbintenis voor de Heer. Geloof me, we weten allemaal precies hoe jij over de dingen denkt. Maar het gaat nu niet meer alleen om jou, snap je? Wil je dat die baby straks op het schoolplein wordt uitgescholden? Wil je dat ze opgroeit als een tweederangsburger? Wil je dat ze allerlei kansen misloopt omdat mensen er niet "zo eentje" in huis willen?'

Margery deed de deur open, zodat Fred weer een lading boeken de bibliotheek in kon dragen.

'Kunnen we op z'n minst even wachten tot ze er is voordat je me de huid vol scheldt?'

Sophia trok haar wenkbrauwen op. 'Ik zeg het alleen maar. Het leven is moeilijk genoeg als je opgroeit in deze stad. Je hoeft zo'n arm kind niet nog een extra juk op haar schouders te leggen. Je weet donders goed dat de mensen je veroordelen om wat je ouders hebben gedaan, beslissingen waar jij niets over te zeggen hebt gehad.'

'Oké, Sophia.'

'Nou, het is zo. En dat allemaal alleen omdat jij zo koppig bent en precies het leven wilt leiden zoals jij dat wilt. Stel dat zij nou eens niet zo is als jij?'

'Dat is ze wel.'

'Daar blijkt maar weer uit hoe weinig verstand jij hebt van kinderen,' zei Sophia honend. 'Ik zeg het nog één keer: dit gaat niet alleen meer om jou.' Ze legde het uitleenboek met een klap op haar bureau. 'En dat moet jij je goed realiseren.'

Sven was al precies even erg. Hij zat op de gammele keukenstoel zijn laarzen te poetsen, terwijl zij aan de ene kant van het houten bankje zat, en hoewel hij er minder woorden aan vuilmaakte en zijn stem rustiger klonk, was zijn punt precies dezelfde. 'Ik zal het je niet nog eens vragen, Margery. Maar dit verandert de zaak wel. Ik wil dat men weet dat ik de vader van ons kind ben. Ik wil dit allemaal regelen zoals het hoort. Ik wil niet dat ons kind opgroeit als een bastaard.'

Hij keek naar haar vanaf de andere kant van de tafel, en ineens werd ze koppig en defensief, zoals ze was op haar tiende, en dus begon ze afwezig aan een wollen deken te pulken en weigerde hem aan te kijken. 'Vind je niet dat er op dit moment wel belangrijker zaken zijn om het over te hebben?'

'Dit was alles wat ik erover wilde zeggen.'

Ze veegde een lok haar uit haar gezicht en beet op haar onderlip. Hij sloeg zijn armen over elkaar en fronste, zich schrap zettend omdat zij nu waarschijnlijk zou gaan roepen dat ze gek van hem werd, dat hij had beloofd er niet over door te zeuren, en dat ze er genoeg van had en dat hij kon ophoepelen naar zijn eigen huis.

Maar ze verraste hem.

'Laat me er even over nadenken,' zei ze.

Ze bleven een paar minuten zo in stilte zitten. Margery trommelde met haar vingers op tafel en strekte een been uit, en draaide haar enkel naar links en naar rechts.

'Wat is er?' zei hij.

Ze pakte de deken weer bij een punt, trok hem recht en keek Sven zijdelings aan.

'Wat is er?' herhaalde hij.

'Kom je nog een keer naast me zitten, Sven Gustavsson? Of vind je me niet meer aantrekkelijk nu ik zo'n dikke melkkoe ben?'

Alice kwam laat binnen, en de gedachten aan Fred verdrongen alles wat ze die dag had gezien, de verontschuldigingen van gezinnen bij wie de bibliotheekboeken met de rest van hun inboedel verloren waren gegaan in het water, de zwarte smurrie om de boomstammen, de spullen die overal op de paden langs de inmiddels weer kalme beek lagen: een schoen, brieven, kapotte of onbruikbaar geworden meubels.

Het enige wat ik je kan geven, Alice, zijn woorden.

Zoals elke ochtend en elke avond na die keer, voelde ze Freds vingers over haar wang glijden, zag ze zijn ernstige, half dichtgeknepen ogen, en vroeg ze zich af hoe het zou voelen als die sterke handen haar lichaam op dezelfde zachte, doelgerichte manier zouden aftasten. Haar verbeelding vulde de gaten in haar kennis aan. Bij haar herinneringen aan zijn stem, de intensiteit van zijn blik, raakte ze een beetje buiten adem. Ze dacht zoveel aan hem dat ze vermoedde dat de anderen dwars door haar heen konden kijken, en dat ze misschien zelfs flarden opvingen van de voortdurende stroom in haar hoofd, alsof die door haar oren naar buiten drupte. Het was bijna een opluchting om weer bij Margery's huis aan te komen, haar kraag opgezet tegen de aprilwind, in de wetenschap dat ze nu gedwongen werd minstens een paar uur ergens anders aan te denken: boekenkaften of bagger of snijbonen.

Alice ging naar binnen en deed de hordeur zachtjes achter zich dicht (sinds ze bij de Van Cleves weg was, had ze een afkeer van slaande deuren), en trok haar jas uit, die ze aan het haakje hing. Het was stil in huis, wat meestal betekende dat Margery achter bezig was met Charley of de kippen. Ze liep naar de broodtrommel, wierp er een blik in, en dacht ondertussen hoe stil het nog steeds was zonder Blueys uitbundige aanwezigheid.

Ze wilde net roepen toen ze het hoorde. Een geluid dat de afgelopen weken afwezig geweest was: gesmoorde kreetjes, zacht gekreun van genot van achter Margery's dichte deur. Ze bleef stokstijf staan, midden in de kamer, en als in een reactie daarop zwollen de stemmen eensgezind aan, om vervolgens weer zachtjes liefkozingen te mompelen, vol van emotie, terwijl de veren van het bed kraakten en het hoofdeinde ervan hard tegen de houten muur bonkte en dreigde op te bouwen tot een crescendo.

'Nou dát weer,' mompelde Alice zachtjes bij zichzelf. En ze trok haar jas weer aan, stak een stuk brood tussen haar tanden en ging buiten op de piepende schommelstoel zitten, met één hand etend terwijl ze de andere hand voor haar goede oor hield.

Het was niet ongebruikelijk dat de sneeuw een maand langer bleef liggen op de bergtoppen. Het was alsof de vlokken niks wilden weten van wat er beneden in de stad gebeurde en hun ijzige greep pas op het allerlaatste moment wilden loslaten, zelfs totdat de wasachtige bloempjes hun kopjes al door het steeds dunner wordende kristallen tapijt heen staken en de bomen op de hoogste paden geen bruine skeletten meer waren, maar bedekt waren met een lichtgroen waas.

Dus het was al half april voordat het lijk van Clem McCullough zichtbaar werd, te beginnen met zijn bevroren neus terwijl de sneeuw op de allerhoogste bergkam smolt, en toen de rest van zijn gezicht, dat al aangevreten was door een of ander hongerig dier; zijn ogen waren allang weg. Hij werd gevonden door een jager uit Berea, die de heuvels boven Red Lick in gestuurd was om op zoek te gaan naar herten, en die nog maanden nachtmerries zou hebben over rottende gezichten met peilloos diepe gaten in plaats van ogen.

Niet dat een klein stadje opkeek van de vondst van het lichaam van een notoire dronkenlap. En al helemaal niet in een streek waar veel illegaal werd gestookt. En normaal gesproken zou het hooguit een paar dagen geklets en schuddende hoofden opgeleverd hebben als het nieuws de ronde deed.

Maar dit was anders.

Clem McCulloughs hoofd was stukgeslagen op een puntig rotsblok, vertelde de sheriff niet lang nadat hij en zijn mannen teruggekeerd waren van de berg. En boven op zijn borst werd, toen de laatste sneeuw gesmolten was, een zwaar bebloed exemplaar van *Little Women* aangetroffen, in linnen gebonden en met een stempel van de WPA Paardenbibliotheek Baileyville.

19

'Mannen verwachtten van vrouwen dat ze kalm, beheerst, meegaand en kuis waren. Excentriek gedrag werd afgekeurd, en iedere vrouw die te ver over de schreef ging, kwam ernstig in de problemen.'
– Virginia Culin Roberts, *The Women Was Too Tough*

Met een buik vol spekvet en een dun laagje glinsterende opwinding op zijn voorhoofd liep Van Cleve het kantoor van de sheriff binnen. Hij had een kistje sigaren bij zich en glimlachte breed, al zou hij nooit toegeven dat hij daar een reden voor had. Nee, maar de ontdekking van McCulloughs lijk betekende dat de doorgebroken dam en het opruimen van de bagger ineens oud nieuws waren. Van Cleve en zijn zoon konden weer over straat en voor het eerst in weken had zijn tred, toen hij uit zijn auto was gestapt, weer iets verends.

'Nou Bob, mij verbaast het anders niets. Je weet toch dat ze het hele jaar voor problemen zorgt, onze samenleving probeert te ontwrichten en onrust stookt.' Hij leunde voorover en stak met een klik van zijn messing aansteker een sigaar voor de sheriff op.

De sheriff leunde naar achteren in zijn stoel. 'Ik weet niet of ik je wel helemaal kan volgen, Geoff.'

'Nou, je gaat die meid van O'Hare toch arresteren, neem ik aan?'

‘Hoe kom je erbij dat zij er iets mee te maken heeft?’

‘Bob... Bob... Hoelang zijn we nu al bevriend? Jij weet net zo goed als ik dat die McCulloughs een vete hebben met de O’Hares. Al sinds mensenheugenis. En wie komt er anders zo hoog in de bergen?’

De sheriff zei niets.

‘En wat het nog onderstreept, ik heb van horen zeggen dat er een bibliotheekboek op het lichaam aangetroffen is. Nou, dat lijkt mij dan een uitgemaakte zaak.’ Hij nam een lange trek van zijn eigen sigaar.

‘Het zou fijn zijn als mijn jongens net zo snel waren in het oplossen van misdaden als jij, Geoff.’ Naast de ogen van de sheriff verschenen geamuseerde rimpeltjes.

‘En je weet toch dat zij de echtgenote van mijn Bennett heeft opgestookt om bij hem weg te gaan, al hebben we daar geen ruchtbaarheid aan gegeven om hem de schande te besparen. Ze waren gelukkig getrouwd, totdat zij zich ermee ging bemoeien! Nee, zij fluistert die meisjes allerlei slechte ideeën in, en ze zaait onrust overal waar ze komt. Ik zal in elk geval een stuk beter slapen als ik weet dat ze vannacht achter slot en grendel zit.’

‘O ja?’ zei de sheriff, die al maanden wist waar dat meisje van Van Cleve uithing. Er was in deze county maar weinig dat aan zijn aandacht ontsnapte.

‘Die familie, Bob.’ Van Cleve blies rook naar het plafond. ‘Ze deugen niet, geen van die O’Hares. Herinner je je haar oom Vincent dan niet? Wat een schurk was dat...’

‘Ik kan niet zeggen dat het bewijs sluitend is, Geoff. Tussen ons gezegd en gezwegen: zoals het er nu uitziet, kunnen we niet bewijzen dat zij die route liep, en onze enige getuige zegt nu dat ze niet weet van wie de stem was die ze heeft gehoord.’

‘Natuurlijk was zij het! Jij weet donders goed dat dat poliokind het nooit zou doen, en Alice ook niet. Dus dan blijven die boerenmeid en die zwarte nog over. En ik durf er iets om te verwedden dat die niet kan rijden.’

De sheriff trok zijn mondhoeken omlaag om aan te geven dat hij niet overtuigd was.

Van Cleve prikte met zijn vinger op het bureau. ‘Ze heeft een kwaadaardige invloed, Bob. Vraag maar aan gouverneur Hatch. Die weet er alles van. Die wellustige boeken die ze verspreidt onder de dekmantel van een gezinsbibliotheek... O, wist je dat niet? Ze heeft ook onrust lopen stoken op North Ridge, zodat ze daar nu de mijn niet gewoon zijn rechtmatige werk laten doen. Alle ellende die hier het afgelopen jaar is geweest valt zo'n beetje terug te voeren op Margery O'Hare. Ze heeft het hoog in haar bol gekregen door die bibliotheek. Hoe langer ze opgesloten blijft, hoe beter.'

'Je weet dat ze zwanger is?'

'Dat bedoel ik dus. Geen enkel moreel besef. Zo gedraagt een fatsoenlijke vrouw zich toch niet? Wil je nu echt dat zo iemand huizen binnengaat waar jonge, gemakkelijk te beïnvloeden mensen wonen?'

'Dat niet, misschien.'

Van Cleve schilderde het met zijn vingers in de lucht, alsof hij naar een verre horizon keek. 'Ze is haar route gereden, liep die arme ouwe McCullough tegen het lijf, die op weg naar huis was, en toen ze zag dat hij dronken was, zag ze haar kans schoon om die criminele vader van d'r te wreken, en toen heeft ze hem vermoord met wat ze maar voorhanden had, in de wetenschap dat hij onder de sneeuw begraven zou worden. Ze dacht waarschijnlijk dat de beesten hem wel zouden opeten en dat niemand het lijk ooit zou vinden. Het is zuiver geluk en dankzij de goedertierenheid van de Almachtige dat iemand hem toch vond. IJskoud is ze! Ze gaat in elk opzicht tegen de wetten der natuur in.'

Hij nam een flinke trek van zijn sigaar en schudde zijn hoofd. 'Ik zeg het je, Bob, het zou me niets verbazen als zij het heeft gedaan.' Hij wachtte even en zei toen: 'Daarom ben ik zo blij dat hier een man zoals jij aan het roer staat. Een man die een eind maakt aan het verspreiden van illegale praktijken. Een man die niet bang is om het récht te laten spreken.' Van Cleve pakte zijn kistje sigaren. 'Neem er anders een paar mee naar huis, voor later... Weet je wat, hou de hele doos maar.'

'Dat is heel gul van je, Geoff.'

Verder zei de sheriff niets. Maar hij nam een lange, tevreden trek van zijn sigaar.

Margery O'Hare werd gearresteerd in de bibliotheek, op de avond dat ze bezig waren de laatste boeken weer op de planken te zetten. De sheriff arriveerde met zijn hulpsheriff, en Fred begroette hen eerst nog allerhartelijkst, omdat hij dacht dat ze kwamen kijken naar de planken vloer die hij had vervangen en naar de opnieuw ingerichte boekenkasten, want de hele week waren er al mensen uit de buurt komen kijken; een kijkje nemen bij andermans herstelwerkzaamheden had een nieuwe dimensie toegevoegd aan de dagelijkse tijdsbesteding in Baileyville. Maar de sheriff had een lang gezicht, zo koud als een grafsteen. Terwijl hij zijn laarzen binnen in de ruimte plantte en om zich heen keek, voelde Margery iets vanbinnen: als een zware steen die in een bodemloze put zonk.

'Wie van jullie heeft de route in de bergen boven Red Lick?'

Hun ogen vonden elkaar.

'Wat is er aan de hand, sheriff? Is iemand te laat met het inleveren van zijn boeken?' vroeg Beth, maar niemand lachte.

'Het lichaam van Clem McCullough is twee dagen geleden gevonden op Arnott's Ridge. Het moordwapen kwam waarschijnlijk uit jullie bibliotheek.'

'Moordwapen?' vroeg Beth. 'We hebben hier helemaal geen moordwapens. Wel boeken over moorden.'

Margery trok wit weg. Ze knipperde met haar ogen en stak haar hand uit, om steun te zoeken. De sheriff zag het.

'Ze is in verwachting,' zei Alice, die Margery bij de arm nam. 'Ze is steeds wat licht in het hoofd.'

'En het is dramatisch nieuws voor een zwangere vrouw om te moeten vernemen,' voegde Izzy eraan toe.

Maar de sheriff keek alleen nog maar naar Margery. 'Is dat uw route, Miss O'Hare?'

'We delen de routes, sheriff,' zei Kathleen. 'Het hangt er maar van af wie er die dag werkt en hoe het met de paarden gaat. Sommige kunnen die langere routes over ruwer terrein niet zo goed aan.'

'Houden jullie bij wie waarnaartoe gaat?' vroeg hij aan Sophia, die opstond van haar bureau, haar handen zo strak om de rand van het bureau geplant dat haar knokkels wit zagen.

'Ja, meneer.'

'Ik wil alle routes van alle bibliothecaressen zien van de afgelopen zes maanden.'

'Zes maanden?'

'Het lichaam van meneer McCullough is in staat van... ontbinding. Het is niet duidelijk hoelang hij daar heeft gelegen. En zijn familie heeft hem volgens onze administratie niet als vermist opgegeven, dus we hebben alle informatie nodig die we maar kunnen krijgen.'

'Dat... Dat zijn veel routes, meneer. En we zijn nog niet goed op orde vanwege de overstroming. Het kan misschien even duren voor ik ze tussen al deze boeken heb gevonden.' Alleen Alice stond zó dat ze kon zien dat Sophia het uitleenboek ver onder haar bureau schoof met haar voet.

'En we zijn er flink wat kwijtgeraakt, meneer de sheriff,' zei Alice. 'Het zou zomaar kunnen dat de informatie waar u naar zoekt onleesbaar is geworden door de waterschade. Er is ook flink wat weggespoeld.' Ze zei het met haar allerbekaktste Engelse accent, waar wel strengere mannen voor gebogen waren dan hij, maar de sheriff leek haar niet te horen.

Hij was naar Margery gelopen en stond nu recht voor haar en hield zijn hoofd een beetje schuin. 'De O'Hares hebben een lange vete gehad met de McCulloughs, of niet soms?'

Margery pulkte aan een slijtplek op haar laars. 'Ja, zoiets.'

'Mijn eigen vader herinnert zich nog dat jouw vader achter de broer van Clem McCullough aan zat. Tom? Tam? Heeft hem met kerst 1913... 1914 in zijn buik geschoten, als ik het me goed herinner. Ik durf te wedden dat als ik rondvraag doe, er nog wel meer incidenten tussen jullie families boven water komen.'

'Wat mij betreft, sheriff, is die hele vete met mijn laatste broer het graf in gegaan.'

'Het zou de eerste vete in deze contreien zijn die als sneeuw voor de zon verdwenen is,' zei hij en hij stak een lucifertje tussen zijn tanden dat hij op en neer begon te bewegen. 'Hoogst ongebruikelijk.'

'Nou ja, ik ben nooit wat je noemt "gebruikelijk" geweest.' Ze leek zich weer wat herpakt te hebben.

'Dus u hebt geen idee hoe Clem McCullough aan zijn eind gekomen is?'

'Nee, meneer.'

'Wel lastig voor u dat u de enige bent die misschien nog een appeltje met hem te schillen had.'

'Ach, kom nou toch, sheriff Archer,' protesteerde Beth. 'U weet net zo goed als ik dat die hele familie echt *hillbilly* uitschot is. Die hebben waarschijnlijk vijanden tot halverwege Nashville in Tennessee.'

Dat was zo, vonden ze allemaal. Zelfs Sophia durfde te knikken.

En op dat moment hoorden ze de motor. Er kwam een auto aangereden en de sheriff liep langzaam en met stijve benen naar de deur, alsof hij alle tijd had. Er verscheen nog een hulpsheriff, die iets in zijn oor fluisterde. De sheriff keek achterom naar Margery, en leunde toen weer naar voren voor meer informatie.

De hulpsheriff kwam de bibliotheek binnen, zodat ze nu met z'n drieën waren. Alice ving Freds blik en zag dat hij al even verbijsterd was als zij. De sheriff draaide zich om en toen hij weer sprak was het, vond Alice, met een akelig soort tevredenheid.

'Agent Dalton hier heeft zojuist gesproken met die ouwe Nancy Stone. Die zegt dat u in december op weg naar haar was toen ze een geweerschot hoorde en een soort schermutseling. Ze zegt dat u nooit bij haar aangekomen bent, en dat u eerder dat jaar nooit een levering had gemist, hoe slecht het weer ook was. Ze zegt dat u daarom bekendstaat.'

'Ik herinner me dat ik de pas niet over kwam. De sneeuw was te diep.' Alice hoorde de trilling in Margery's stem.

'Nancy vertelt iets heel anders. Die zegt dat het twee dagen ervoor minder hard was gaan sneeuwen en dat u bovenaan de beek was en dat ze u hoorde praten, tot een paar minuten voor het geweer afging. Ze zegt dat ze nog een poosje ontzettend bezorgd was om u.'

'Dat was ik niet.' Ze schudde haar hoofd.

'O nee?' Hij dacht er even over na, met zijn onderlip demonstratief naar voren gestoken. 'Ze leek heel zeker dat er een paard van de paardenbibliotheek boven op die berg was. Dus u wilt me vertellen dat het een van de andere dames was, Miss O'Hare?'

Ze staarde om zich heen, als een dier in de val.

'Vindt u dat ik dan maar met een van deze andere meisjes moet gaan praten? Denkt u soms dat een van hén tot moord in staat is? Jij misschien, Kathleen Bligh? Of anders deze aardige Engelse dame? De vrouw van Van Cleve junior, toch?'

Alice stak haar kin omhoog.

'Of jij... Hoe heet jij, meisje?'

'Sophia Kenworth.'

'So-phi-a Ken-worth.' Hij zei niets over de kleur van haar huid, maar liet de lettergrepen extra langzaam over zijn tong rollen, zodat ze lading kregen.

Het was nu helemaal stilgevallen in de kamer. Sophia staarde naar de rand van haar bureau, haar kaken op elkaar geklemd, en knipperde niet met haar ogen.

'Nee,' zei Margery in die stilte. 'Ik weet heel zeker dat het geen van deze vrouwen was. Het zal wel een struikrover zijn geweest, denk ik. Of een illegale stoker. U weet hoe het er hoog in de bergen aan toe gaat. Daar is van alles loos.'

'"Daar is van alles loos." Zeg dat wel. Maar weet u, het is wel heel wonderlijk dat in een streek vol messen en geweren, bijlen en stokken, het wapen waar die plaatselijke *hillbilly* struikrover mee geveld is uitgerekend een' – hij zweeg even, alsof hij zijn geheugen moest raadplegen – 'eerste druk van *Little Women* was, in linnen gebonden.'

Bij het ongenoegen dat ongecontroleerd over haar gezicht gleed, ontspande de sheriff als een man die een zucht slaakt na een flinke maaltijd. Hij rechtte zijn schouders en duwde zijn nek in zijn kraag. 'Margery O'Hare, ik arresteer je op verdenking van de moord op Clem McCullough. Mannen, sla haar in de boeien.'

En toen, vertelde Sophia die avond aan William, brak de hel los. Alice vloog de man aan alsof ze bezeten was, schreeuwend en tierend, en ze smeet hem boeken naar het hoofd tot de agent dreigde dat ze haar ook zouden arresteren en Frederick Guisler zijn armen om haar heen moest slaan om haar te laten stoppen met vechten. Beth gilde naar hen dat ze er helemaal naast zaten, dat ze geen idee hadden waar ze het over hadden. Kathleen keek alleen maar toe, stil en geschokt, en die kleine Izzy barstte in tranen uit en hield niet meer op met huilen. 'Maar dat kunnen jullie toch niet doen! Ze krijgt een baby!' Fred was naar zijn auto gerend en was zo snel mogelijk naar Sven Gustavsson gereden om het hem te vertellen, en Sven was meegekomen, zo wit als een doek, en had hun gevraagd hem te vertellen wat er in godsnaam aan de hand was. En al die tijd had Margery O'Hare gezwegen als het graf, en had ze zich naar de Buick van de politie laten brengen, langs een groepje toeschouwers, waar ze op de achterbank werd gezet, met gebogen hoofd en haar hand op haar buik.

William liet dit allemaal op zich inwerken en schudde zijn hoofd. Zijn overall zat onder de zwarte bagger omdat hij bezig was het huis weer schoon te maken, en toen hij zijn hand over zijn achterhoofd haalde liet die een zwart, vettig spoor achter op zijn huid.

'Wat denk jij?' vroeg hij aan zijn zus. 'Denk jij dat ze echt iemand heeft vermoord?'

'Ik weet het niet,' zei ze hoofdschuddend. 'Ik weet dat Margery geen moordenaar is, maar... Er klopte iets niet... Er was iets wat ze niet wilde zeggen.' Ze keek hem aan. 'Maar één ding weet ik wel. Als Van Cleve hier iets over te zeggen heeft, is de kans dat ze vrijkomt een heel stuk kleiner. Daar zal hij wel voor zorgen.'

Sven zat die avond in Margery's keuken en vertelde Alice en Fred het hele verhaal. Het incident op de bergpas, en dat ze dacht dat McCullough achter haar aan zou komen om wraak te nemen. Dat hij twee lange, koude nachten met het geweer op zijn knieën en Bluey aan zijn voeten op de veranda had gezeten tot ze er allebei zeker van waren dat McCullough weer naar zijn vervallen blokhut gegaan was, waarschijnlijk met flinke hoofdpijn en te dronken om zich nog iets te herinneren van wat hij überhaupt had gedaan.

'Maar dat moet je toch aan de sheriff vertellen?' zei Alice. 'Want dan was het dus zelfverdediging!'

'Denk je dat dat haar gaat helpen?' vroeg Fred. 'Zodra ze toegeeft dat ze hem met dat boek heeft geslagen, beschouwen zij dat als een bekentenis. Dan krijgt ze in het gunstigste geval doodslag aan haar broek. Het slimste wat ze nu kan doen is volhouden en hopen dat ze niet genoeg bewijs hebben om haar gevangen te houden.'

De borgsom was vastgesteld op vijfentwintigduizend dollar; dat kon niemand ophoesten, of er zelfs maar in de buurt van komen. 'Het is hetzelfde bedrag dat de rechter heeft bepaald voor Henry H. Denhardt, en die heeft zijn eigen verloofde in koelen bloede doodgeschoten.'

'Yep, maar aangezien hij een man was, en bevriend was met de elite, konden die dat voor hem betalen.'

Nancy Stone had moeten huilen toen ze hoorde wat de mannen van de sheriff met haar getuigenis hadden gedaan. Ze was die avond de berg af gelopen – het was de eerste keer in twee jaar dat ze dat had gedaan – en had op de deur van het kantoor van de sheriff gebonsd en geëist dat hij haar haar verhaal nog eens zou laten doen. 'Ik heb het helemaal verkeerd gezegd!' zei ze, en ze vloekte door de gaten in haar gebit. 'Ik wist niet dat jullie Margery zouden arresteren! Dat meisje heeft niets dan goed gedaan voor mij en mijn zuster, voor deze hele stad, potdomme, en dit is hoe je haar daarvoor beloont?'

Er ging inderdaad een ongemakkelijk gefluister door de stad bij het nieuws over de arrestatie. Maar moord was moord, en de McCulloughs en de O'Hares joegen elkaar al generaties lang de dood in, zo lang als men zich kon herinneren, net als de Cahills en de Rogersons, en de twee takken van de familie Campbell. Ja, Margery O'Hare was altijd al een vreemd kind geweest, die was met de kont tegen de krib geboren, en zo gingen die dingen nu eenmaal, soms. Ze kon ook echt koelbloedig zijn: had ze niet ijskoud de begrafenis van haar eigen vader bijgewoond zonder ook maar een traan te laten? Het duurde niet lang of de aarzelende publieke opinie sloeg door naar de voorzichtige vraag of er niet toch een soort duivel in haar school.

In het laaggelegen stadje Baileyville, diep in het zuidoosten van Kentucky, verdween het licht langzaam achter de heuvels en niet lang daarna flikkerden de olielampen in de huisjes langs Main Street en her en der in de bergen en valleien, om daarna een voor een te worden gedoofd. Honden blaften naar elkaar en hun gejank werd door de heuvels weerkaatst, tot hun uitgeputte baasjes ze een uitbrander gaven. Baby's huilden en werden, soms, getroost. Oude mensen gingen op in herinneringen aan betere tijden en jongere mensen in de troost van elkaars lijven, of neurieden mee met de radio of de klanken van iemand die viool speelde, ergens in de verte.

Kathleen Bligh, hoog boven het stadje, in haar blokhut, trok haar slapende kinderen dicht tegen zich aan, hun zachte, naar bezweet haar ruikende hoofdjes als boekensteunen naast zich, en dacht aan een echtgenoot met schouders als een bizon en handen zo teder dat die haar konden laten huilen van blijdschap.

Vijf kilometer ten noordwesten daarvan, in een groot huis midden op een keurig gemaaid gazon, probeerde mevrouw Brady nog een hoofdstuk van haar boek te lezen, terwijl haar dochter zachtjes toonladders zong in haar slaapkamer. Ze legde met een zucht het boek neer en was bedrukt omdat het leven nooit helemaal zo uitpakte als je hoopte, en ze vroeg zich af hoe ze dit nu weer aan mevrouw Nofcier zou moeten uitleggen.

Tegenover de kerk zat Beth Pinker een atlas te bekijken op de veranda achter het huis van haar ouders. Ze had haar grootmoeders pijp opgestoken en dacht aan alle mensen die ze iets aan wilde doen. Geoffrey Van Cleve stond hoog op dat lijstje.

In een huisje waar Margery O'Hare het middelpunt had moeten zijn, zaten twee mensen slapeloos ieder aan een kant van een ruwhouten deur te bedenken hoe dit alles tot een ander eind zou kunnen worden gebracht, hun gedachten als een warrige kluwen, met allebei een knoop van angst in de maag die te groot was, en te zwaar drukte.

En een paar kilometer verderop zat Margery op de grond met haar rug tegen de muur van de cel en deed haar best de paniek die als een verstikkende golf opsteeg in haar borst onder controle te houden. Aan de andere kant van de gang zaten twee mannen – een dronkenlap van buiten Kentucky en een beroepsinbreker wiens gezicht ze wel kende maar wiens naam ze zich niet kon herinneren – die haar vunzigheden naar het hoofd slingerden. De hulpsheriff, een redelijke kerel die het vervelend vond dat er geen aparte cel was voor vrouwen (hij kon zich niet herinneren wanneer er voor het laatst een vrouw een nacht in de cel had doorgebracht in Baileyville, laat staan een zwangere vrouw), had een laken opgehangen tot halverwege de tralies, om haar een beetje af te schermen. Maar ze kon hen nog steeds horen en ze rook de zure stank van urine en zweet en ondertussen wisten zij nog steeds dat zij daar zat, dat gaf de cel iets intiems, en dat was zo gênant en ongemakkelijk dat ze wist dat ze de slaap niet zou vatten, al was ze doodop.

Op het matras zou het comfortabeler zijn, vooral omdat de baby nu zo groot was dat die op allerlei onverwachte plekken vanbinnen drukte, maar dat matras zat onder de vlekken en de beestjes en al na vijf minuten had ze jeuk gekregen.

Haal dat gordijn eens een stukje weg, meisje? Dat zal ik je eens wat laten zien waar je lekker van kunt slapen.

Hou je mond, Dwayne Froggatt.

Ik maak gewoon een geintje, agent. Vindt ze leuk, dat weet je best. Dat zie je duidelijk aan dat buikje van d'r, of niet dan?

Dus McCullough had haar alsnog te grazen genomen, met zijn eigen bebloede lichaam als wapen, en haar bibliotheekboek als geschreven biecht op zijn borst. Hij had haar gevolgd. Hij had haar achtervolgd op die berg en had haar te pakken genomen, even trefzeker als wanneer hij een geladen pistool in zijn hand zou hebben gehad.

Ze probeerde te bedenken wat ze ter verdediging zou kunnen aanvoeren. Dat ze niet had geweten dat ze hem iets aangedaan had. Dat ze bang was geweest. Dat ze gewoon haar werk probeerde te doen. Ze was een vrouw die gewoon deed wat ze moest doen. Maar ze was niet gek. Nancy had, zonder dat ze er erg in had, haar lot bezegeld toen ze had verteld dat ze daar was, met een bibliotheekboek in de hand.

Margery O'Hare drukte de muizen van haar handen tegen haar ogen en slaakte een diepe, bevende zucht terwijl ze de paniek weer voelde toeslaan. Door de tralies zag ze het paarsblauw van de naderende nacht en ze hoorde in de verte de roep van de vogels die het eind van de dag aangaf. En toen het donker werd, voelde ze de muren en het plafond op haar af komen, en ze kneep haar ogen stijf dicht. 'Ik kan hier niet blijven,' zei ze zachtjes. 'Ik moet hier niet zijn.'

Wat fluister je tegen me, meisje? Moet ik soms een slaapliedje voor je zingen?

Trek dat gordijn nou weg. Kom op. Doe het voor Daddy.

Een dronken lachsalvo.

'Ik kan hier niet blijven.' Haar adem verzamelde zich in haar borst, haar knokkels werden wit en de cel begon te draaien. De vloer kwam omhoog terwijl de paniek steeds groter werd.

En toen bewoog de baby, een keer, twee keer, alsof die haar duidelijk wilde maken dat ze niet alleen was, dat hier niets bij te winnen viel, en Margery liet een halve snik ontsnappen, legde haar handen op haar buik en deed haar ogen dicht terwijl ze heel diep en langzaam zuchtte en wachtte tot de doodsangst voorbij was.

20

'Zei je nou dat de sterren werelden waren, Tess?'
'Ja.'
'Allemaal net zoals de onze?'
'Dat weet ik niet, maar ik denk het wel. Soms lijken ze net op de appels aan onze Stibbert-boom. De meeste prachtig en smetteloos, sommige rot.'
'Waar wonen wij op, een prachtige of een rotte?'
'Een rotte.'
– Thomas Hardy, *Tess of the D'Urbervilles*

Tegen de ochtend had iedereen het gehoord, en sommige mensen namen de moeite om naar de bibliotheek te komen om te zeggen hoe onzinnig het allemaal was en dat ze Margery niet in staat achtten zoiets te doen, en dat het een schande was hoe de politie haar behandelde. Maar heel wat meer mensen kwamen niet langs, en Alice voelde de gefluisterde gesprekken de hele weg vanaf hun kleine huisje aan Split Creek. Ze begroef haar eigen spanning onder maakwerk: ze stuurde Sven naar huis en beloofde hem dat zij voor de kippen en de muilezel zou zorgen, en Sven, die wel zo kies was dat hij snapte dat het niet goed zou zijn als ze met z'n tweeën onder één dak werden gezien, stemde ermee in. Al wisten ze allebei dat hij waarschijnlijk tegen de avond weer terug zou komen, omdat hij niet alleen kon zijn met zijn angsten.

'Ik weet hoe alles gaat,' zei ze, terwijl ze een ei en vier plakken bacon op zijn bord schepte, die daar onaangeroerd bleven liggen. 'Ik ben hier nu lang genoeg. Margery is vrij voordat je er erg in hebt. En in de tussentijd ga ik naar de gevangenis om haar wat schone kleren te brengen.'

'Die gevangenis is geen plek voor een vrouw,' zei hij zachtjes.

'Nou ja, we hebben haar zo weer vrij.'

Ze stuurde de bibliothecaressen op hun gebruikelijke routes, die ochtend, en controleerde de boeken en hielp bij het laden van de zadeltassen. Niemand trok haar gezag in twijfel, alsof ze vooral blij waren dat iemand de leiding nam. Beth en Kathleen vroegen haar om Margery namens hen het allerbeste te wensen. En toen deed ze de bibliotheek op slot, klom op Spirits rug met de tas met schone kleren voor Margery, en reed naar de gevangenis onder een heldere, frisse lucht.

'Goedemorgen,' zei ze tegen de gevangenbewaarder, een magere man met een achterdochtige blik en een enorme sleutelbos die zijn broek mee omlaag dreigde te trekken. 'Ik kom Margery O'Hare wat schone kleren brengen.'

Hij monsterde haar en snoof, waarbij zijn neus rimpelde. 'Hebt u uw briefje?'

'Wat voor briefje?'

'Van de sheriff. Dat u toestemming hebt om de gevangene te bezoeken.'

'Ik heb geen briefje.'

'Dan komt u er niet in.' Hij snoot zijn neus luid in zijn zakdoek.

Alice bleef even staan, en haar wangen prikten van het blozen. Toen rechtte ze haar schouders. 'Meneer. U houdt hier een hoogzwangere vrouw gevangen in uiterst onhygiënische omstandigheden. Het minste wat ik van u verwacht is dat u haar toestaat schone kleren aan te trekken. Wat bent u voor heer?'

Hij was zo fatsoenlijk om een beetje beschaamd te kijken.

'Wat denkt u dan? Dat ik een vijl meesmokkel? Of een wapen, misschien? Ze is een zwángere vrouw. Kijk, agent. Ik zal u even laten zien wat ik aan dat arme kind wil geven. Ziet u, een schone katoenen blouse. En een paar wollen kousen, kijk maar. Wilt u de hele tas doorzoeken? Gaat uw gang. Kijk, schoon ondergoed –'

'Ja, ja,' zei de gevangenbewaarder terwijl hij zijn hand opstak. 'Stop maar terug in de tas. U krijgt tien minuten, oké? En de volgende keer wil ik een briefje zien.'

'Uiteraard. Heel hartelijk dank, agent. Dat is heel vriendelijk van u.'

Alice probeerde datzelfde zelfvertrouwen uit te stralen toen ze achter hem aan liep naar de cellen. De gevangenbewaarder opende met rammelende sleutels een zwaar stalen hek, bekeek zijn bos tot hij een andere sleutel had gevonden en opende er een ander hek mee dat hen in een smalle gang bracht met aan elke kant twee cellen. De lucht was er schraal en smerig, en het enige licht kwam van een heel smal horizontaal raampje boven in elke cel. Toen haar ogen aan het donker gewend waren, zag ze iets bewegen in de schaduw van de cellen aan de linkerkant.

'Die van haar is de cel daar rechts, met het laken ervoor,' zei hij, en hij draaide zich om en vertrok, nadat hij het hek weer op slot had gedraaid en het rammelend controleerde, zodat haar hart ook rammelde tegen naar ribben.

'Kijk eens aan, wat een knappe meid,' zei een mannenstem vanuit de schaduw.

Ze keek niet zijn kant op.

'Margery?' fluisterde ze toen ze naar de tralies liep. Het bleef stil, en toen zag ze dat het laken een stukje opzijgetrokken werd. Margery staarde haar aan vanaf de andere kant. Ze zag bleek en had kringen onder haar ogen. Achter haar stond een smalle houten brits met een bobbelig, bevlekt matras en een stalen po in de hoek van de cel. Terwijl Alice daar zo stond, scharrelde er iets over de grond.

'Gaat... Gaat het wel met je?' Ze probeerde niet te laten blijken hoe geschokt ze was.

'Het gaat best.'

'Ik heb wat dingen voor je meegebracht. Het leek me dat je wel schone kleren zou willen. Morgen kom ik weer wat brengen. Hier.' Ze begon de spullen uit de tas te halen en stak ze een voor een door de tralies. 'Ik heb ook een stuk zeep bij me, en een tandenborstel, en ik... Nou ja, ik heb mijn fles eau de cologne voor je meegebracht. Ik dacht, misschien vind je het fijn om...' Ze viel stil. Het was een belachelijk idee, besefte ze nu.

'Heb je ook iets voor mij, mooie meid? Ik zit hier maar eenzaam te wezen.'

Ze draaide hem de rug toe. 'Maar goed,' fluisterde ze, 'in de broekspijp van je onderbroek zit wat *corn bread* en een appel. Ik wist niet of ze je hier wel te eten geven. Thuis is alles in orde. Ik heb Charley en de kippen gevoerd en je hoeft je verder nergens zorgen om te maken. Als je terugkomt is alles precies zoals jij het hebben wilt.'

'Waar is Sven?'

'Die moest aan het werk. Maar hij komt straks langs.'

'Alles oké met hem?'

'Hij is wel erg geschrokken, eerlijk gezegd. Net als de rest.'

'Hé, hé, kom eens hier! Ik wil je iets laten zien!'

Alice leunde naar voren, zodat haar voorhoofd de tralies van de celdeur raakte. 'Hij heeft ons verteld wat er is gebeurd. Met die vent van McCullough.'

Margery deed heel even haar ogen dicht. Ze haakte haar vingers om een tralie en spande ze kort aan. 'Ik heb nooit iemand iets aan willen doen, Alice.' Margery's stem brak.

'Natuurlijk niet. Je hebt gedaan wat iedereen zou hebben gedaan,' zei Alice stellig. 'Iedereen met hersens in zijn hoofd. Dat heet zelfverdediging.'

'Hé! Hé! Stop eens met dat gekwek en kom hier, meisje. Heb je ook iets voor mij? Want ik heb wel iets voor jou.'

Alice draaide zich om met een woedend gezicht en zette haar handen in haar zij. 'Hou je mond eens! Ik probeer hier een gesprek te voeren met mijn vriendin! Allemachtig, zeg!'

Het bleef even stil en toen klonk er uit de andere cel hinnikend gelach. 'Ja, hou jij je mond eens! Ze probeert een gesprek te voeren met haar vriendin!'

De twee mannen begonnen meteen te bekvechten, hun stemmen zwollen aan en er werd over en weer stevig gevloekt.

'Ik kan hier niet blijven,' zei Margery stilletjes.

Alice was geschokt hoe Margery eruitzag na één nacht in deze cel, alsof al haar vechtlust op was. 'Nou, daar gaan we iets op verzinnen. Je bent niet alleen, en we gaan ervoor zorgen dat jou niets gebeurt.'

Margery keek haar doodmoe aan. Ze trok haar mond tot een smalle streep, alsof ze haar woorden wilde inslikken.

Alice legde haar vingers over die van Margery en probeerde haar hand vast te pakken. 'Het komt écht goed. Probeer jij nu maar wat uit te rusten en eet wat, dan ben ik morgen weer terug.'

Het leek even te duren voor tot Margery doordrong wat ze zei. Ze knikte, staarde Alice aan en toen, met een hand op haar buik, liep ze terug naar de muur, waartegen ze zich langzaam op de grond liet zakken.

Alice tikte tegen het stalen slot tot ze de aandacht van de gevangenbewaarder had. Hij stond moeizaam op uit zijn stoel en liet haar naar buiten, daarna deed hij het hek weer dicht en wierp een blik op het laken achter haar, waar Margery's schouder nog net achter te zien was.

'Dus ik ben er morgen weer,' zei Alice. 'Ik weet niet of ik tijd heb om dan al een briefje te regelen, maar ik neem aan dat er geen bezwaar is dat een vrouw een aanstaande moeder wat hygiëne en assistentie komt bieden. Dat lijkt me niet meer dan fatsoenlijk. En ik ben hier nog niet zo heel lang, maar ik weet wel dat de mensen in Kentucky allemaal zeer fatsoenlijk zijn.'

De gevangenbewaarder keek haar aan, niet zeker hoe te reageren.

'Maar goed,' zei ze voordat hij daar al te hard over kon nadenken. 'Ik heb een stuk *corn bread* voor u meegebracht om u te bedanken omdat u zo... flexibel bent geweest. Het is een akelige situatie, die hopelijk binnenkort opgelost wordt, en ondertussen ben ik u heel dankbaar voor uw vriendelijkheid, meneer...?'

De gevangenbewaarder knipperde traag met zijn ogen. 'Dulles.'

'Agent Dulles. Kijk eens aan.'

'Hulpsheriff.'

'Hulpsheriff Dulles. Neem me niet kwalijk.'

Ze gaf hem het *corn bread*, verpakt in een servet. 'O,' zei ze, toen hij dat opensloeg. 'Dat servet wil ik wel weer terug. Als u me dat morgen gewoon teruggeeft als ik met mijn volgende vrachtje kom? Fijn! Vouw het maar gewoon op. Heel hartelijk dank.' Voordat hij kon reageren, draaide ze zich om en liep snel de gevangenis uit.

Sven nam een advocaat uit Louisville in de arm en verkocht het zakhorloge van zijn opa om die te kunnen betalen. De man probeerde een redelijke borgsom te eisen, maar dat werd hem in niet mis te verstane bewoordingen geweigerd. Het meisje was een moordenaar, luidde het antwoord, uit een bekende moordenaarsfamilie, en de staat zou het niet goedkeuren dat ze op vrije voeten was en nog meer zou kunnen moorden. Zelfs toen er een kleine menigte voor het kantoor van de sheriff kwam protesteren, bleef hij onvermurwbaar en maakte duidelijk dat hoe hard ze ook schreeuwden, het zijn taak was om de wet te handhaven en dat zou hij ook doen, en dat ze wel anders zouden piepen als het hun eigen vader was die zomaar was vermoord terwijl hij gewoon zijn gangetje ging.

'Nou, het goede nieuws is,' zei de advocaat, terwijl hij in zijn auto stapte, 'dat de staat Kentucky al sinds 1868 geen vrouw meer heeft geëxecuteerd. Laat staan een zwangere vrouw.' Sven leek niet erg op te veren van dat feit.

'Wat gaan we nu doen?' vroeg hij toen hij met Alice terugliep van de gevangenis.

'We gaan gewoon door,' zei Alice. 'We gaan door met ons normale leven en wachten tot iemand tot inkeer komt.'

Maar er gingen zes weken voorbij, en er kwam niemand tot inkeer. Margery zat nog steeds in de gevangenis, terwijl allerlei dubieuze echte boeven kwamen en gingen (en sommige ook weer terugkwamen). Pogingen om haar te laten overplaatsen naar een vrouwengevangenis liepen op niets uit, en eerlijk gezegd vond Alice dat als Margery dan in bewaring gehouden moest worden, ze waarschijnlijk beter af was op een plek waar ze haar konden bezoeken, in plaats van in de grote stad, waar ze niemand kende en waar ze omringd zou worden door lawaai en de stank van een wereld die haar volkomen vreemd was.

Dus reed Alice elke dag naar de gevangenis met een trommel vol nog warm *corn bread* (ze had het recept uit een van de bibliotheekboeken en kon het uit haar hoofd maken) of een stuk vruchtentaart of wat ze verder maar had, en de gevangenbewaarders waren inmiddels nogal met haar in hun schik. Niemand had het ooit nog over briefjes, maar ze gaven haar gewoon het servet van de vorige dag terug en gebaarden haar zonder een woord mee te komen. Bij Sven stonden ze iets meer op hun strepen, want door zijn lengte werden de meeste mannen een beetje zenuwachtig van hem. Behalve het eten bracht ze ondergoed mee, wollen truien, als dat nodig was, en een boek, al waren de in de kelder gelegen cellen zo donker dat Margery maar een paar uur per dag genoeg licht had om te kunnen lezen. En bijna elke avond, als Alice klaar was in de bibliotheek, ging ze naar de blokhut in het bos en zat daar met Sven aan tafel en dan zeiden ze tegen elkaar dat het allemaal wel goed zou komen, uiteindelijk, dat ze daar niet aan twijfelden, en dat Margery wel weer zichzelf zou worden als ze eenmaal weer in de frisse buitenlucht kon zijn, en ze geloofden allebei geen woord van wat de ander zei, tot hij vertrok en zij naar bed ging en tot de ochtend aanbrak naar het plafond lag te staren.

Dat jaar leek het wel alsof ze de lente helemaal overgeslagen hadden. De ene dag was alles nog bevroren, en de volgende dag was het alsof de regen een paar maanden weggespoeld had, want ineens werd Lee County ondergedompeld in een hittegolf. De monarchvlinders kwamen weer terug, de bermen stonden vol huizenhoog onkruid onder de bloeiende kornoeljes. Alice leende een van Margery's breedgerande leren hoeden en droeg een zakdoek om haar nek om te voorkomen dat ze zou verbranden, en veegde de bijtende insecten van de hals van haar paard met de gesp van haar teugels.

Alice en Fred brachten zo veel mogelijk tijd samen door, maar ze hadden het niet zo veel over Margery. Als ze eenmaal hun best hadden gedaan om in haar praktische behoeften te voorzien, wist niemand wat ze verder moesten zeggen.

De lijkschouwing had uitgewezen dat Clem McCullough was overleden als gevolg van een fatale wond op zijn achterhoofd, waarschijnlijk veroorzaakt door een klap, of door een val op een steen. Helaas was het vanwege de ontbinding van het lichaam niet mogelijk om een nauwkeuriger conclusie te trekken. Margery had moeten getuigen op de hoorzitting, maar een boze menigte had zich buiten het gebouw verzameld, en gezien haar toestand werd besloten dat het niet verstandig zou zijn als zij daar naar binnen ging.

Hoe dichter ze bij haar uitgerekende datum kwam, des te gefrustreerder Sven werd, zodat hij tegen de hulpsheriff in de gevangenis tekeerging en hem een week lang de toegang werd geweigerd. (Eigenlijk langer, maar iedereen in de stad mocht Sven, en men begreep dat zijn zenuwen hem te veel werden.) Margery was intens bleek geworden, en haar haar hing in een vieze vlecht over haar schouder; ze at het eten dat Alice voor haar meebracht met een soort onthechte beleefdheid, alsof ze liever niet zou willen eten, maar ze wel begreep dat ze verplicht was het toch te doen. Telkens als Alice haar bezocht, had ze het gevoel dat het feit dat Margery vastzat in een cel een schending van de natuur was: het regelrechte omgekeerde van hoe het eigenlijk zou moeten zijn. Alles voelde verkeerd sinds zij opgesloten zat, de bergen voelden leeg, de bibliotheek miste haar kern. Zelfs Charley was lusteloos, en ijsbeerde langs het hek of stond gewoon maar stil met zijn enorm oren halfstok, en zijn bleke snuit afhangend naar de grond.

Soms wachtte Alice tot ze alleen was tijdens de lange terugrit naar de blokhut, en als ze de beschutting had van de bomen en de stilte snikte ze het uit van angst en frustratie. Het waren tranen die Margery, zo wist ze, niet om zichzelf zou storten. Niemand had het over wat er zou gebeuren als de baby geboren was. Niemand had het over wat er daarna met Margery zou gebeuren. De hele situatie was zo onwerkelijk en het kindje was nog steeds iets abstracts, iets wat bijna niemand echt voor zich kon zien.

Alice stond elke ochtend om halfvijf op, hees zich op Spirit en verdween de dichtbeboste berghelling op beladen met zadeltassen, zodat ze de eerste paar kilometers er al op had zitten voordat ze echt wakker werd. Ze begroette iedereen die ze tegenkwam bij hun naam, meestal gevolgd door iets wat op die persoon betrekking had: 'Heb je dat tractorhandboek nog gevonden, Jim? En vond je vrouw die verhalenbundel leuk?' en telkens als ze Van Cleve's auto zag, ging ze ervoor rijden, zodat hij gedwongen was te stoppen en de motor stationair moest laten draaien terwijl zij hem aanstaarde. 'En, lekker geslapen?' riep ze dan, haar stem door de stille lucht priemend. 'Ben je blij met jezelf?' Met paarse, opgeblazen wangen wurmde hij zijn auto dan langs haar heen.

Ze was niet bang, in haar eentje in de blokhut, maar Fred had haar wel geholpen om wat vallen te zetten zodat ze gewaarschuwd was, mocht er iemand in de buurt komen. Op een avond zat ze te lezen toen ze het belletje hoorde rinkelen aan het touw dat ze tussen twee bomen hadden gespannen. Bliksemsnel trok ze het geweer uit de schoorsteen, stond op en in een vloeiende beweging zette ze het tegen haar schouder, met de dubbele loop tegen een klein gat in de deur.

Ze tuurde om te zien of ze buiten iets kon zien bewegen en bleef bovennatuurlijk stil staan, nog even het donker scannend voor ze haar schouders liet zakken.

'Gewoon een hert,' mompelde ze bij zichzelf en ze liet het geweer zakken.

Pas toen ze de volgende ochtend vertrok, zag ze het briefje met het dikke zwarte handschrift dat 's nachts onder de deur door geschoven was.

Jij hoort hier niet.
Ga terug naar waar je thuishoort.

Het was niet de eerste keer, en ze drukte de gevoelens die de briefjes opriepen stevig de kop in. Margery zou erom gelachen hebben, dus dat deed zij ook. Ze maakte er een prop van, gooide die in het vuur en vloekte zachtjes. En dan probeerde ze er maar niet aan te denken waar ze voelde dat ze eigenlijk thuishoorde tegenwoordig.

Fred stond in het schemerlicht naast de schuur hout te kloven; een van de weinige taken die Alice nog altijd niet onder de knie had. Ze wist niet wat ze met het gewicht en het heft van de oude bijl aan moest, het lukte haar bijna nooit om de blokken langs de nerf in tweeën te slaan, en meestal kwam het blad in een vreemde hoek te zitten, muurvast, totdat Fred weer langskwam. Hij daarentegen raakte elk blok met een precies, ritmisch gebaar, zijn armen hoog zwaaiend, en de bijl die alles keurig door de helft en dan in kwarten hakte. Om de drie slagen pauzeerde hij heel even, met de bijl losjes in de ene hand terwijl hij met de andere hand de nieuwe houtblokken op de stapel gooide. Ze bleef even naar hem kijken in afwachting van het moment dat hij weer zou stoppen, een onderarm over zijn voorhoofd zou halen en zou opkijken naar waar zij stond, met een glas in de hand.

'Voor mij?'

Ze deed een paar stappen naar voren en reikte het hem aan.

'Dank je wel. Er ligt hier meer dan ik gedacht had.'

'Fijn dat je het wilt doen.'

Hij nam een flinke slok van het water en zuchtte voor hij haar het glas teruggaf. 'Nou ja, je moet het niet koud krijgen, in de winter. En ze drogen sneller als je ze in kleinere stukken hakt. Wil je het echt niet nog een keer zelf proberen?' Hij zag iets aan haar waardoor hij er niet op doorging. 'Gaat het, Alice?'

Ze glimlachte en knikte, maar ze wist zichzelf er al nauwelijks mee te overtuigen. Dus vertelde ze hem dat wat ze nu al een hele week voor zich uitgeschoven had. 'Mijn ouders hebben geschreven. Om te zeggen dat ik toch thuis kan komen.'

Freds glimlach verdampte.

'Ze zijn er niet blij mee, maar ze zeggen dat ik hier niet alleen kan blijven en ze zijn bereid het huwelijk aan jeugdige overmoed toe te schrijven. Mijn tante Jean heeft me uitgenodigd om bij haar in Lowestoft te gaan wonen. Ze heeft hulp nodig met de kinderen en iedereen is het erover eens dat het een goede manier zou zijn om... nou ja... me terug te krijgen naar Engeland zonder al te veel opschudding. Kennelijk kunnen we alle juridische zaken ook wel op afstand regelen.'

'Wat is Lowestoft?'

'Een klein plaatsje aan de Noordzeekust. Niet direct mijn eerste keus, maar... Nou ja, ik ben dan in elk geval een beetje onafhankelijk.' En weg bij mijn ouders, voegde ze er in stilte aan toe. Ze slikte. 'Ze sturen me geld voor de overtocht. Ik heb gezegd dat ik moet blijven tot het eind van Margery's proces.' Ze lachte vreugdeloos. 'Ik geloof niet dat hun mening over mij erop vooruitgaat door mijn vriendschap met iemand die van moord wordt beschuldigd.' Het bleef lang stil.

'Dus je gaat echt weg.'

Ze knikte.

Ze kon niet meer zeggen. Het was alsof die brief haar er plotseling aan had herinnerd dat haar hele leven hier een koortsdroom was geweest. Ze stelde voor hoe het zou zijn om weer in Mortlake te zijn, of in het in tudorstijl gebouwde huis in Lowestoft, haar tantes beleefde vraag naar hoe ze had geslapen, of ze klaar was voor een ontbijtje, of ze misschien zin had in een wandelingetje door het park, die middag. Ze keek naar de kloven in haar handen, naar haar gescheurde nagels, naar de trui die ze al veertien dagen achter elkaar over haar andere kleren droeg en waar strootjes en grasjes zich in de wol hadden genesteld. Ze keek naar haar laarzen, met de slijtplekken die spraken van afgelegen bergpaden, van door beken spetteren of afstijgen om door de modder hoge bergpassen op te lopen, van felle zonneschijn, en eindeloze, eindeloze regen. Hoe zou het zijn om weer dat andere meisje te zijn? Het meisje met de gepoetste schoenen, kousen en een tam, ordelijk bestaan? Met nagels die zorgvuldig gevijld waren en twee keer in de week wassen-en-watergolven? Nooit meer van haar paard stappen om achter bomen haar behoefte te doen, appels plukken om te eten onder het werk, haar neus vol met de geur van houtkachel en natte aarde, maar in plaats daarvan een paar beleefde woorden te wisselen met de buschauffeur of die wel zeker wist dat lijn 238 voor het station stopte.

Fred stond naar haar te kijken. Op zijn gezicht stond zo'n rauwe pijn te lezen dat het haar een hol gevoel vanbinnen gaf. Hij verborg het gevoel en reikte naar de bijl. 'Nu ik hier toch ben, kan ik de rest net zo goed afmaken.'

'Margery zal ze nodig hebben. Als ze thuiskomt.'

Hij knikte met zijn ogen op het blad gericht. 'Yep.'

Alice wachtte even. 'Ik zal iets te eten voor je maken... Als je wilt blijven.'

Hij knikte, nog steeds met de blik omlaag. 'Dat lijkt me fijn.'

Ze wachtte nog even, draaide zich toen om en liep met het lege glas Margery's blokhut in. Bij het geluid van elke klap van de bijl door het versplinterende hout kromp ze ineen, alsof het niet alleen het hout was dat gespleten werd.

Het eten smaakte afschuwelijk, zoals meestal als het halfslachtig wordt gekookt, maar Fred was te aardig om er iets van te zeggen, en Alice had weinig te vertellen, dus zaten ze er vreemd stil bij tijdens de maaltijd, en er klonk alleen het ritmische getjirp van de krekels en het kwaken van de kikkers buiten. Hij bedankte haar voor de moeite en loog dat het heerlijk had gesmaakt, en zij pakte de vuile borden en keek naar hoe hij opstond, verstijfd, alsof het hout kloven hem meer moeite had gekost dan hij wilde laten merken. Hij aarzelde en liep toen naar de veranda, waar ze zijn schaduw door het gaas van de hordeur zag, uitkijkend naar de berghelling.

Ik vind het zo verschrikkelijk, Fred, zei ze stilletjes tegen hem. *Ik wil niet bij je weg.*

Ze draaide zich om naar de borden en begon verwoed af te wassen, haar tranen verbijtend.

'Alice?' Fred stond in de deuropening.

'Hm?'

'Kom eens buiten,' zei hij.

'Ik moet de b–'

'Kom. Ik wil je iets laten zien.'

De avond had die intense duisternis die je krijgt als wolken de maan en de sterren helemaal opslokken, en ze kon hem nog net zien toen hij gebaarde naar het schommelbankje op de veranda. Ze zaten een stukje bij elkaar vandaan, zonder elkaar aan te raken, maar verbonden door hun gedachten die zich om die van de ander slingerden als klimop.

'Waar kijken we naar?' vroeg ze, terwijl ze probeerde ongezien haar ogen droog te vegen.

'Wacht maar gewoon,' klonk Freds stem naast haar.

Alice zat in het donker. Het bankje kraakte onder hun gezamenlijke gewicht, en haar gedachten buitelden over elkaar heen terwijl ze aan haar toekomst dacht. Wat kon ze als ze niet naar huis zou gaan? Ze had bijna geen geld, en zeker niet genoeg voor een huis. Ze wist niet eens zeker of ze wel werk zou hebben: wie weet kon de bibliotheek niet verder zonder Margery als drijvende kracht. Maar belangrijker nog, ze kon moeilijk voor altijd in dit stadje blijven, met de dreiging van Van Cleve, zijn woede en haar ongelukkige huwelijk boven haar hoofd. Hij had Margery te grazen genomen en linksom of rechtsom zou hij haar ook te grazen nemen.

En toch.

En toch, het idee dat ze hier weg zou moeten... dat ze nooit meer in deze bergen zou rijden met alleen het geluid van Spirits hoeven en het glinsterende zonlicht in het bos, dat ze nooit meer zou lachen met de andere bibliothecaressen, of rustig naast Sophia reparatiewerk zou doen of met haar voet de maat zou tikken als Izzy's stem de hele ruimte vulde... Het deed haar zoveel verdriet dat het haar letterlijk pijn deed. Ze vond het hier fantastisch. Ze hield van de bergen en de mensen en de lucht waar geen eind aan kwam. Ze vond het heerlijk dat ze iets zinvols deed, dat ze zichzelf elke dag weer op de proef kon stellen, dat ze woord voor woord het leven van mensen hielp veranderen. Ze had al haar blauwe plekken en blaren eerlijk verdiend, en had een nieuwe Alice opgebouwd rond het geraamte van de Alice bij wie ze nooit helemaal op haar gemak was geweest. Als ze terug zou gaan, zou ze weer die andere Alice worden en ze wist nu al hoe snel dat zou gaan: Baileyville zou een kort intermezzo worden, vervagen tot alweer een toestand waar haar benepen ouders liever niet meer over spraken. Ze zou een poos hunkeren naar Kentucky, en dan zou ze zich wel weer herpakken. En dan, na een jaar of twee, zou ze mogen scheiden en uiteindelijk zou ze een niet-onaardige man ontmoeten die haar haar gecompliceerde verleden niet kwalijk nam en dan zou ze een relatie aangaan. In een of ander niet-onaardig deel van Lowestoft.

En dan was er Fred. Het idee dat ze van hem gescheiden zou worden, deed pijn in haar buik. Hoe moest ze leven met het vooruitzicht dat ze hem nooit meer zou zien? Dat ze nooit meer zijn gezicht zou zien oplichten alleen maar omdat ze de kamer binnenkwam? Dat ze nooit zijn blik ving in een groep mensen, en die subtiele warmte zou voelen als ze naast de man stond die haar liever wilde dan wie dan ook? Ze voelde dat elke dag dat ze nu samen waren, zelfs al werden er geen woorden gesproken – het stilzwijgende gesprek dat als een rode draad liep door alles wat ze deden. Ze had zich nog nooit zo verbonden gevoeld, zo zeker van iemand, had nog nooit zo graag gewild dat de ander gelukkig was. Hoe moest ze dat ooit opgeven?

'Alice.'
'Sorry?'
'Kijk eens omhoog.'
Alice' adem stokte.

De berghelling tegenover hen was een muur van glinsterende lichtjes die, driedimensionaal tussen de bomen door, twinkelend de schaduwen van de inktzwarte duisternis verlichtten. Ze keek ernaar met open mond, kon het niet geloven.

'Vuurvliegjes,' zei hij.

'Vuurvliegjes?'

'Ja, insecten die licht geven. Die komen elk jaar.'

Alice kon nauwelijks bevatten wat ze zag. De wolken dreven uiteen en de vuurvliegjes glinsterden, kwamen samen, stegen op uit de verlichte schaduw van de bomen, en hun miljoenen oplichtende witte lijfjes gingen naadloos over in de sterrenhemel boven hen, zodat het even leek alsof de hele wereld bekleed was met piepkleine gouden lichtjes. Het was zo'n krankzinnig, onwaarschijnlijk, waanzinnig mooi gezicht dat Alice er hardop om moest lachen, met beide handen tegen haar gezicht gedrukt.

'Doen ze dit vaak?' vroeg ze. Ze kon nog net zijn glimlach zien.

'Nee. Elk jaar misschien een week. Hooguit twee. Maar zo mooi als nu heb ik het nog niet meegemaakt.'

Ineens ontsnapte er een luide snik aan Alice, iets wat te maken had met een overweldigend gevoel en misschien het dreigende verlies. Het hart van dit huis dat er niet meer was en de man naast haar die ze niet kon hebben. Voordat ze zich kon bedenken, stak ze haar arm uit, op zoek naar Freds hand. Zijn vingers omsloten die van haar, warm, sterk, en toen vlocht hij ze door de hare alsof ze aan elkaar vast gesmolten waren. Zo bleven ze een poos zitten staren naar het glinsterende schouwspel.

'Ik... Ik weet waarom je weg moet.' Freds stem verbrak de stilte, aarzelend, zijn woorden zorgvuldig gekozen. 'Ik wil alleen dat je weet dat het heel moeilijk zal zijn als je er niet meer bent.'

'Ik zit in een heel lastig parket, Fred.'

'Dat weet ik.'

Ze haalde diep en beverig adem. 'Het is wel een beetje een puinhoop, hè?'

Het bleef lang stil. Ergens in de verte kraste een uil. Fred kneep in haar hand en zo bleven ze een poosje zitten, met de zachte avondbries om hen heen.

'Weet je wat zo geweldig is aan die vuurvliegjes?' zei hij toen, alsof ze het eigenlijk over iets heel anders hadden. 'Oké, ze leven maar een paar weken. En dat lijkt misschien in het grote geheel niet zoveel. Maar zolang ze er zijn, is hun schoonheid gewoon... adembenemend.' Hij streelde met zijn duim over haar knokkels. 'Je ziet de wereld ineens heel anders. En dan brandt zich dat prachtige beeld voor altijd in je hoofd. En neem je het overal waar je gaat met je mee. En kun je het nooit meer vergeten.'

En voor hij zijn volgende woorden kon uitspreken, voelde Alice de traan langs haar wang glijden.

'Dat heb ik bedacht nu ik hier zo zit. Misschien is dat wat we moeten inzien, Alice. Dat sommige dingen een geschenk zijn, ook al mogen we het niet houden.'

Weer blijf hij lang stil.

'Misschien is de wetenschap dat er zoiets prachtigs bestaat wel alles wat we mogen verlangen.'

Ze schreef haar ouders een brief om haar terugkeer naar Engeland te bevestigen en Fred bracht hem naar het postkantoor, toen hij een jonge colt moest afleveren in Booneville. Ze zag het klemmen van zijn kaken toen het adres tot hem doordrong en ze haatte zichzelf erom. Ze stond met haar armen over elkaar in haar witlinnen hemdsmouwen, terwijl hij in zijn stoffige pick-uptruck stapte met de rammelende trailer erachter en het paard dat ongeduldig schoppend liet weten dat hij weg wilde. Ze keek hen na, de hele weg omhoog naar Split Creek, tot de truck uit het zicht verdwenen was.

Alice bleef nog een poos met half dichtgeknepen ogen en haar hand tegen haar voorhoofd naar de lege weg staren, naar de bergen die aan weerszijden opstegen, naar de buizerds die loom hun rondjes draaiden ongelofelijk hoog boven hen. Ze slaakte een lange, beverige zucht. Toen veegde ze haar handen af aan haar rijbroek, draaide zich om en liep terug naar de bibliotheek.

21

Het was om kwart voor drie in de ochtend, in een nacht die zo warm was dat Alice nauwelijks had geslapen maar tot in de kleine uurtjes steeds zweterig en onrustig indommelde onder een laken, dat er op haar deur werd geklopt. Ze hoorde het snelle bonzen en schoot meteen overeind, haar bloed stolde en ze spitste haar oren om te horen wat er aan de hand was. Haar blote voeten raakten de plankenvloer stilletjes en ze schoot snel haar katoenen nachtpon aan. Ze griste het geweer dat ze naast het bed had staan mee en sloop op haar tenen naar de deur. Ze wachtte met ingehouden adem tot het geluid weer klonk.

'Wie is daar? Ik schiet als het moet!'

'Mevrouw Van Cleve? Bent u dat?'

Ze keek verbaasd uit het raampje. Daar stond hulpsheriff Dulles, in uniform, met één hand gespannen over zijn nek te wrijven. Ze liep naar de deur en haalde hem van het slot. 'Hulpsheriff?'

'Het gaat om Miss O'Hare. Ik denk dat het zover is. Ik kan dokter Garnett niet wakker krijgen en ik vind het niks om haar in haar eentje te laten bevallen.'

Binnen een paar minuten was Alice aangekleed. Ze zadelde een slaperige Spirit op en volgde de bandensporen van hulpsheriff Dulles. Spirits natuurlijke aarzeling over het rijden door de donkere nacht moest het onderspit delven bij haar vastberadenheid. Het paardje draafde door het donker, de oren rechtop, behoedzaam maar bereidwillig, en Alice kon haar wel zoenen. Toen ze bij het bemoste pad bij de beek aankwamen kon ze in galop, en ze spoorde de merrie aan zo hard mogelijk te gaan, blij met het maanlicht dat het pad verlichtte.

Toen ze bij de weg kwam, ging ze niet meteen naar de gevangenis, maar sloeg af en spoorde Spirit aan naar het huis van Sophia en William te rijden, bij Monarch Creek. Ze was veranderd in de tijd dat ze Kentucky was, en al was er dan inderdaad weinig waar ze bang voor was, soms wist zelfs Alice dat er dingen waren die ze niet zelf aankon.

Tegen de tijd dat Sophia bij de gevangenis aankwam, zat Margery, drijfnat van het zweet, tegen Alice aan te duwen als iemand in een rugby scrum, voorovergebogen en kreunend van pijn. Alice was er hooguit een minuut of twintig, maar het voelde als uren. Ze hoorde haar eigen stem alsof die van ver kwam: Margery prijzend dat ze zo dapper was, dat ze het zo goed deed, dat de baby er zou zijn voor ze het wist, ook al wist ze dat misschien maar een van die dingen waar was. De hulpsheriff had hun een olielamp geleend en het licht flakkerde en maakte aarzelende schaduwen op de muren van de cel. De geuren van bloed, urine en iets rauws en onnoembaars vulde de bedompte, schrale lucht. Alice had zich niet gerealiseerd dat een geboorte zo… rómmelig was.

Sophia had het hele eind gerend, met haar moeders oude vroedvrouwentas onder de arm, en hulpsheriff Dulles, verzacht door twee maanden zelfgebakken cadeautjes en erop vertrouwend dat de bibliothecaressen de beste bedoelingen hadden, deed de rammelende celdeur open en liet Sophia binnen.

'O, de hemel zij dank,' zei Alice in het vage licht, toen hij de deur achter hen op slot deed met een ratelende sleutelbos. 'Ik was zo bang dat je hier niet meer op tijd zou zijn.'

'Hoe ver is ze al?'

Alice haalde haar schouders op, en Sophia streek met haar hand over Margery's voorhoofd. Margery's ogen zaten stijf dicht, haar gedachten ergens ver weg bij hen vandaan, terwijl er nog een golf pijn over haar heen gestort werd.

Sophia wachtte, haar blik alert en waakzaam, tot die golf voorbij was.

'Margery? Margery, meisje? Hoeveel tijd zit er tussen de pijn?'

'Weet ik niet,' mompelde Margery met droge lippen. 'Waar is Sven? Alsjeblieft. Ik heb Sven nodig.'

'Je moet nu je kiezen op elkaar zetten. Concentreer je. Alice, heb jij je horloge om? Begin te tellen als ik het zeg, oké?'

Sophia's moeder was de vroedvrouw voor alle gekleurde mensen in Baileyville. Als kind had Sophia haar vaak vergezeld op haar bezoekjes, en ze droeg dan haar grote leren tas voor haar, gaf haar de instrumenten en kruiden aan als die nodig waren, en hielp haar bij het steriliseren en weer inpakken, klaar voor de volgende vrouw. Ze had geen officiële opleiding, maar ze was waarschijnlijk de beste die Margery zou krijgen.

'Lukt het daar, dames?' Hulpsheriff Dulles bleef respectvol achter het laken toen Margery weer begon te kreunen, eerst zacht, en toen steeds harder. Hij had zich uit de voeten gemaakt toen zijn eigen vrouw hun kinderen had gebaard, en hij werd een beetje misselijk van de weinig delicate geluiden en geuren.

'Meneer? Mogen we misschien nog wat heet water?' Sophia gebaarde dat Alice de tas open moest doen en wees naar een schone katoenen lap.

'Ik zal Frank vragen of hij water wil koken. Hij is meestal wel op, om deze tijd. Ik ben zo terug.'

'Ik kan het niet!' Margery's ogen gingen open en staarden naar iets wat zij geen van beiden konden zien.

'Tuurlijk wel,' zei Sophia streng. 'Dit is gewoon de natuur die je zegt dat je er bijna bent.'

'Ik kan het niet.' Margery klonk buiten adem, uitgeput. 'Ik ben zo moe...' Alice pakte een zakdoekje en veegde over haar gezicht. Margery was zo bleek, zo kapot, ondanks haar dikke buik. Zonder de dagelijkse lichaamsbeweging van haar leven buiten hadden haar armen en benen hun spieren verloren, en waren zacht en wit geworden. Het maakte dat Alice het ongemakkelijk vond om haar te zien, met haar katoenen jurk zo strak om zich heen en tegen haar natte huid geplakt.

'Anderhalve minuut,' zei ze toen Margery weer begon te kreunen.

‘Yep. Die baby komt eraan, hoor. Oké, Margery. Ik laat je nu even achteroverleunen en dan leg ik een laken op dit ouwe matras. Goed? Leun maar even tegen Alice aan.’

‘Sven...’ Alice zag dat Margery’s lippen zijn naam vormden terwijl haar knokkels om Alice’ mouw geelwit werden, haar vingers een bankschroef. Ze hoorde Sophia’s stem geruststellend prevelen terwijl ze trefzeker haar gang ging in het bijna-donker. In de cellen tegenover hen bleef het stil, in tegenstelling tot anders.

‘Oké, liefje. De baby komt er nu aan, dus we moeten je zo neerleggen dat ze er ook uit kan. Hoor je me?’ Sophia gebaarde naar Alice haar te helpen om Margery om te draaien. Margery zelf leek het nauwelijks mee te krijgen.

‘Blijf naar me luisteren, oké?’

‘Ik ben bang, Sophia.’

‘Nee, dat ben je niet, niet echt. Dat komt gewoon door de weeën.’

‘Ik wil niet dat ze hier ter wereld komt.’ Margery deed haar ogen open en keek Sophia smekend aan. ‘Niet hier. Alsjeblieft...’

Sophia legde haar hand op Margery’s klamme hoofd en legde haar wang tegen de hare. ‘Ik weet het, schat, maar zo is het nu eenmaal. We maken dit zo makkelijk mogelijk voor jullie allebei. Oké? Ga jij nu op handen en knieën zitten. Zo ja... en hou je nu maar vast aan dat bed. Alice, zorg jij dat je voor haar zit en hou haar stevig vast. Het gaat er straks heftig aan toe, en dan moet ze zich aan jou kunnen vastgrijpen. Zo ja, laat haar maar uitrusten op je schoot.’

Alice had geen tijd om bang te zijn. Sophia had het nog niet gezegd of Margery’s handen grepen haar beet en ze duwde jammerend haar gezicht in Alice’ dijen in een poging het geluid in Alice’ rijbroek te smoren. Haar grip was zo stevig dat het wel leek alsof ze door machten buiten zichzelf bezeten was. Alice zag de trillingen door haar heen trekken en zette zich schrap, terwijl ze probeerde haar eigen ongemak te negeren. Ze hoorde de onafgebroken stroom aan aanmoedigingen uit haar mond komen, en werd er helemaal door meegesleept. Achter haar had Sophia Margery’s katoenen jurk opgetild en de olielamp zó neergezet dat ze naar haar meest intieme delen kon kijken. Maar het leek Margery niets te kunnen schelen. Ze bleef maar kreunen, en haar lichaam wiegde van links naar rechts, alsof ze zo de pijn van zich af kon schudden, terwijl haar plakkerige handen naar die van Alice grepen.

'Hier is je water,' klonk de stem van hulpsheriff Dulles. En toen Margery begon te gillen zei hij: 'Ik doe de deur van het slot en schuif de kan gewoon wel naar binnen. Goed? Ik heb ook de dokter geroepen, voor de zekerheid. Goeie god, in vredesnaam...! Weet je wat? Ik... Ik laat de kan hier buiten staan. Ik... O, mijn god!'

'Mogen we ook wat koud water, alstublieft, meneer? Drinkwater?'

'Ik... Dat zal ik ook voor de deur zetten. Ik vertrouw erop dat jullie hem niet smeren.'

'Daar hoeft u zich echt geen zorgen over te maken, meneer, geloof me.'

Sophia was een wervelwind en legde de stalen instrumenten van haar moeder behoedzaam op de schone, dubbelgevouwen katoenen lap. Ze hield steeds een hand op Margery, zoals je dat bij een paard deed, om haar gerust te stellen, kirrend, bemoedigend. Ze keek even onder haar, en nam haar positie in.

'Oké, ik denk dat ze er nu aankomt. Alice, goed vasthouden, jij.'

Daarna werd alles een waas. Terwijl de zon opkwam en stralen blauw licht door de smalle tralies wierp, herinnerde Alice zich de gebeurtenissen alsof ze op een schip op ruwe zee zat: het schommelen van de vloer onder hen, Margery's lichaam, heen en weer geslagen door de kracht van haar weeën, de geur van bloed en zweet en samengeperste lichamen, *het lawaai, het lawaai, het lawaai*. Margery die zich aan haar vastklampte, haar gezicht smekend, bang, hen smekend, *help me, help me*, haar eigen stijgende paniek. En terwijl dat allemaal aan de hand was: Sophia, het ene moment kalm en geruststellend, het volgende streng en fel. *Jawel, je kunt het best, Margery. Kom op, meisje. Je moet nu persen! Harder persen!*

Er was even een afschuwelijk moment dat Alice bang was dat ze flauw zou vallen, hier, in de hitte en het donker en met die dierlijke geluiden, met het gevoel dat ze er alleen voor stonden, gevangen in dit avontuur, met z'n drieën. Ze was bang voor de ongekende diepte van Margery's pijn, bang door hoe er van deze vrouw, die altijd zo sterk was geweest, zo vaardig, niet meer overgebleven was dan een huilend, gewond dier. Vrouwen gingen toch soms dood tijdens hun bevalling? Dan zou Margery toch ook doodgaan, zo verschrikkelijk als zij moest lijden? Maar net toen de kamer begon te draaien, zag ze Sophia's intense blik, en Margery's gerimpelde voorhoofd en de tranen van wanhoop die haar in de ogen stonden – *Ik kan het niet!* – en ze zette haar kiezen op elkaar en leunde naar voren zodat Margery's voorhoofd tegen haar eigen voorhoofd aan drukte.

'Je kunt het wel, Marge. Je bent er echt bijna. Luister nou maar naar Sophia. Je kunt het.'

En toen ineens, terwijl Margery's kreet een ondraaglijke hoogte bereikte – een geluid dat klonk als het einde van de wereld en alle verdriet samengebald, ijl, langgerekt, ondraaglijk – klonk er een schreeuw en een geluid als dat van een vis die op een toonbank werd gesmeten en plotseling had Sophia een nat, paars wezentje in haar armen. Haar gezicht verlicht en haar schort bebloed terwijl de handjes van de baby blind naar houvast zochten in de lucht.

'Ze is er!'

En Margery draaide haar hoofd om, met lokken haar die op haar gezicht plakten, de overlevende van een afgrijselijke, eenzame strijd en op haar gezicht lag een uitdrukking die Alice nog nooit had gezien, en haar stem klonk zacht zangerig, als die van koe die in de stal aan haar kalf ruikt. 'O baby, o, mijn baby!'

En terwijl het piepkleine meisje een hoog, levendig huiltje liet horen, werd alles anders, en ineens moesten ze lachen en huilen en klampten ze zich aan elkaar vast, en de mannen in de cellen, van wie Alice zich tot dan toe niet eens bewust was geweest, riepen hartgrondig: 'Goddank! Jezus zij geprezen!' En in het donker en het vuil en het bloed en de troep, terwijl Sophia de baby schoonveegde en in de schone katoenen lap wikkelde en haar aan de trillende Margery overhandigde, leunde Alice naar achteren en veegde haar ogen af met haar bezwete, bebloede handen en dacht dat ze haar hele leven nog niet zoiets geweldigs had meegemaakt.

Ze was, zei Sven die avond, toen ze met hem proostten in de bibliotheek, het mooiste kind dat ooit geboren was. Haar ogen de donkerste, haar haar het dikste, haar piepkleine neusje en perfecte armpjes en beentjes kenden hun gelijken niet in de hele geschiedenis van de mensheid. Niemand sprak hem tegen. Fred had een weckpot met drank en een krat bier gebracht, en de bibliothecaressen brachten een heildronk uit op de baby en dankten de Heer om zijn genade en vonden dat ze die avond niet verder zouden kijken dan de vreugde om de geslaagde bevalling, en om Margery die nu het kleine kindje in haar armen wiegde met de intense trots van een moeder, verrukt van haar perfecte snoetje, haar piepkleine nageltjes, net schelpjes, zich even niet bewust van haar eigen pijn en omstandigheden. Zelfs hulpsheriff Dulles en de andere gevangenbewaarders kwamen langs om haar te bewonderen en Margery te feliciteren.

Geen man was ooit zo trots geweest als Sven. Hij kon er niet over uit; hoe dapper en geweldig Margery was om zo'n schepseltje te maken, hoe alert het kindje was, hoe stevig ze zijn vinger vastgehouden had. 'Echt een O'Hare,' zei hij, en toen juichten ze allemaal.

Alice en Sophia begonnen te voelen wat die nacht met hen had gedaan. Alice was doodmoe, haar oogleden zakten dicht en haar blik gleed naar die van Sophia, die ook moe was, maar opgelucht. Alice had het gevoel alsof ze een tunnel uit gekomen was, alsof ze een laagje onschuld kwijt was waar ze zich eerst nauwelijks van bewust was.

'Ik heb een babyuitzet voor haar genaaid,' zei Sophia tegen Sven. 'Als je die morgen mee zou willen nemen naar Margery, dan heeft het kind fatsoenlijke kleertjes. Een dekentje, een paar schoentjes, een mutsje en een truitje van lichte katoen.'

'Dat is ongelofelijk aardig van je, Sophia,' zei Sven. Hij had zich niet geschoren en zijn tranen bleven maar komen.

'En ik heb nog wat spullen van mijn eigen kinderen die ze mag hebben,' zei Kathleen. 'Wat extra hemdjes en katoenen luiers en zo. Die heb ik toch nooit meer nodig.'

'Dat kun je niet weten,' zei Beth.

Maar Kathleen schudde stellig haar hoofd. 'Nou, dat weet ik wel zeker.' Ze bukte om iets van haar rijbroek te vegen. 'Voor mij was er maar één man.'

Op dat moment keek Fred Alice aan en na de euforie van het begin van de dag voelde ze zich ineens heel verdrietig, en doodmoe.

Ze verstopte het onder een toost. 'Marge!' zei ze, en ze stak haar emaillen beker in de lucht.

'Op Margery!'

'En Virginia,' zei Sven, en toen ze hem aankeken: 'Genoemd naar Margery's zusje.' Hij slikte. 'Dat wilde ze graag. Virginia Alice O'Hare.'

'Dat is een prachtige naam,' zei Sophia en ze knikte goedkeurend.

'Op Virginia Alice,' echoden ze, en iedereen hield zijn bekertje op. En toen stond Izzy ineens op met de mededeling dat ze zeker wist dat ze ergens een voornamenboek hadden en dat ze weleens wilde weten wat de oorsprong van die naam was. En de rest, al even aangedaan en blij met de afleiding, wilde dat ook dolgraag weten, zodat niemand naar Alice hoefde te kijken, die zachtjes stond te snikken in de hoek.

22

'Een ongelofelijk smerige instelling waar mannen en vrouwen opgesloten worden die een straf moeten uitzitten voor overtredingen en misdrijven, en mannen en vrouwen die nog geen straf hebben gekregen, maar die daar zitten in afwachting van hun proces... Het zit er doorgaans vol met bedwantsen, kakkerlakken, luizen en ander ongedierte; het stinkt er naar desinfecteermiddel en viezigheid.'

– Joseph F. Fishman, *Crucibles of Crime*, 1923

Er was weinig structuur in hoe de gevangenissen in Kentucky werden gerund, net als die in bijna heel Amerika, en hun regels, en laksheid, varieerden nogal afhankelijk van hoe streng de sheriff was en – zoals in het geval van Baileyville – van hoe dol zijn hulpsheriff was op lekkers uit de oven. En daarom kregen Margery en Virginia een stroom van bezoek, en ondanks de onprettige beperkingen van haar cel bracht Virginia haar eerste weken door zoals alle andere geliefde baby'tjes: in schone, zachte kleertjes, bewonderd door bezoek, overladen met kleine speeltjes, en een groot deel van de dag aan haar moeders borst. Ze was een opmerkelijk alert kindje, en haar donkere oogjes zochten de cel af op zoek naar beweging, haar kleine zeesterrenvingertjes tastten de lucht af en maakten tevreden vuistjes als ze dronk.

Margery was ondertussen een heel andere vrouw geworden, haar gezicht zachter, helemaal op haar kindje gericht. Ze liep met haar rond alsof ze al jaren niets anders deed. Ondanks haar eerdere aarzelingen leek het moederschap haar tweede natuur. Als Alice de baby oppakte zodat Margery kon eten, of zich even kon verkleden, hield Margery haar voortdurend in de gaten, en stak ze haar hand uit om Virginia even aan te raken, alsof ze het niet kon verdragen om ook maar een moment van haar gescheiden te zijn.

Alice zag tot haar opluchting dat ze minder gedeprimeerd leek dan eerst, alsof de baby haar iets had gegeven om zich op te concentreren in plaats van op wat ze allemaal kwijt was, aan de andere kant van deze muren. Margery at beter ('Sophia zegt dat ik moet eten zodat de melk blijft komen'), glimlachte vaak, ook al was haar lach meestal bedoeld voor haar kind, en ze liep door de cel, verend op haar hielen om de baby te sussen, terwijl ze daarvoor meestal op de grond zat. Hulpsheriff Dulles had hun een emmer en een dweil geleend om het allemaal iets frisser te maken, en toen de meisjes een schoon kampeerbed voor haar meegenomen hadden omdat ze het niet vonden kunnen dat een baby op een smerig oud matras met wantsen moest slapen, had hij dat zonder morren toegestaan. Ze hadden het oude matras op de binnenplaats verbrand, griezelend van de talloze vlekken.

Mevrouw Brady kwam op de zesde dag na de geboorte bij Margery op bezoek, samen met een dokter uit de stad die kwam controleren of ze goed herstelde en of de baby alles had wat ze nodig had. Toen hulpsheriff Dulles wilde tegensputteren vanwege het gebrek aan toestemmingsbriefjes of zelfs maar een waarschuwing vooraf, had mevrouw Brady hem aangestaard met een blik waar hete soep van zou bevriezen en ze had hooghartig gesteld dat als hij haar op wát voor manier dan ook zou dwarsbomen als zij een zogende moeder hulp wilde bieden, sheriff Archer de eerste was die daarvan zou horen, en gouverneur Hatch de tweede, en dat hulpsheriff Dulles daar vooral niet aan moest twijfelen. De dokter onderzocht moeder en kind terwijl mevrouw Brady in de hoek van de cel stond (ze had met half dichtgeknepen ogen rondgekeken en besloten niet te gaan zitten), en al waren de omstandigheden verre van ideaal, de dokter had gezegd dat beiden in goede gezondheid verkeerden en dat het geestelijk redelijk goed ging met de moeder, gezien diezelfde omstandigheden. De mannen in de aangrenzende cellen hadden wel wat te melden over de stank van de luiers van de baby, maar mevrouw Brady zei tegen hen dat ze hun mond moesten houden en stelde dat af en toe wat zeep en een beetje water hun ook geen kwaad zou doen, eerlijk gezegd, dus misschien moesten ze eerst zelf hun eigen boel maar eens op orde maken voor ze gingen klagen.

De bibliothecaressen kwamen pas later achter dit bezoek, toen mevrouw Brady langskwam in de bibliotheek en verklaarde dat ze de kwestie uitvoerig had besproken met Miss O'Hare en dat ze hadden afgesproken dat zij zou invallen en de dagelijkse leiding over de bibliotheek zou overnemen, en dat ze hoopte dat mevrouw Van Cleve hier geen bezwaar tegen zou hebben, aangezien ze wist hoe hard die had gewerkt om de boel draaiende te houden zolang Margery 'werkonbekwaam' was.

Alice was wel een beetje verbaasd, maar ze vond het absoluut niet erg. Ze was de afgelopen weken aan het opbranden, nu ze haar best deed om elke dag bij Margery langs te gaan, de blokhut op orde te houden, de bibliotheek te runnen, en ondertussen ook nog te leren omgaan met haar eigen gecompliceerde en overweldigende gevoelens. Het idee dat iemand anders zelfs maar één van die dingen zou overnemen was een opluchting. Vooral, dacht ze heimelijk, aangezien ze binnenkort toch zou vertrekken uit Kentucky. Niet dat ze dat al aan een van de anderen had verteld; ze hadden allemaal al genoeg aan hun hoofd, vond ze.

Mevrouw Brady trok haar jas uit en vroeg of ze de administratie mocht zien. Ze nam plaats achter Sophia's bureau en bekeek de salarisadministratie, de rekeningen van de smid, controleerde de loonbriefjes en de kas, en verklaarde dat het er allemaal goed uitzag. Ze kwam na het eten terug en zat die avond een uur samen met Sophia te controleren welke boeken vermist en beschadigd waren, en gaf meneer Gill een standje toen die langskwam omdat hij te laat was met het inleveren van een boek over geiten fokken. Binnen een paar uur was het de gewoonste zaak van de wereld dat ze daar was. Het voelde alsof er weer een volwassene aan het roer stond.

Zo kroop de zomer voorbij onder een deken van intense hitte en insecten, van vochtige lucht en bezwete, door de vliegen geplaagde paarden, en Alice probeerde bij de dag te leven, onderging deze dagelijkse ongemakken zonder te denken aan al die veel grotere en oneindig veel onprettiger dingen die als kegels opgesteld stonden in haar toekomst.

Sven nam ontslag bij zijn werk, want door zijn diensten kon hij door de week nooit bij Margery en de baby op bezoek en hij zei tegen Alice dat zijn halve hart toch al in die vervloekte cel zat. Toen hij de brandweermannen bij Hoffman vertelde dat hij wegging, gingen ze op een rij staan met hun pikhouwelen tegen hun schouders en hun helmen tegen de borst gedrukt, tot woede van de voorman, die Svens vertrek nogal persoonlijk opvatte.

Van Cleve, die nog altijd niet bekomen was van de ontdekking dat Sven al die tijd al een relatie had met Margery O'Hare, zei dat hij blij was dat ze van hem af waren, dat hij een spion en een verrader was, al was er voor geen van beide aantijgingen enig bewijs, en hij waarschuwde dat als die rat van een Gustavsson ooit bij de poorten van Hoffman werd gezien hij zonder waarschuwing neergeschoten zou worden, net als die goddeloze sloerie van hem.

Sven zou graag in Margery's blokhut trekken, wist Alice, om op de een of andere manier dichter bij haar te kunnen zijn, maar gentleman als hij was, weigerde hij haar aanbod, zodat Alice ontsnapte aan de roddels van de mensen in de stad die er vast iets achter zouden zoeken als een man en vrouw onder hetzelfde dak sliepen, ook al was het duidelijk dat ze allebei van dezelfde vrouw hielden, ieder op hun eigen manier.

En trouwens, Alice was niet meer bang, alleen in het kleine houten huis. Ze ging vroeg naar bed en sliep vast, stond om halfvijf 's ochtends op met de zon, plensde ijskoud water uit de bron in haar gezicht, voerde de dieren, trok aan wat ze ook maar te drogen had gehangen en maakte eieren en brood als ontbijt, strooide de overgebleven kruimels voor de kippen en de kardinaalvogels die op de vensterbank neerstreken. Onder het eten las ze een van

Margery's boeken, en om de dag bakte ze 's ochtends een verse pan *corn bread* om mee te nemen naar de gevangenis. Om haar heen gonsde de berg van de zingende vogels, de bladeren aan de bomen leken eerst oranje, toen blauw en toen smaragdgroen, het lange gras was bespikkeld met lelies en alsem en als de hordeur achter haar dichtviel vlogen er enorme wilde kalkoenen onhandig fladderend op, of schoten kleine hertjes snel het bos weer in, alsof zij hier de indringer was.

Ze haalde Charley uit de schuur en zette hem in het kleine paardenweitje achter de blokhut, en keek in de kippenren of er eieren te rapen waren. Als ze die had, kookte ze ze vast voor de avond, want ze wist dat ze daar te moe voor zou zijn als ze thuiskwam. Dan zadelde ze Spirit op, pakte wat ze die dag maar nodig had in de zadeltassen, plantte de breedgerande hoed op haar hoofd en reed de berg af, naar de bibliotheek. Rijdend over het zandpad liet ze de teugels los langs Spirits hals hangen en knoopte met beide handen een katoenen zakdoek om haar nek. Ze gebruikte de teugels nauwelijks meer: Spirit wist precies waar ze naartoe gingen op elke route, en hij liep met zijn oren omhooggestoken door – een dier dat haar werk kende, en er dol op was.

's Avonds bleef Alice meestal een uur langer bij Sophia in de bibliotheek, gewoon als gezelschap, en soms kwam Fred uit zijn huis om hun iets te eten te brengen. Twee keer was ze het pad op gelopen om bij Fred thuis te eten, omdat ze vermoedde dat ze al oud nieuws was en omdat toch maar weinig mensen haar dat korte eindje zouden zien afleggen. Ze vond Freds huis heerlijk, met zijn geur van bijenwas, en de gezelligheid, minder rouwdouwerig dan bij Margery, en met de kleedjes en meubels die spraken van een fortuin dat al meer dan één generatie in de familie was.

Er was een geruststellend gebrek aan prullaria.

Dan aten ze wat Fred had gekookt en spraken over alles en niets, en stopten af en toe om dom naar elkaar te glimlachen. Soms reed Alice 's avonds weer terug naar Margery's huis over het pad en had ze geen idee waar ze het eigenlijk over hadden gehad, omdat het gegons van de behoefte en het verlangen alles wat ze zeiden overstemde. Soms was dat verlangen naar hem zo hevig dat ze onder het tafelblad in haar hand moest knijpen om te voorkomen dat ze die naar hem uitstak. En dan kwam ze weer terug in de lege blokhut en kroop onder de dekens, en probeerde ze te bedenken wat er zou gebeuren als ze hem een keer, één keertje maar, zou uitnodigen om met haar mee naar binnen te komen.

Svens advocaat kwam eens in de twee weken langs, en Sven vroeg of de besprekingen bij Fred thuis konden worden gehouden, en of zij en Fred erbij wilde zijn. Alice snapte dat dat was omdat Sven zo gespannen werd – zodat hij tegen zijn gewoonte in nerveus met zijn benen wiebelde en met zijn vingers trommelde – dat hij achteraf de helft van wat hem was verteld weer was vergeten. De advocaat had de neiging om wollige taal te gebruiken, met veel dure woorden en omwegen, in plaats van recht voor zijn raap te zeggen waar het op stond.

Hij stelde dat, ondanks de onverwachte verdwijning van het relevante uitleenboek (hier liet hij een veelzeggende stilte vallen), het Openbaar Ministerie toch overtuigd was van het bewijs tegen Margery O'Hare. Tijdens haar oorspronkelijke verhoor had die oude vrouw verklaard dat Margery ter plaatse was, wat ze daarna ook beweerde. Het bibliotheekboek, met bloed besmeurd, leek het enig mogelijke moordwapen, aangezien er geen schot- of steekwonden waren. Geen van de andere paardenbibliothecaressen reed zulke afstanden als Miss O'Hare, te oordelen naar de andere uitleenboeken, en de kans dat iemand anders het bibliotheekboek als wapen had gebruikt op die plek was dan ook gering. En dan was er nog het lastige punt van Margery's karakter, de vele mensen die meer dan bereid waren te getuigen van de langdurige vete tussen haar familie en de McCulloughs, en Margery's eigen gewoonte om de meest oneigenlijke dingen te zeggen zonder na te denken over wat voor impact die hadden op de mensen om haar heen.

'Daar zal ze wel op moeten letten als we voor de rechter moeten verschijnen,' zei hij, terwijl hij zijn papieren bij elkaar raapte. 'Het is belangrijk dat de jury haar een... sympathieke verdachte vindt.'

Sven schudde zijn hoofd zonder iets te zeggen.

'Het zal u niet lukken om Margery zich anders te laten voordoen dan ze is,' zei Fred.

'Ik zeg niet dat ze zich anders moet voordoen. Maar als ze de rechter en de jury niet voor zich weet te winnen, zal dat haar kansen op vrijheid aanmerkelijk verminderen.'

De advocaat leunde achterover in zijn stoel en legde allebei zijn handen op tafel. 'Het gaat hier niet om de waarheid, meneer Gustavsson. Het gaat om strategie. En wat de waarheid ook maar mag zijn, u kunt er zeker van zijn dat de tegenpartij harder aan de slag is om haar eigen waarheid te scheppen.'

'Dus je vindt het fijn.'

'Wat vind ik fijn?' Margery keek op.

'Moeder zijn.'

'Ik heb zoveel verschillende gevoelens dat ik de helft van de tijd geen idee meer heb waar ik ben,' zei Margery zacht, terwijl ze het katoenen hemdje bij Virginia's nek rechttrok. 'Allemachtig, wat is het hier warm. Konden we maar een briesje meepakken.'

Sinds de geboorte van Virginia vond hulpsheriff Dulles het goed dat het bezoek plaatsvond in de lege bewaarcel, boven. Die was lichter en schoner dan de cellen in de kelder – en, vermoedden ze, een acceptabeler alternatief voor de geduchte mevrouw Brady – maar op een dag als vandaag, wanneer de lucht warm en vochtig was, bood het weinig soelaas. Alice bedacht ineens hoe vreselijk het hier moest zijn in de winter, met die ramen zonder glas en de koude betonnen vloer. En hoeveel erger zou het in de staatsgevangenis zijn? Tegen die tijd is ze wel weer vrij, hield ze zichzelf streng voor. Niet vooruitdenken. Niet verder denken dan vandaag, dit uur.

'Ik had niet gedacht dat ik zoveel van een ander schepsel zou kunnen houden,' zei Margery. 'Het voelt alsof ze een laag huid van me afgehaald heeft, snap je?'

'Sven is ook compleet verliefd.'

'Ja, hè?' Margery glimlachte bij zichzelf bij een herinnering. 'Hij wordt de allerbeste vader voor jou, klein meisje.' Toen betrok haar gezicht even, alsof er iets was wat ze niet onder ogen wilde zien. En toen was het weer weg, en hield ze de baby omhoog, knikte naar haar hoofdje en glimlachte weer. 'Denk je dat ze donker haar krijgt, zoals ik? Ze heeft per slot van rekening een beetje Cherokeebloed. Of zou ze blond worden, zoals haar vader? Wist je dat Sven als baby spierwit haar had?'

Margery wilde het niet over het proces hebben. Dan schudde ze twee keer haar hoofd, heel kleine beweginkjes, alsof ze wilde zeggen dat het toch geen zin had. En ondanks deze nieuwe zachtheid zat er in die beweging nog genoeg staal, zodat Alice er niet tegenin ging. Bij Beth en mevrouw Brady had ze, toen die haar bezochten, precies zo gereageerd, en mevrouw Brady was rood aangelopen van frustratie teruggekomen in de bibliotheek.

'Ik had het met mijn man over de rechtszaak, en wat er daarna gaat gebeuren... Als het allemaal niet zo loopt als we hopen. Hij heeft wat vrienden in de juridische wereld en kennelijk zijn er over de grens wel wat plekken waar ze kinderen bij hun moeder laten, en waar er verpleegsters zijn om de vrouwen te verzorgen. Het schijnt dat er in een aantal van die instellingen behoorlijk goede voorzieningen zijn.'

Margery had gedaan alsof ze er geen woord van had gehoord.

'We bidden allemaal voor jullie, in de kerk. Voor jou en Virginia. Wat is het toch een dot van een kind. Ik vroeg me alleen af of je soms wilt dat wij proberen om –'

'Ik waardeer het idee, mevrouw Brady, maar wij redden ons wel.'

En dat was dat, zei mevrouw Brady, terwijl ze haar handen ten hemel hief. 'Het lijkt wel alsof ze haar kop in het zand steekt. Ik geloof echt niet dat ze ervan uit mag gaan dat ze vrijkomt. Ze moet een plan klaar hebben.'

Maar Alice had niet het idee dat het optimisme was waardoor Margery zich zo gedroeg. Het was een van de vele redenen waarom haar zenuwen toenamen met elke dag die het proces dichterbij kwam.

Precies één week voor het proces zou beginnen, begonnen de kranten te speculeren over de verdachte. Eentje had de foto van de vrouwen uit de Nice 'N' Quick te pakken gekregen, en die zo bijgesneden dat alleen Margery's gezicht te zien was. De kop luidde: DE MOORDENDE BIBLIOTHECARESSE: HEEFT ZIJ EEN ONSCHULDIGE MAN GEDOOD?

Het dichtstbijzijnde hotel, in Danvers Creek, was al snel volgeboekt, en er was sprake van dat een paar mensen in de buurt hun achterkamers aan kant hadden gemaakt en bedden hadden neergezet voor de journalisten die naar de stad zouden komen. Het scheen dat iedereen het alleen nog maar had over Margery en McCullough, behalve dan binnen de muren van de bibliotheek, waar niemand meer over hen praatte.

Sven ging midden op de dag naar de gevangenis toe. Het was absurd warm en hij liep langzaam, wuifde zichzelf koelte toe met zijn hoed en stak een hand op om iedereen te begroeten die hij passeerde, zonder dat zijn gedrag verried wat hij vanbinnen voelde. Hij overhandigde het blik met Alice' *corn bread* aan hulpsheriff Dulles, en zocht in zijn zakken naar het schone hemdje en slabbetje dat Alice netjes opgevouwen aan hem meegegeven had. Margery zat in de bewaarcel en was de baby aan het voeden, in kleermakerszit op de brits, en hij wachtte voordat hij haar kuste omdat hij wist hoe snel het kind afgeleid was. Meestal hield ze haar wang voor hem omhoog, maar dit keer bleef ze alleen maar naar het kind staren, dus ging hij op de kruk bij haar zitten.

'Wil ze nog steeds de hele nacht aan de borst?'

'Ze pakt wat ze pakken kan.'

'Mevrouw Brady zei dat ze misschien zo'n kindje is dat al vroeg aan de vaste voeding moet. De meiden hebben me er een boek over gegeven, zodat ik een beetje weet hoe en wat.'

'Sinds wanneer zit jij met mevrouw Brady te kletsen over baby's?'

Hij keek naar zijn laarzen. 'Sinds ik ontslag heb genomen.'

Toen ze hem aanstaarde, zei hij snel: 'Maak je geen zorgen. Ik heb sinds mijn veertiende nooit zonder werk gezeten. En ik slaap bij Fred in de logeerkamer, dus het gaat prima. We redden ons wel.'

Margery zei niets. Zo was ze tegenwoordig soms. Dan zei ze bijna geen woord tijdens zijn hele bezoek. Sinds Virginia er was gebeurde het minder vaak; het was alsof ze het alleen nog maar over het kind kon hebben, zeker als ze verdrietig was. Maar Sven vond zulke bezoekjes altijd verschrikkelijk. Hij wreef over zijn hoofd.

'Ik moest van Alice zeggen dat de kippen het prima doen. Winnie heeft een dubbeldooier gelegd. En Charley wordt dik. Maar hij geniet wel van zijn rust, zo te zien. We hebben hem deze week bij Freds jongste aanwinsten gezet en hij laat ze wel weten wie de baas is.'

Ze keek omlaag naar Virginia om zeker te zijn dat die klaar was met drinken, trok toen haar jurk recht en legde de baby over haar schouder voor een boertje.

'Weet je, ik zat te denken...' ging Sven verder. 'Misschien kunnen we een andere hond nemen als je thuiskomt. Er is een boer in Sherbyville die een jachthond heeft, een teefje, waar ik al heel lang een oogje op heb, en daar wil hij mee fokken. Het is goed voor een kind om op te groeien met een hond. Als we een puppy nemen, kunnen hij en Virginia samen opgroeien. Wat vind jij?'

'Sven...'

'Ik bedoel, we hoeven natuurlijk geen hond te nemen. We kunnen ook wachten tot ze wat ouder is. Ik dacht alleen...'

'Weet je nog dat ik ooit tegen je heb gezegd dat ik je nooit zou vragen om bij me weg te gaan?'

Ze bleef strak naar het kind kijken.

'Zeker weet ik dat nog. Ik wilde nog dat je het op papier zou zetten, als bewijs.' Hij glimlachte wrang.

'Nou... dat was een vergissing. Ik wil dat je weggaat.'

Hij leunde naar voren en hield zijn hoofd schuin. 'Sorry... wát?'

'En je moet Virginia meenemen.'

Toen ze eindelijk naar hem opkeek was het met grote ogen en een ernstige blik. 'Ik ben arrogant geweest, Sven. Ik dacht dat ik kon leven zoals ik wilde, zolang niemand last van me had. Maar ik heb hier tijd gehad om na te denken, en nu snap ik het. Je kunt niet zo leven in Lee County, en misschien zelfs in heel Kentucky niet. Niet als je een vrouw bent. Je moet hun regels volgen, anders... anders vermorzelen ze je als een insect.'

Haar stem was kalm en vlak, alsof ze in haar talloze stille uren op deze woorden had geoefend. 'Je moet haar meenemen naar een plek ver weg van hier. Naar New York State, of naar Chicago, of misschien zelfs naar de westkust, als daar werk is. Neem haar mee naar een mooie plek, waar ze kansen krijgt en een goede opleiding en waar ze zich niet druk hoeft te maken over hoe haar familie haar toekomst al bezoedeld had nog voordat ze geboren werd. Haal haar weg bij mensen die haar zullen veroordelen om haar naam nog voordat ze die zelf kan spellen.'

Hij keek haar niet-begrijpend aan. 'Doe niet zo raar, Marge. Ik laat jou niet alleen.'

'Twintig jaar lang? Je weet dat ze me dat zullen opleggen als het bij doodslag blijft. En als het moord wordt, is het nog erger.'

'Maar je hebt helemaal niks gedaan!'

'Denk je dat hun dat een moer kan schelen? Je weet toch hoe dit stadje werkt. Je weet dat ze me willen zien hangen.'

Hij keek haar aan alsof ze gek geworden was. 'Ik ga niet. Dus vergeet het maar.'

'Nou, ik wil jou niet meer zien. Dus jij hebt er verder niets over te zeggen.'

'Wat? Wat zeg je nou toch allemaal?'

'Dit is de laatste keer dat ik je wil zien. Dat is een van de weinige rechten die ik heb, het recht om bezoek te weigeren. Sven, ik weet dat je een goeie vent bent, en dat je alles zou doen om me te helpen. En bij god, wat hou ik van je, precies om die reden. Maar het gaat nu om Virginia. Dus je moet me beloven dat je doet wat ik van je vraag, en dat je hier nooit meer terugkomt met onze dochter.' Ze leunde achterover tegen de muur.

'Maar... het proces, dan?'

'Ik wil je er niet bij hebben.'

Sven stond op. 'Dit is waanzin. Ik ga hier niet naar luisteren. Ik –'

Margery's stem zwol aan. Ze dook naar voren en greep zijn hand om hem tegen te houden. 'Sven... Ik heb niets meer. Ik heb geen vrijheid, geen waardigheid, geen toekomst. Het enige wat ik nog heb is hoop dat het allemaal anders uitpakt voor dit meisje, mijn hárt, van wie ik meer hou dan van wat ook ter wereld. Dus als je van mij houdt, zoals je beweert, geef me dan wat ik van je vraag. Ik wil niet dat het leven van mijn kind getekend wordt door bezoekjes aan de gevangenis. Ik wil niet dat jullie allebei me week in week uit, jaar in jaar uit zien verpieteren in de staatsgevangenis, met luizen in mijn haar en stinkend naar de emmers waar we onze behoeften op moeten doen, kapotgemaakt door de fanatici die de baas zijn in deze stad, en dat jullie zien hoe ik steeds meer doordraai. Ik wil niet dat zij dat moet meemaken. Jij gaat haar gelukkig maken, want ik weet dat je dat kunt, en als je met haar praat over mij, dan vertel je haar niet hierover, maar over mijn tochten met Charley, in de bergen, en de dingen waar ik zo van genoot.'

Haar hand omsloot de zijne. Zijn stem brak en hij bleef zijn hoofd maar schudden, zonder dat hij er erg in had. ‘Ik kan je niet alleen laten, Marge.’

Ze trok haar hand terug. Ze pakte de slapende baby en legde die voorzichtig in zijn armen. Toen leunde Margery voorover en kuste het kindje op haar voorhoofd. Ze hield haar lippen daar even, haar ogen stijf dicht. Toen deed ze ze weer open en keek naar haar met een intense blik, alsof ze haar op haar netvlies wilde etsen. ‘Dag, mijn lieveling. Mama houdt heel erg veel van je.’

Ze raakte zijn knokkels heel licht aan met haar vingertoppen; het was een bevel. En toen, terwijl Sven daar in shock bleef zitten, stond Margery O’Hare op, legde haar hand op de tafel en riep tegen de gevangenbewaarder dat hij haar weer naar haar cel moest brengen.

Ze keek niet meer om.

Ze hield zich aan haar woord: hij was het laatste bezoek dat ze nog ontving. Alice kwam die middag langs met een cake en hulpsheriff Dulles zei spijtig (want hij was echt dol op Alice’ baksels) dat Miss O’Hare helaas niemand meer wilde zien, die dag.

‘Is er iets met de baby?’

‘De baby is hier niet meer. Die is vanochtend vertrokken met haar papa.’

Hij vond het heel vervelend, maar regels zijn regels en hij kon Miss O’Hare niet dwingen om Alice te zien. Maar de cake wilde hij wel aannemen, met de belofte om die straks aan haar te geven. Toen Kathleen Bligh twee dagen later ging kreeg ze dezelfde reactie, net als Sophia en mevrouw Brady daarna.

Alice reed naar huis terwijl haar gedachten alle kanten op schoten, en ze trof Sven op de veranda met de baby tegen zijn schouder, haar grote, glanzende ogen verbaasd in het onbekende zonlicht en de bewegende schaduwen van de bomen.

‘Sven?’

Alice steeg af en gooide Spirits teugels over de paal. ‘Sven? Wat is er in vredesnaam aan de hand?’

Hij kon haar niet aankijken. Zijn ogen waren roodomrand, en hij hield zijn gezicht afgewend.

‘Sven?’

‘Dat mens is de koppigste vrouw van heel Kentucky.’

En precies op dat moment begon de baby te huilen; het was het rauwe, rafelige gehuil van een kindje dat veel te veel veranderingen over zich heen kreeg op één dag en dat het ineens allemaal niet meer aankon. Sven klopte haar vruchteloos op haar rug, tot Alice een stap naar voren deed en de baby van hem overnam. Hij liet zijn gezicht in zijn grote, gehavende handen zakken. De baby verborg haar hoofdje tegen Alice’ schouder en trok het toen weer naar achteren, haar mondje een ontstemde O, alsof ze geschokt was door de ontdekking dat dit niet haar moeder was.

‘We regelen het wel, Sven. We praten wel op haar in.’

Hij schudde zijn hoofd. ‘Waarom zouden we dat doen?’ Zijn stem klonk gesmoord door zijn ruwe handen. ‘Ze heeft gelijk. Dat is nog het ergste, Alice. Ze heeft gelijk.’

Via Kathleen, die de hele wereld kende, vond Alice een vrouw in een naburig stadje die tegen een kleine vergoeding het kind kon zogen, omdat haar eigen baby net van de borst was. Sven reed elke ochtend met het kind naar de boerderij met de witte planken tegen de gevel en droeg dan de kleine Virginia over zodat ze gevoed en verzorgd werd. Ze werden er allemaal een beetje ongemakkelijk van – het kind hoorde per slot van rekening bij haar moeder – en Virginia zelf raakte snel in zichzelf gekeerd, haar oogjes waakzaam, haar duim argwanend in haar mond gestopt, alsof ze er niet meer op vertrouwde dat de wereld een betrouwbare plek vol goede bedoelingen was. Maar wat konden ze anders? Het kind kreeg te eten. Sven was vrij om naar zijn werk te gaan. Alice en de meisjes redden zich redelijk, en als hun harten gebroken waren en hun magen strakgespannen van de zenuwen, dan was dat nu eenmaal niet anders.

23

'Ik vraag je niet om altijd zo van me te houden, maar ik vraag je om het je te herinneren. Ergens vanbinnen zal ik altijd degene zijn die ik vanavond ben.'

– F. Scott Fitzgerald, *Tender Is The Night*

Een bijna circusachtige sfeer kreeg Baileyville in zijn greep, het soort commotie vergeleken waarmee het optreden van Tex Lafayette een reünie van de zondagsschool leek. Zodra de datum van de eerste zitting bekend werd, leek de stemming om te slaan, en niet direct ten gunste van Margery. De hele familie McCullough kwam over van buiten de stad: verre neven en nichten uit Tennessee, uit Michigan en North Carolina, van wie een aantal Clem McCullough al tientallen jaren niet hadden gezien, maar die ineens wel heel veel belang stelden in het idee van genoegdoening voor hun geliefde familielid en die steeds samenkwamen voor de gevangenis of de bibliotheek en daar stonden te schelden en te dreigen met wraak.

Fred was al twee keer uit zijn huis gekomen om de boel te sussen, en toen dat niet lukte, om zijn geweer te laten zien en te stellen dat de vrouwen gewoon hun werk moesten kunnen doen. De stad leek te zijn verdeeld door hun komst: enerzijds waren er mensen die alles wat Margery's familie ooit had misdaan als bewijs zagen voor haar eigen kwade bloed, en anderzijds waren er mensen die liever afgingen op hun eigen ervaring en die haar dankbaar waren omdat ze hun boeken had gebracht en hun leven iets aangenamer had gemaakt.

Beth ging tot twee keer toe op de vuist om Margery's eer te verdedigen: een keer bij de kruidenier en een keer op de trap voor de bibliotheek, en ze liep tegenwoordig rond met gebalde vuisten, klaar om een klap uit te delen. Izzy huilde vaak en stilletjes, en schudde haar hoofd zwijgend als iemand er iets over zei, alsof praten te veel van haar vergde. Kathleen en Sophia zeiden weinig, maar uit hun sombere gezichten bleek wel hoe ze dachten dat dit zou aflopen. Alice kon niet meer op bezoek in de gevangenis, want dat wilde Margery zo, maar ze voelde haar aanwezigheid daar in dat betonnen gebouwtje alsof ze met draden aan elkaar verbonden waren. Ze at wel wat, zei hulpsheriff Dulles toen ze langsging. Maar ze praatte nauwelijks. Leek vooral veel te slapen.

Sven ging de stad uit. Hij kocht een kleine wagen en een jong paard, pakte de rest van zijn spullen en vertrok bij Fred om in een blokhut met maar één kamer te trekken, vlak bij de voedster, aan de oostkant van de Cumberland Gap. Hij kon niet in Baileyville blijven, niet nu de mensen al die dingen zeiden. Niet met het vooruitzicht dat de vrouw van wie hij hield nog verder vernederd zou worden, en met de huilende baby binnen gehoorsafstand van haar moeder. Zijn ogen waren rood van uitputting en aan weerszijden van zijn mond zaten verse, diepe groeven die niets te maken hadden met de baby. Sven beloofde dat hij meteen terug zou komen zo gauw er nieuws was.

'Ik zal haar zeggen... Ik zal haar zeggen...' begon Fred, maar toen realiseerde hij zich dat hij geen idee had wat hij tegen Margery zou zeggen. Ze keken elkaar aan, gaven elkaar toen een klap op de schouder, op die zwijgende manier die mannen hebben om hun emoties te uiten, en toen reed Sven weg, met zijn hoed ver over zijn voorhoofd getrokken, zijn mond een verbeten streep.

Alice begon ook in te pakken. In de stilte van de blokhut begon ze haar kleren te scheiden in dingen die ze waarschijnlijk nog wel kon gebruiken in haar toekomstige leven in Engeland, en dingen waarvan ze zich niet kon voorstellen dat ze ze ooit nog zou dragen. Ze hield de fijne zijden blouses op, de elegante rokken, de kanten onderjurkjes en nachtjaponnen, en fronste erbij. Was zij ooit deze vrouw geweest? Iemand in deze bloemetjesjurkjes met kanten kraagjes? Had ze deze krulspelden, haarlotions en parelbroches ooit echt allemaal nodig gehad? Ze had het gevoel dat dit soort spullen hoorden bij iemand die ze niet meer kende.

Ze wilde deze klus eerst klaren voordat ze het aan de meisjes zou vertellen. Inmiddels bleven ze allemaal tot ver na hun normale werktijd in de bibliotheek hangen, alsof ze het zo afgesproken hadden. Het leek wel of dit de enige plek was waar ze het nog uithielden. Twee avonden voordat het proces zou beginnen, wachtte ze tot Kathleen haar spullen pakte en zei: 'Hé... Ik moet jullie iets vertellen. Ik ga weg. Als iemand nog wat van mijn spullen wil hebben, dan laat ik een kist met kleren achter in de bieb. Dan moeten jullie maar even kijken.'

'Je gaat weg? Waar ga je weg?'

'Van hier.' Ze slikte. 'Ik moet terug naar Engeland.'

Er viel een zware stilte. Izzy's handen schoten voor haar mond. 'Je mag niet weggaan!'

'Het punt is, ik kan niet blijven, tenzij ik naar Bennett terugga. Als Van Cleve straks Margery veilig achter slot en grendel heeft, ben ik aan de beurt.'

'Dat moet je niet zeggen,' zei Beth.

Ze zwegen lange tijd. Alice probeerde de blikken die de andere vrouwen met elkaar wisselden te negeren.

'Is Bennett echt zo erg?' vroeg Izzy. 'Ik bedoel, als je hem nou eens overhaalt om uit de schaduw van zijn vader te stappen, misschien kan het dan toch nog wat worden met jullie. En dan kun je blijven.'

Hoe moest ze hun uitleggen hoe onmogelijk het was om naar Bennett terug te gaan, nu ze deze gevoelens had voor Fred? Ze was liever duizenden kilometers bij Fred vandaan dan hem elke dag te moeten tegenkomen in de wetenschap dat ze terug moest naar een andere man. Fred had haar nauwelijks aangeraakt en toch voelde het alsof zij elkaar beter begrepen dan Bennett en zij ooit hadden gedaan.

'Het kan niet. En jullie weten ook wel dat Van Cleve niet zal rusten tot ook de paardenbibliotheek is opgeheven. En dan hebben wij geen werk meer. Fred zag hem bij de sheriff en Kathleen heeft hem deze week twee keer met de gouverneur gezien. Hij doet er alles aan om ons te ondermijnen.'

'Maar als we Margery niet meer hebben, en we hebben jou niet meer...' Izzy maakte haar zin niet af.

'Weet Fred het?' vroeg Sophia.

Alice knikte.

Sophia's blik hield de hare vast alsof ze iets wilde bevestigen.

'Wanneer ga je?' vroeg Izzy.

'Meteen nadat het proces is afgelopen.' Fred had nauwelijks iets gezegd, de hele rit naar huis. Ze had zijn hand willen aanraken en zeggen dat het haar speet, dat dit absoluut niet was wat ze wilde, maar ze was zo verstijfd van verdriet om dat papieren ticket, dat ze nu in haar bezit had, dat ze zich niet kon verroeren.

Izzy wreef in haar ogen en haalde haar neus op. 'Het lijkt wel alsof alles uit elkaar valt. Alles waar we voor gewerkt hebben. Onze vriendschap. Deze bibliotheek. Alles valt gewoon uit elkaar.'

Als een van de vrouwen zulke dramatische dingen zei, sprongen de anderen er normaal gesproken bovenop en zeiden dat ze niet zo belachelijk moest doen, dat ze niet goed snik was, dat ze gewoon een nachtje lekker moest slapen of dat het waarschijnlijk kwam doordat ze ongesteld was. Het gaf wel aan hoe down ze allemaal waren dat dit keer niemand een woord zei.

Sophia was degene die de stilte verbrak. Ze haalde hoorbaar adem en legde allebei haar handen plat op tafel. 'Voorlopig gaan we gewoon door. Beth, volgens mij heb je je boeken van vanmiddag nog niet opgeschreven. Als je zo vriendelijk wilt zijn ze aan mij te geven, dan doe ik het wel voor je. En Alice, wat is precies de datum dat je weggaat? Dan noteer ik dat in de salarisadministratie.'

's Nachts waren er twee woonwagens aan de overkant van het gerechtsgebouw neergezet. Er liepen extra agenten van de staatspolitie op straat en op maandag tegen theetijd begonnen zich steeds meer mensen bij de gevangenis te verzamelen, aangespoord door een krantenartikel in de *Lexington Courier* met een sensatiebeluste kop.

DOCHTER VAN ILLEGALE STOKER VERMOORDDE MAN
MET BIBLIOTHEEKBOEK IN BLOEDVETE.

'Dit is pulp,' zei Kathleen toen mevrouw Beidecker haar op school een exemplaar van de krant gaf. Maar dat weerhield de mensen er niet van om naar de gevangenis te komen en dingen te roepen die Margery door het open raam van haar cel kon horen. Hulpsheriff Dulles kwam twee keer naar buiten, met zijn handpalmen in de lucht, om te proberen hen rustig te krijgen, maar een lange snorremans in een slechtzittend pak die niemand ooit eerder had gezien en die beweerde dat hij de neef van Clem McCullough was, zei dat ze gewoon gebruikmaakten van hun van God gegeven recht op vrije meningsuiting. En als hij zin had om het te hebben over wat een moorddadig kreng die meid van O'Hare was, dan ging dat verder niemand een moer aan. Ze verdrongen zich, deden steeds boudere uitspraken, aangespoord door de alcohol, en tegen zonsondergang stond er een zee van mensen voor de gevangenis, sommigen dronken, sommigen beledigingen naar Margery schreeuwend, anderen terug schreeuwend naar die mensen dat ze niet van hier waren en dat ze maar in hun eigen stad rotzooi moesten gaan trappen. De oudere dames in de stad trokken zich mompelend terug achter hun deuren, en sommige van de jongere mannen, aangemoedigd door de chaos, bouwden een grote brandstapel verderop bij de garage. Het voelde heel even alsof het ordelijke stadje een plek was geworden waar van alles zou kunnen gebeuren. Allesbehalve mooie dingen.

Het nieuws bereikte de bibliothecaressen toen ze terugkwamen van hun routes, en elk van hen haar paard wegzette en in stilte een poosje met de deur open zat te luisteren naar de geluiden van protest verderop.

Moordlustig kreng!

Je krijgt je verdiende loon, hoer die je bent!

Heren, heren, er zijn dames bij. Laten we het beschaafd houden.

'Ik zweer het, ik ben blij dat Sven dit niet hoeft mee te maken,' zei Beth. 'Je weet dat hij dit soort dingen niet over Marge laat zeggen.'

'Ik kan dit niet aanhoren,' zei Izzy, die door de deur naar buiten stond te kijken. 'Moet je je indenken hoe zij zich voelt nu ze dit allemaal moet aanhoren.'

'En al dat verdriet nu ze de baby niet meer bij zich heeft.'

Dat was het enige waar Alice aan kon denken: dat mensen je zo haatten, zonder het vooruitzicht van een troostend woord van degenen die van je hielden. Het isolement dat Margery had opgezocht; Alice kon er wel om janken. Ze was net een dier dat zich terugtrekt op een eenzame plek vlak voordat het sterft.

'Moge de Heer ons meisje bijstaan,' zei Sophia zachtjes.

En toen kwam mevrouw Brady binnen, en ze keek achterom, haar wangen rood en briesend van razernij. 'Ik dacht toch dat deze stad beter wist. Ik schaam me voor mijn buren, werkelijk waar. Wat zal mevrouw Nofcier niet denken als ze hier lucht van krijgt?'

'Fred denkt dat ze daar de hele nacht blijven staan.'

'Ik begrijp werkelijk niet wat er van deze stad is geworden. Waarom laat sheriff Archer de zweep niet klappen? Onbegrijpelijk. Ik zweer het, we worden nog erger dan Harlan.'

En toen hoorden ze de stem van Van Cleve hoog boven het lawaai van de menigte uit: 'Zeg niet dat ik jullie niet heb gewaarschuwd, mensen! Ze is een gevaar voor de mens, en voor deze stad. De rechter zal horen wat voor slechte invloed die meid van O'Hare heeft, let op mijn woorden. Er is maar één plek waar zij thuishoort!'

'Kolere, nou gaat híj ook de boel nog eens lekker opjutten,' zei Beth.

'Mensen, jullie zullen allemaal horen wat een verschrikkelijke meid het is. Ze gaat tegen alle natuurwetten in! Niets van wat ze zegt is te vertrouwen!'

'Nu is het genoeg,' zei Izzy, die haar kaken op elkaar klemde.

Mevrouw Brady draaide zich om en keek naar haar dochter, terwijl Izzy opstond. Ze griste haar stok mee en liep naar de deur. 'Moeder? Gaat u mee?'

Als één man kwamen ze in actie, trokken in stilte hun laarzen aan en zetten hun hoeden op. En toen, zonder discussie, gingen ze samen bovenaan de trap staan: Kathleen en Beth, Izzy en mevrouw Brady, en na een korte aarzeling stond ook Sophia op van haar bureau, haar gezicht gespannen maar vastberaden, en ze pakte haar tas. De anderen keken haar even aan. En toen hield Alice, met haar hart in de keel, haar arm voor haar op, en Sophia haakte die van haar erdoor. Zo liepen de zes vrouwen de bibliotheek uit, en als een hechte groep liepen ze over de zinderend hete weg naar de gevangenis, zwijgend, hun blik op oneindig en hun pas vastberaden.

De menigte week uiteen toen ze daar aankwamen, deels door de pure kracht van mevrouw Brady, die haar ellebogen uitgestoken had en wier gezicht op onweer stond, maar ook deels omdat men in shock was om de zwarte vrouw in hun midden, arm in arm met de vrouw van Bennett Van Cleve en de weduwe Bligh.

Mevrouw Brady bereikte de voorste rij van de menigte en duwde de mensen daar opzij zodat ze nu met hun rug naar de gevangenis stonden en met hun gezicht naar hen toe. 'Schamen jullie je niet?' bulderde ze tegen hen. 'Wat zijn jullie voor mannen?'

'Ze is een moordenaar!'

'In dit land geloven we dat iemand onschuldig is tot zijn schuld bewezen is. Dus duvel op met jullie walgelijke woorden en jullie leuzen, en laat dat meisje met rust totdat de rechter heeft bepaald dat jullie hier reden toe hebben!'

Ze wees naar snorremans. 'Wat heb jij überhaupt in deze stad te zoeken? Jullie zijn hier alleen om onrust te stoken. Want jullie komen hier absoluut niet vandaan.'

'Ik ben Clems achterneef. Ik heb evenveel recht om hier te zijn als ieder ander. Ik was erg op mijn neef gesteld.'

'Op je neef gesteld, mijn neus,' zei mevrouw Brady. 'Waar was je dan toen zijn dochters verhongerden en hun haren vol vieze beestjes zaten? Toen ze eten moesten stelen uit andermans moestuin omdat hij te dronken was om voor hen te zorgen? Waar was jij toen, nou? Jij geeft geen zier om die familie.'

'Jullie spannen allemaal samen. We weten heel goed wat die bibliothecaressen allemaal uitspoken.'

'Jullie weten helemaal niks!' kaatste mevrouw Brady terug. 'En jij, Henry Porteous, ik zou denken dat jij oud genoeg bent om beter te weten. Wat deze dwaas betreft' – ze wees naar Van Cleve – 'ik had werkelijk gedacht dat onze buren meer verstand in hun hoofd hadden dan om een man te geloven die zijn hele fortuin gebouwd heeft op andermans verdriet en op vernielzucht, grotendeels ten koste van onze stad. Hoeveel van jullie zijn jullie huis kwijtgeraakt door zijn baggerdam? Nou? Hoeveel van jullie hebben een waarschuwing van Miss O'Hare gekregen dat jullie jezelf in veiligheid moesten brengen? En toch komen jullie hier bijeen om op basis van ongegronde geruchten en roddels een vrouw te hekelen in plaats van te kijken naar de echte misdadiger in ons midden!'

'Dat is smaad, Patricia!'

'Dan klaag je me maar aan, Geoffrey.'

Van Cleve's huid liep pimpelpaars aan. 'Ik heb jullie toch gewaarschuwd! Die meid heeft een kwalijke invloed!'

'De enige die hier een kwalijke invloed heeft ben jij! Waarom denk je dat jouw schoondochter nog liever in een koeienschuur woont dan nog een nacht langer in jouw huis te verblijven? Wat voor man slaat de vrouw van zijn zoon in elkaar? En jij doet je hier voor als een soort morele scheidsrechter? Zoals wij in deze stad denken dat mannen zich tegenover vrouwen mogen gedragen is werkelijk schokkend.'

De menigte begon te mompelen.

'Wat voor vrouw vermoordt een keurige man zonder enige aanleiding?'

'Dit heeft niks met McCullough te maken en dat weet jij heel goed. Dit is allemaal bedoeld om een vrouw iets betaald te zetten die jou op je nummer heeft gezet!'

'Ziet u wel, dames en heren? Dit is nu het ware gezicht van die zogenaamde bibliotheek. Verruwing van de taal van vrouwen, gedrag dat tegengesteld is aan het fatsoen. Of vindt u het soms goed dat mevrouw Brady dit soort dingen zegt?'

De mensen drongen naar voren en werden plotseling tegengehouden door twee geweerschoten in de lucht. Er klonk een schreeuw. De mensen doken weg en keken nerveus om zich heen. Sheriff Archer verscheen in de achterdeur van de gevangenis. Hij keek naar de mensenmassa.

'Luister. Tot nu toe ben ik een geduldig man geweest, maar ik wil hier verder geen woord meer horen. Vanaf morgen is het aan de rechter om over deze zaak te oordelen, en het recht zal zijn juiste beloop hebben. En als nog iemand het in zijn hoofd haalt om zijn mond open te doen, dan gooi ik die naast Miss O'Hare in de cel. En dat geldt ook voor jou, Geoffrey, en voor jou, Patricia. Ik ben bereid om jullie allemaal vast te zetten. Hebben jullie dat goed begrepen?'

'We hebben het recht om te zeggen wat we willen!' riep een man.

'Dat klopt. En ik heb het recht om jullie dat te laten doen vanuit een van mijn cellen.'

De mensen begonnen weer te schreeuwen, lelijke woorden, met harde, brallende stemmen. Alice keek om zich heen en begon te trillen, ijskoud geworden van al het venijn, de haat op gezichten die ze voordien vrolijk goedemorgen had gewenst. Hoe was het mogelijk dat ze zich zó tegen Margery hadden gekeerd? Ze voelde iets angstigs en paniekerigs opkomen in haar borst, terwijl de energie van de mensen de lucht om haar heen bedierf. En toen voelde ze dat Kathleen haar een por gaf, en ze zag Izzy naar voren stappen. Terwijl de demonstranten om haar heen tekeergingen en scandeerden, duwend en trekkend, hinkte zij naar voren, wat onvast en leunend op haar stok, tot ze onder het raam van de cel stond. En terwijl iedereen toekeek, draaide Izzy Brady, die al schutterig was voor een publiek van vijf man, zich om naar de verbaasde menigte, keek om zich heen, en haalde diep adem.

Begon te zingen.

'Abide with me; fast falls the eventide;
The darkness deepens; Lord with me abide.'

Ze zweeg even, haalde nog eens diep adem en keek met knipperende ogen om zich heen.

'When other helpers fail and comforts flee,
Help of the helpless, oh, abide with me.'

De mensen vielen stil, niet zeker wat hier aan de hand was, en de mensen achteraan gingen op hun tenen staan om het te kunnen zien. Een man riep iets onbetamelijks en een ander vervloekte hem.

Izzy stond met haar handen voor zich, een beetje trillend, en ze zong uit volle borst, haar stem steeds krachtiger en intenser.

'Swift to its close ebbs out life's little day;
Earth's joys grow dim; its glories pass away,
Change and decay in all around I see;
O Thou who changest not, abide with me.'

Mevrouw Brady rechtte haar rug, zette twee, drie passen, duwde de mensen aan de kant en ging naast dochter staan, met haar rug tegen de muur van de gevangenis, haar blik trots. Terwijl ze samen zongen, kwamen Kathleen, en toen Beth, en als laatsten Sophia en Alice, nog steeds arm in arm, bij hen staan en zongen mee, hun hoofden geheven en hun blik strak op de mensen gericht. Terwijl de mannen hun beledigingen naar het hoofd slingerden, zongen de zes steeds luider om die te smoren, vastberaden en zonder angst.

'Come not in terrors, as the King of kings,
But kind and good, with healing in Thy wings,
Tears for all woes, a heart for every plea –
Come, Friend of sinners, and thus abide with me.'

Ze zongen tot de menigte zweeg, terwijl sheriff Archer toekeek. Ze zongen, schouder aan schouder, handen die blind elkaars hand zochten, hun harten bonkend maar hun stemmen kalm. Een handjevol stadsgenoten kwam naar voren en zong mee: mevrouw Beidecker, de man van de diervoederzaak, Jim Horner en zijn meisjes, hand in hand en met luid gezang, en zo verdrongen ze de geluiden van het volk, en voelden ze elk woord weerklinken, troostrijk, en probeerden ze dat gevoel van troost dat hun zo leek te ontglippen zelf ook te voelen.

Nog geen meter verder, aan de andere kant van de muur, lag Margery O'Hare roerloos op de brits, haar haar in klamme lokken tegen haar gezicht geplakt, haar huid bleek en warm. Ze lag daar nu al bijna vier dagen, met pijnlijke borsten, en armen die zo leeg voelden dat het leek alsof iemand datgene wat haar overeind hield uit haar had weggerukt. Wat had ze nog om voor op te staan? Om op te hopen, zelfs maar? Ze lag onnatuurlijk stil, haar ogen dicht, de ruwe jute tegen haar huid, en luisterde maar vaag naar de mensen die haar buiten uitscholden. Iemand had net zelfs een steen door het raam gegooid en die had haar been geraakt, zodat er nu een lange snijwond op zat, vuurrood van het bloed.

'Hold Thou Thy cross before my closing eyes,
Shine through the gloom and point me to the skies.'

Ze opende haar ogen bij een geluid dat haar zowel vertrouwd als vreemd voorkwam, en knipperde terwijl ze zich probeerde te concentreren en langzaam tot haar doordrong dat dat geluid van Izzy kwam, wier onvergetelijke, lieflijke stem opsteeg buiten het hoge raam, zo dichtbij dat ze hem bijna kon aanraken. Die stem vertelde haar van een wereld ver buiten deze cel, een wereld waar het goed was, waar mensen vriendelijk waren, en waar de oneindige brede hemel was waarin zo'n stem tot grote hoogte kon reiken. Ze duwde zich omhoog op een elleboog en luisterde. En toen klonk er nog een stem, lager en dieper, en toen, terwijl ze rechtop ging zitten, hoorde ze ze allemaal, die individuele stemmen die ze overal zo kon uitpikken: Kathleen, Sophia, Beth, Alice.

'Heaven's morning breaks and earth's vain shadows flee.
In life, in death, O Lord, abide with me.'

Ze hoorde hen en besefte toen dat ze haar toezongen, en toen de psalm bijna afgelopen was, hoorde ze Alice roepen, haar stem helder als kristal:

'Hou vol, Margery! We zijn er voor je! We zijn hier, voor jou!'

En Margery O'Hare legde haar hoofd op haar knieën, met haar handen voor haar gezicht, en eindelijk barstte ze in snikken uit.

24

'Ik hield van iets wat ik verzonnen had, iets wat even dood is als Melly. Ik bedacht een mooi pak kleren en werd er verliefd op. En toen Ashley aan kwam rijden, zo knap, zo anders, bedacht ik hem ín dat pak, of het hem nu paste of niet. En ik wilde niet zien wie hij echt was. Ik bleef verliefd op de mooie kleren, en helemaal niet op hem.'

– Margaret Mitchell, *Gone with the Wind*

Met algemene instemming bleef de WPA paardenbibliotheek in Baileyville in Kentucky dicht op de eerste dag van het proces. Net als het postkantoor, de kerken van de zevendedagsadventisten, episcopalen, presbyterianen en baptisten, en de kruidenierswinkel die maar een uurtje open was vanaf zeven uur 's ochtends. Onbekende auto's stonden lukraak geparkeerd, langs de hele weg vanaf het gerechtsgebouw, in de velden in de buurt stonden woonwagens, en mannen in strakke pakken en met gleufhoeden liepen met hun notitieboekjes over straat in het vroege ochtendlicht, en vroegen om achtergrondinformatie, foto's, wat dan ook, over de moordende bibliothecaresse Margery O'Hare.

Toen ze bij de bibliotheek kwamen, schudde mevrouw Brady met een bezem dreigend in hun richting, en zei dat ze iedereen die het waagde ongevraagd haar gebouw binnen te komen zou onthoofden, en dat ze dát dan maar in die vervloekte krant van hen moesten zetten. Ze leek zich niet zo druk te maken over wat mevrouw Nofcier daar precies van zou vinden.

Agenten van de staatspolitie stonden in tweetallen op de straathoeken te praten, en er waren stalletjes met eten en drinken opgebouwd rondom het gerechtsgebouw, terwijl een slangenbezweerder de mensen uitnodigde om hun zenuwen op de proef te stellen en dichterbij te komen, en de honkytonkbars boden twee biertjes van de tap aan voor de prijs van één aan het eind van elke zittingsdag.

Mevrouw Brady besloot dat het weinig zin had dat de meisjes vandaag zouden proberen hun rondes te doen. De wegen waren verstopt, ze waren er met hun hoofd niet bij en iedereen wilde in de rechtbank zijn, voor Margery. En trouwens, al ver voor zevenen stonden mensen in de rij voor een plek op de publieke tribune. Alice stond vooraan. Terwijl ze samen met Kathleen stond te wachten, en de anderen er later ook bij kwamen, groeide de rij achter hen snel aan: buren met lunchemmertjes, sombere afnemers van de bibliotheek, mensen die ze niet herkende en die dit een leuk uitje leken te vinden en die vrolijk stonden te kletsen en elkaar steeds aanstootten. Ze kon het wel uitschreeuwen: *Dit is geen dagje uit! Margery is onschuldig! Ze hoort hier helemaal niet!*

Van Cleve arriveerde en parkeerde zijn auto op de plek van de sheriff, alsof hij iedereen wilde laten weten hoe nauw hij bij het proces betrokken was. Hij keek haar niet aan, maar beende regelrecht het gebouw in, met opgeheven hoofd, vol vertrouwen dat ze een plek voor hem hadden gereserveerd. Bennett zag ze niet; misschien bewaakte die het fort op Hoffman. Hij was nooit zo'n roddelkont, in tegenstelling tot zijn vader.

Alice stond zwijgend te wachten, met droge mond en pijn in haar maag, alsof zij straks terechtstond in plaats van Margery. Dat zouden de anderen ook wel zo voelen, gokte ze. Ze wisselden nauwelijks een woord, knikten alleen als groet, en grepen elkaars handen kort vast.

Om halfacht gingen de deuren open en stroomde het volk naar binnen. Sophia ging achterin zitten, bij de andere kleurlingen.

Alice knikte naar haar. Het voelde verkeerd dat ze niet bij hen zat: nog meer bewijs van hoezeer de wereld uit het lood was.

Alice nam plaats op de houten bank bijna vooraan op de publieke tribune, geflankeerd door de rest van haar vriendinnen, en vroeg zich af hoe ze dit nog dagen moesten volhouden.

De jury werd binnengeroepen; alleen maar mannen, de meesten tabaksplanters te oordelen naar hun kleding, dacht Alice, en geen van allen zou een ongetrouwde vrouw met een scherpe tong en een slechte reputatie een warm hart toedragen. Vrouwen, kondigde de griffier aan, zouden een paar minuten eerder dan de mannen de zaal uit mogen, voor de lunch en aan het eind van de dag, zodat zij thuis de maaltijd konden gaan bereiden, iets wat Beth met haar ogen deed rollen. En toen werd Margery naar de beklaagdenbank geleid, met handboeien om, alsof ze een gevaar voor de aanwezigen was, en haar verschijnen ging vergezeld van zacht gemompel en uitroepen vanaf de tribune. Ze zat er bleek en zwijgend bij, leek niet geïnteresseerd in haar omgeving, en keek Alice nauwelijks aan. Haar haar hing slap en ongewassen langs haar hoofd en ze leek onvoorstelbaar moe, met diepe, grauwe kringen onder haar ogen. Haar armen lagen onbewust in een lus, alsof ze een baby ondersteunden, als Virginia er nog was geweest. Ze zag er onverzorgd en onaangedaan uit.

Ze zag eruit, dacht Alice tot haar ontzetting, als een criminéél.

Fred had gezegd dat hij een rij achter Alice zou gaan zitten, om geen argwaan te wekken, en ze keek hem wanhopig aan. Zijn mond vertrok, alsof hij wilde zeggen dat hij begreep wat ze wilde zeggen, *maar wat kun je eraan doen?*

En toen kwam rechter Arthur D. Arthurs binnen, bedachtzaam kauwend op een pluk pruimtabak, en iedereen stond op, zoals de griffier hen maande te doen. Hij ging zitten, en Margery werd gevraagd om te bevestigen dat zij inderdaad Margery O'Hare was, wonende in de Old Cabin bij Thompson's Pass, en de griffier las de aanklacht voor. Wat had zij daarop te zeggen?

Margery leek wat te wankelen, en haar blik gleed naar de publieke tribune. 'Onschuldig,' antwoordde ze zachtjes, en er klonk luid gehoon aan de rechterkant van de zaal, gevolgd door harde klappen van de hamer van de rechter. *Hij zou geen, nogmaals géén wanorde toestaan in zijn rechtszaal en niemand mocht hier zelfs maar zonder toestemming zijn neus ophalen. Of iedereen dat goed begrepen had?*

Het publiek bedaarde, al was het met een air van vaag onderdrukte opstandigheid. Margery keek op naar de rechter, en hij knikte na een paar seconden dat ze weer mocht gaan zitten, en tot ze de zaal weer mocht verlaten, zou ze zich verder niet meer verroeren.

De ochtend kroop voorbij met allerlei juridische plichtplegingen, vrouwen wuifden zichzelf koelte toe en kinderen werden onrustig op hun stoelen terwijl de openbare aanklager de zaak tegen Margery O'Hare uiteenzette. Het zou iedereen wel duidelijk zijn, zei hij met een wat nasale, theatrale stem, dat er vóór hen een vrouw zat die zonder normen en waarden was grootgebracht, en die zich niet bekommerde om fatsoenlijke, correcte manieren, een vrouw zonder gelóóf. Zelfs haar meest zichtbare activiteit – de zogenaamde paardenbibliotheek – was een façade gebleken voor smakeloze praktijken, en de staat zou bewijs hiervan aanvoeren door het horen van getuigen die geschokt waren door voorbeelden van haar gebrek aan moreel besef. Deze gebreken van zowel haar karakter als haar gedrag hadden op een middag geleid tot een apotheose op Arnott's Ridge, toen de verdachte de gezworen vijand van haar vader zaliger tegen het lijf gelopen was, en ze had gebruikgemaakt van de geïsoleerde plek en de dronkenschap van de heer Clem McCullough om af te maken wat hun strijdende voorvaderen waren begonnen.

Terwijl dit maar doorging – en doorgaan deed het, want de aanklager was nogal dol op zijn eigen stem – krabbelden de verslaggevers uit Lexington en Louisville verwoed in hun kleine gelinieerde opschrijfboekjes, hun werk voor elkaar afschermend en ingespannen opkijkend bij elk brokje nieuwe informatie. Toen hij het over het 'gebrek aan moreel besef' had, riep Beth: 'Bullshit!', wat haar kwam te staan op een tik van haar vader, die achter haar zat, en een strenge reprimande van de rechter, die zei dat ze de rest van het proces buiten in het zand mocht zitten als ze nog één woord zei. Ze luisterde naar de rest van zijn aanklacht met haar armen over elkaar en een uitdrukking op haar gezicht die Alice deed vrezen voor de autobanden van de aanklager.

'Let op mijn woorden, die verslaggevers gaan schrijven dat deze bergen rood zien van de bloedvetes en dat soort onzin,' mompelde mevrouw Brady ergens achter haar. 'Dat doen ze altijd. Alsof we hier een stel wilden zijn. Maar geen woord over alle goeds dat deze bibliotheek – of Margery – heeft gedaan.'

Kathleen zat stilletjes aan de ene kant van Alice, Izzy aan de andere. Ze luisterden met ernstige en onbeweeglijke gezichten, en toen hij klaar was wisselden ze blikken waaruit sprak dat ze nu begrepen wat Margery te wachten stond. Nog afgezien van de bloedvetes was de Margery die de openbare aanklager had omschreven zo dubbelhartig, zo monsterlijk, dat zijzelf waarschijnlijk ook bang voor haar zouden zijn geweest als ze haar niet hadden gekend.

Margery leek dat ook te weten. Ze zag er doods uit, alsof dat wat haar Margery maakte uit haar geknepen was en er alleen nog een lege huls over was.

Voor de honderdste keer wenste Alice dat Sven niet weggebleven was. Wat ze ook tegen hem had gezegd, Margery zou er toch een beetje troost uit hebben geput als hij er was? Alice probeerde zich steeds maar voor te stellen hoe het zou zijn om in die beklaagdenbank te zitten en te weten dat er aan alles waar ze van hield een eind zou kunnen komen. En toen drong het tot haar door dat Margery, die zo graag alleen was, met rust gelaten wilde worden, onbespied, en die buiten thuishoorde, als een muilezel of een buizerd, tien, twintig jaar, of misschien wel de rest van haar leven in piepkleine, donkere cellen zou doorbrengen.

En op dat moment moest ze opstaan en zich een weg banen door de rest van de mensen op de tribune, want ze wist dat ze moest overgeven van angst.

'Gaat het?'

Kathleen was achter haar komen staan terwijl ze in het zand stond te spugen.

'Sorry,' zei Alice toen ze weer overeind kwam. 'Ik weet niet wat me overkwam.'

Kathleen gaf haar een zakdoek en ze veegde haar mond schoon. 'Izzy houdt onze plaatsen bezet. Maar we kunnen beter niet te lang wegblijven, anders gaan er andere mensen op zitten.'

'Ik... Ik kan het niet aanzien, Kathleen. Haar zo te zien. De stad zo te zien. Het lijkt wel alsof ze nauwelijks een excuus nodig hebben om het slechtste van haar te denken. Het zou hier toch moeten gaan over bewijs, maar het lijkt wel alsof het alleen gaat om het feit dat zij zich niet gedraagt zoals zíj vinden dat het hoort.'

'Het is niet fraai, inderdaad.'

Alice bleef even stokstijf staan. 'Wat zei je?'

Kathleen fronste. 'Ik zei dat het niet fraai is. Te zien hoe de stad zich zo tegen haar keert.' Kathleen keek haar aan. 'Wat? ... Wat zei ik dan?'

Niet fraai. Alice schopte tegen een steentje op de grond en stak de neus van haar schoen eronder, net zolang tot het loskwam. *Er is altijd een uitweg, uit welke situatie dan ook. Misschien niet een fraaie. Misschien heb je het gevoel dat je geen vaste grond meer onder de voeten hebt*. Toen ze opkeek, was haar gezicht opgeklaard.

'Niks. Het was iets wat Marge ooit tegen me heeft gezegd. Het was alleen...' Ze schudde haar hoofd. 'Nee, niks.'

Kathleen hield haar arm op en ze gingen weer naar binnen.

Er volgden langdurige pleidooien achter gesloten deuren en dit ging over in de lunch, en toen de vrouwen de rechtszaal verlieten wisten ze niet wat ze moesten doen en dus liepen ze maar langzaam met zijn allen terug naar de bibliotheek, gevolgd door Fred en mevrouw Brady, diep in gesprek.

'Je hoeft niet terug, vanmiddag, hoor,' zei Izzy, die nog steeds wat ontzet was van het idee dat Alice in het openbaar overgegeven had. 'Als het je te veel is.'

'Ik had gewoon last van mijn zenuwen,' zei Alice. 'Als klein meisje had ik dat ook altijd. Had... wat moeten ontbijten, vanochtend.'

Ze liepen in stilte verder.

'Het zal wel beter worden als onze partij het woord krijgt,' zei Izzy.

'Ja. Svens dure advocaat zal ze wel een poepie laten ruiken,' zei Beth.

'Natuurlijk,' zei Alice.

Maar ze klonken niet erg overtuigd.

Dag twee bleek al niet veel beter. Het team van de aanklager zette het rapport van de lijkschouwing van Clem McCullough uiteen. Het slachtoffer, een zevenenvijftigjarige man, was overleden aan de gevolgen van een hoofdwond veroorzaakt door een stomp voorwerp tegen de achterkant van het hoofd. Hij had bovendien blauwe plekken in het gezicht.

'En zouden die bijvoorbeeld veroorzaakt kunnen zijn door een zwaar boek, met een harde kaft?'

'Dat zou kunnen, ja,' zei de arts die de obductie had uitgevoerd.

'Of een gevecht in de bar?' opperde meneer Turner, de advocaat van Margery.

De arts dacht even na. 'Ja, dat ook. Maar hij was bepaald niet in de buurt van een bar.'

De plek rond het lichaam was niet zorgvuldig onderzocht, omdat het pad zo afgelegen was. Twee van de mannen van de sheriff hadden het lijk het bergpad af gedragen, een tocht die een paar uur in beslag genomen had, en late sneeuwval had de grond waar het lichaam had gelegen weer bedekt, maar er was fotografisch bewijs van bloed, en misschien ook hoefafdrukken.

De heer McCullough bezat geen paard of muilezel.

De openbare aanklager mocht vervolgens zijn getuigen verhoren. De oude Nancy, die steeds maar weer gepusht werd om te bevestigen dat ze in haar eerste verklaring duidelijk had gesteld dat ze Margery op de bergkam had gehoord, gevolgd door het geluid van een schermutseling.

'Maar ik heb het niet gezegd zoals jullie het nu doen voorkomen,' protesteerde ze en ze stak haar hand op naar haar haar. Ze draaide zich om om de rechter aan te kijken. 'Ze hebben mijn woorden alle kanten op verdraaid. Ik ken Margery. Ik weet dat ze net zomin een man in koelen bloede zou vermoorden als dat ze... weet ik veel... een cake zou bakken.'

Dit ontlokte een lach aan de zaal en een woede-uitbarsting aan de rechter, en Nancy bracht beide handen naar haar gezicht, bang – terecht, waarschijnlijk – dat ook deze vergelijking zou bijdragen aan het idee dat Margery in alles grenzen overschreed, en dat het feit dat ze nooit bakte tegen de wetten der natuur inging.

De openbare aanklager liet haar nog even doorpraten, over hoe geïsoleerd de route was (heel erg), hoe vaak ze daar andere mensen zag (bijna nooit), en hoeveel mensen regelmatig het pad naar boven namen (alleen Margery, en af en toe een jager).

'Verder geen vragen, Edelachtbare.'

'Nou, ik wil wel nog graag iets zeggen,' zei Nancy, toen de bewaker haar uit de getuigenbank wilde helpen. Ze wees naar de beklaagdenbank. 'Dat daar is een goed, vriendelijk meisje. Ze kwam ons door weer en wind boeken brengen, mij en mijn zuster die al sinds 1933 haar bed niet meer uit kan, en jullie zogenaamde christenmensen die haar zo hard veroordelen zouden je eens moeten afvragen wat jullie voor je medemens doen. Want jullie zijn geen van allen boven het oordeel verheven. Zij is een goed mens, en wat jullie haar aandoen is een verschrikkelijk onrecht! O, en meneer de rechter? Mijn zuster heeft ook een boodschap voor u.'

'Dat is Phyllis Stone, de oudere zuster van de getuige. Ze is bedlegerig, en kon de berg niet af komen,' mompelde de griffier tegen de rechter.

Rechter Arthurs leunde naar achteren. Het kon zijn dat hij heel even zijn ogen ten hemel sloeg. 'Toe maar, mevrouw Stone.'

'Ze wilde dat ik jullie zou zeggen... "Jullie kunnen allemaal de kolere krijgen, want wie brengt ons voortaan onze Mack Maguire-boeken?"' zei ze met luide stem. Toen knikte ze. 'Yep, jullie kunnen allemaal de kolere krijgen. Dat was het.'

En toen de rechter weer met zijn hamer begon te slaan, begonnen Beth en Kathleen, ieder aan een kant van Alice, te lachen. Ze konden er niets aan doen.

Ondanks dat momentje van vrolijkheid verlieten de bibliothecaressen die avond het gebouw zonder een woord te zeggen, hun gezichten betrokken, omdat het oordeel nu nog maar een formaliteit was. Alice en Fred liepen met z'n tweeën achteraan. Hun ellebogen raakten elkaar af en toe, en ze waren allebei diep in gedachten verzonken.

'Misschien wordt het beter als meneer Turner zijn zegje mag doen,' zei Fred toen ze bij het bibliotheekgebouw aankwamen.

'Misschien.'

Hij bleef staan toen de anderen naar binnen gingen. 'Wil je misschien iets eten voor je naar huis gaat?'

Alice keek achterom naar de mensen die nog steeds de bovenste verdieping van het gerechtsgebouw uit kwamen, en voelde zich ineens opstandig worden. Waarom zou ze niet kunnen eten waar ze wilde eten? Wat voor zonde zou dat zijn, vergeleken met al het andere dat speelde?

'Dat lijkt me heerlijk, Fred. Graag.'

Ze liep naast Fred naar zijn huis, haar rug recht – wee degene die er iets van zou zeggen – en ze liepen om elkaar heen in de keuken terwijl ze de maaltijd bereidden, een vreemd soort toonbeeld van huiselijkheid, al konden ze er allebei niets over zeggen.

Ze spraken niet over Margery, of Sven, of de baby, ook al waren die drie zielen bijna onophoudelijk in hun gedachten. Ze spraken er niet over dat Alice alle spullen die ze had vergaard sinds ze in Kentucky aankwam van de hand had gedaan, en dat er nu nog maar een bescheiden hutkoffer in Margery's huisje stond, keurig van haar naam en adres voorzien, te wachten op de zeereis naar huis. Ze merkten op hoe lekker het eten smaakte, dat er zo verbazingwekkend veel appels waren dit jaar, en bespraken hoe onberekenbaar een van de nieuwe paarden was, en ze hadden het over een boek dat Fred had gelezen – *Of Mice and Men* – dat hij liever niet had willen lezen, al was het nog zo goed geschreven, omdat het nu veel te deprimerend was. En twee uur later, toen Alice terugging naar de blokhut, en ze naar Fred glimlachte bij haar vertrek (omdat het onmogelijk was om niet naar Fred te glimlachen), merkte ze toen ze een paar minuten op weg was dat achter dat welwillende uiterlijk nu een soort bijna-voortdurende boosheid woedde: op een wereld waarin ze nog maar een paar dagen naast de man kon zitten van wie ze hield, en op een klein stadje waar drie levens voorgoed te gronde werden gericht om een misdrijf dat een vrouw niet had gepleegd.

De week gleed voorbij met razend makende horten en stoten. Elke dag namen de bibliothecaresses hun plaats vooraan op de publieke tribune in, en elke dag luisterden ze naar allerlei getuigedeskundigen die de feiten van de zaak uitmolken en ontleedden – dat het bloed op dit exemplaar van *Little Women* een match was met dat van Clem McCullough, dat de blauwe plekken op zijn gezicht en voorhoofd pasten bij een klap met het bewuste exemplaar. Naarmate de week vorderde, hoorde de rechter ook de zogenaamde karaktergetuige: de echtgenote met het zuinige mondje die verklaarde dat Margery O'Hare haar een boek had opgedrongen waar zij en haar man maar één woord voor hadden, namelijk 'obsceen'. Het feit dat Margery net een kind had gebaard zonder getrouwd te zijn, en dat ze zich daar totaal niet voor leek te schamen. Er waren allerlei oude mannen – Henry Porteous, bijvoorbeeld – die zich geroepen voelden te getuigen over hoelang de vete tussen de O'Hares en de McCulloughs al gaande was, en hoe vals en wraakzuchtig beide families waren. Margery's advocaat probeerde deze getuigenissen te fileren: 'Sheriff, is het niet zo dat Miss O'Hare nog nooit gearresteerd is in haar achtendertigjarige leven, voor wat voor misdrijf dan ook?'

'Dat is zo,' gaf de sheriff toe. 'Maar goed, er zijn zoveel illegale stokers in deze contreien die nog nooit de binnenkant van de cel hebben gezien.'

'Ik teken bezwaar aan!' riep de aanklager.

'Zo is het gewoon, Edelachtbare. Het feit dat iemand nooit gearresteerd is wil niet zeggen dat hij zich altijd als een engeltje heeft gedragen. U weet toch hoe de dingen er in deze buurt aan toegaan?'

De rechter beval dat deze uitspraak uit de notulen werd geschrapt. Maar het had aangericht wat de sheriff ook beoogde, en het had Margery's naam op een vage, niet-tastbare manier bezoedeld, en Alice zag de juryleden fronsen en aantekeningen maken in hun opschrijfboekjes, en ze zag Van Cleve's trage, tevreden glimlach verderop in de bank. Fred had gezien dat de sheriff tegenwoordig hetzelfde merk dure sigaren rookte als Van Cleve, geïmporteerde, helemaal uit Frankrijk.

Wat een toeval.

Vrijdagavond waren de bibliothecaressen alle hoop verloren. De kranten kwamen met de ene na de andere huiveringwekkende kop, en het publiek, dat wat uitgedund was, tenminste in zoverre dat er geen manden met eten en drinken meer naar beneden gelaten moesten worden vanaf de eerste verdieping, was nog steeds volkomen gebiologeerd door de *bloeddorstige bibliothecaresse uit de heuvels*, en toen Fred vrijdagmiddag nadat de zitting geschorst was naar Sven was gereden om hem verslag te doen, had Sven zijn hoofd in zijn handen gelegd en een volle vijf minuten geen woord gezegd.

Die dag liepen de vrouwen terug naar de bibliotheek en ze zaten er zwijgend bij, omdat ze niks te zeggen hadden, maar naar huis wilden ze geen van allen. Uiteindelijk zei Alice, toen ze de stilte drukkend begon te vinden, dat ze naar de winkel ging om wat drankjes te halen. 'Dat hebben we wel verdiend, vind ik.'

'Vind je het niet erg dat ze zien dat je alcohol koopt?' vroeg Beth. 'Ik kan ook wat van de sterkedrank van mijn vaders neef Bert gaan halen, als je dat liever hebt. Want ik weet dat het lastig voor je is, vanwege –'

Maar Alice was al bij de deur. 'Ze kunnen de pot op. Ik ben toch weg, over een week,' zei ze. 'En dan mogen ze roddelen wat ze willen.'

Ze liep over de stoffige weg, meanderend door de vreemdelingen die, nu het vermaak van die dag in het gerechtsgebouw ten einde was, zigzagden tussen de honkytonkbars en de Nice 'N' Quick, die allemaal erg hun best moesten doen om medelijden te hebben met Margery O'Hare, want ze deden goede zaken. Ze liep kordaat door, met haar blik naar de grond en haar ellebogen wat naar buiten, want ze had geen zin in praatjes. Ze had zelfs geen zin om de mensen in de ogen te kijken aan wie Margery en zij het afgelopen jaar boeken hadden gebracht, en die nu, als verraders, leken te genieten van de gebeurtenissen van die week. Die konden ook de pot op.

Ze wurmde zich de winkel in en bleef staan, inwendig zuchtend toen ze zag dat er een rij van minstens vijftien mensen stond, en ze keek achterom. Ze vroeg zich af of het soms zou lonen om naar een van de bars te gaan om te zien of die haar anders iets zou willen verkopen. Wat voor publiek zou daar nu zitten? Ze was zo ontzettend kwaad, tegenwoordig, dat ze zich net een vaatje buskruit voelde, alsof er maar één foute opmerking van zo'n gek nodig was of –

Ze voelde dat er iemand op haar schouder tikte.

'Alice?'

En daar, bij de blikken en glasconserven, gekleed in zijn hemdsmouwen en zijn nette blauwe broek, zonder een spikkeltje kolenstof op zich, stond Bennett. Hij was waarschijnlijk net klaar met zijn werk, maar zag er zoals altijd uit alsof hij zo van de bladzijden van de Sears-catalogus was gestapt.

'Bennett,' zei ze, en ze knipperde met haar ogen en wendde haar hoofd af. Het was niet dat hij haar fysiek nog iets deed, realiseerde ze zich, op zoek naar de reden van haar plotselinge ongemakkelijke gevoel. Ze voelde hooguit nog een piepklein restje genegenheid. Wat ze vooral voelde was ongeloof dat de man die hier stond iemand was met wie ze haar lichaam had verstrengeld, huid tegen huid, die ze gekust had en gesmeekt had om haar aan te raken. Deze vreemde intimiteit, die zo uit balans was, vond ze nu een beetje beschamend.

'Ik... Ik hoorde dat je weggaat.'

Ze pakte een blik tomaten op, om maar iets in handen te hebben.

'Yep. Het proces is waarschijnlijk dinsdag afgelopen. Dan ga ik dus woensdag weg. Dan hoeven jij en je vader je geen zorgen meer te maken dat ik blijf plakken.'

Bennett wierp een blik achter zich, misschien omdat hij dacht dat mensen naar hen keken, maar alle klanten kwamen van buiten de stad, en niemand zag iets sappigs aan een man en een vrouw die in de hoek van de winkel even met elkaar stonden te praten.

'Alice –'

'Je hoeft niets te zeggen, Bennett. Ik denk dat er genoeg gezegd is. Mijn ouders hebben een advocaat in de arm genomen en –'

Hij raakte haar mouw aan. 'Pa zegt dat niemand zijn dochters heeft gesproken.'

Ze trok haar hand terug. 'Sorry? Wat?'

Bennett keek achter zich en fluisterde: 'Pa zei dat de sheriff nooit met de dochters van McCullough heeft gesproken. Omdat ze de deur niet open wilden doen. Ze riepen naar zijn mannen dat ze niets over de kwestie te zeggen hadden en dat ze met niemand wilden praten. Hij zegt dat ze allebei knettergek zijn, net als de rest van de familie. Hij zegt dat de zaak van de openbare aanklager sterk genoeg is en dat ze hen sowieso niet nodig hebben.' Hij keek haar strak aan.

'Waarom vertel je me dit?'

Hij beet op zijn lip. 'Ik dacht... Ik dacht... dat het jullie misschien kon helpen.'

Toen staarde ze hem aan, naar zijn knappe, zij het wat vormeloze gezicht, en naar zijn babyzachte handjes, zijn gespannen blik. En heel even voelde ze haar eigen gezicht betrekken.

'Het spijt me,' zei hij zachtjes.

'Mij ook, Bennett.'

Hij deed een stap naar achteren en streek met zijn hand over zijn gezicht.

Zo bleven ze nog even staan, wat onrustig schuifelend.

'Nou,' zei hij toen. 'Als ik je niet meer zie voordat je weggaat... goede reis.'

Ze knikte. Hij liep naar de deur. Daar draaide hij zich om en sprak wat harder, zodat ook anderen hem zouden horen.

'O, en je vindt het vast fijn om te weten dat ik bezig ben om die baggerdammen te vervangen. Ze krijgen een fatsoenlijke behuizing eromheen en een betonnen vloer. Zodat ze niet nog een keer kunnen doorbreken.'

'Heeft je vader daarmee ingestemd?'

'Dat komt nog wel.' Een heel klein lachje, een flits van iemand die ze ooit had gekend.

'Dat is goed nieuws, Bennett. Echt heel goed nieuws.'

'Ja, nou ja.' Hij keek naar de grond. 'Je moet ergens beginnen.' En toen tikte haar echtgenoot aan de rand van zijn hoed, deed de deur open, en werd opgeslokt door de menigte die nog buiten aan het flaneren was.

'De sheriff heeft niet met McCulloughs dochters gesproken? Waarom niet?' Sophia schudde haar hoofd. 'Ik snap er niks van.'

'Ik snap het heel goed,' zei Kathleen vanuit de hoek, waar ze een gescheurd bandje van een stijgbeugel aan het repareren was, en ze trok een gezicht trok terwijl ze de enorme naald door het leer duwde. 'Ze zijn helemaal naar Arnott's Ridge gegaan, naar een familie waar ze problemen mee dachten te krijgen. Ze dachten dat die meisjes toch niet zouden weten waar hun vader allemaal uithing, want iedereen wist wat voor dronken lor hij was en dat hij vaak dagen achter elkaar verdween. Dus ze hebben een paar keer op de deur geklopt, kregen te horen dat ze moesten opduvelen, en toen gaven ze er de brui aan en zijn weer naar beneden gelopen, wat ze nog een halve dag kostte.'

'McCullough was een zwerver, en een gemene ook nog,' zei Beth. 'Misschien wilde de sheriff niet te veel bij hen aandringen, omdat ze hem anders iets zouden vertellen wat hij niet wilde horen. Het is nodig dat híj overkomt als een goeie kerel, om Marge nog zwarter te maken.'

'Maar onze eigen advocaat had ze toch moeten ondervragen?'

'Die Sjieke Meneer uit Lexington? Denk je nou echt dat die een halve dag op een muilezel gaat zitten helemaal naar Arnott's Ridge om met een troep boze *hillbillies* te praten?'

'Ik zie niet wat we hieraan hebben,' zei Beth. 'Als ze niet met de mannen van de sheriff wilden praten, dan kunnen wij het helemaal op onze buik schrijven.'

'Maar het zou weleens precies de reden kunnen zijn waarom ze met ons wél willen praten,' zei Kathleen.

Izzy wees naar de muur. 'Margery had het huis van de McCulloughs op de lijst van huizen gezet waar wij niet langs moesten gaan. *In geen geval.* Kijk, daar staat het.'

'Nou, misschien deed ze wel precies wat iedereen haar ook aandoet,' zei Alice. 'Op roddels afgaan zonder eerst naar de feiten te kijken.'

'Die meiden zijn al in geen tien jaar in de stad gezien,' mompelde Kathleen. 'Het schijnt dat hun vader hen het huis niet meer uit liet gaan nadat hun moeder de benen had genomen. Het is zo'n familie die altijd op de achtergrond blijft.'

Alice dacht aan Margery's woorden die nu al dagen door haar hoofd spookten: *Er is altijd een uitweg, uit welke situatie dan ook. Misschien niet een fraaie. Misschien heb je het gevoel dat je geen vaste grond meer onder de voeten hebt. Er is áltijd een oplossing.*

'Ik rij erheen,' zei Alice. 'Ik zou niet weten wat we te verliezen hebben.'

'Jouw hoofd?' zei Sophia.

'Zoals mijn hoofd er nu aan toe is, zou dat niet veel uitmaken.'

'Je weet toch wat voor verhalen er over die familie worden verteld? En je weet toch hoe ze ons op dit moment haten? Wil je soms écht dat ze je omleggen?'

‘Zeg jij dan maar wat voor opties Margery dan verder nog heeft,’ zei Alice. Sophia staarde Alice recht in de ogen, maar gaf geen antwoord. ‘Juist. Heeft iemand de kaart voor die route?’ Sophia bleef even roerloos zitten. Toen deed ze zonder een woord haar lade open en zocht in haar paperassen tot ze het adres had gevonden, dat ze aan Alice gaf.

‘Bedankt, Sophia.’

‘Ik ga mee,’ zei Beth.

‘Dan kom ik ook,’ zei Izzy.

Kathleen pakte haar hoed. ‘Dan hebben we dus een uitje. Hier, morgenochtend om acht uur?’

‘Laten we maar zeven uur doen,’ zei Beth.

Voor het eerst in dagen merkte Alice dat ze glimlachte.

‘De hemel moge jullie bijstaan,’ zei Sophia hoofdschuddend.

25

Het was binnen een paar uur na hun vertrek wel duidelijk waarom Margery en Charley de enigen waren die ooit Arnott's Ridge op gingen. Zelfs in het rustige septemberweer was de route afgelegen en moeilijk begaanbaar, met steile spleten en smalle richels en allerhande obstakels waar je onderdoor of overheen moest, van greppels tot hekken tot omgewaaide bomen. Alice had Charley meegenomen omdat ze erop vertrouwde dat hij begreep waar ze heen gingen, en dat bleek inderdaad het geval. Hij stapte bereidwillig en zijn enorme oren flapperden van achter naar voren, terwijl hij zijn eigen spoor door de bedding van de beek en langs de zijkant van de bergkam volgde. De andere paarden sjokten achter hem aan. Er waren hier geen sporen in bomen gekerfd, geen rode linten: Margery had duidelijk nooit verwacht dat ooit iemand anders dan zij zo'n route zou rijden, en Alice keek zo nu en dan achterom naar de andere vrouwen, en hoopte maar dat ze Charley als gids kon vertrouwen.

Om hen heen was de lucht zwaar en vochtig, en in de bossen die net amber verkleurd waren lag een dikke laag gevallen bladeren die het geluid verstomde terwijl ze over de verborgen paden gingen. Ze reden in stilte, geconcentreerd op het onbekende terrein, en zeiden alleen af en toe iets om hun paarden zachtjes te prijzen of te waarschuwen voor een obstakel voor hen.

Toen ze het pad op gingen naar de hoogste toppen van de bergen bedacht Alice dat ze nog nooit met z'n allen hadden gereden, zoals nu. En dat het heel goed zou kunnen dat dit ook de laatste keer zou zijn dat zij ooit in de bergen zou rijden.

Over een kleine week zou ze in de trein naar New York zitten, naar de enorme oceaanstomer die haar weer naar Engeland zou brengen en naar een heel ander leven. Ze keerde zich om in haar zadel en keek naar het groepje vrouwen achter haar en besefte dat ze van hen hield, stuk voor stuk, en dat hen achterlaten, niet alleen Fred, haar harder zou raken dan alles wat ze tot nu toe had meegemaakt. Ze kon zich niet voorstellen dat ze in haar volgende leven, tijdens de beleefde theekransjes die ze dan zou hebben, ooit nog vrouwen zou ontmoeten met wie ze zo op één lijn zat.

De andere bibliothecaressen zouden haar na verloop van tijd vergeten, omdat ze drukke levens hadden, met werk en gezinnen, en de steeds weer veranderende uitdagingen die de seizoenen met zich meebrachten. O, ze zouden beloven dat ze haar zouden schrijven, natuurlijk, maar dat was toch niet hetzelfde. Ze zouden geen ervaringen meer delen, de koude wind in hun gezicht, de waarschuwingen voor slangen onderweg, of hun medeleven als een van hen van het paard viel. Ze zou stukje bij beetje een voetnoot worden in hun verhaal. *Weet je nog, dat Engelse meisje dat ook een poosje voor ons heeft gereden? De vrouw van Bennett Van Cleve?*

'Denk je dat we er al bijna zijn?' verbrak Kathleen haar gedachten, toen ze naast haar was komen rijden.

Alice hield Charley halt en vouwde de routekaart die ze in haar zak had open. 'Eh... Als we deze kaart mogen geloven, dan is het niet ver na die bergkam,' zei ze, en ze keek met half dichtgeknepen ogen naar de met de hand getekende aanwijzingen. 'Ze zei dat ze ruim zes kilometer die kant op woonden, en Nancy liep het laatste stuk altijd vanwege de hangbrug, dus dan denk ik dat het huis van de McCulloughs... daar ergens is.'

Beth snoof. 'Lees je die kaart soms ondersteboven? Ik weet namelijk heel zeker dat de hangbrug die kant op is.'

Alice had een knoop in haar maag van de zenuwen. 'Als jij het beter weet, ga jij dan vast vooruit en laat je ons even weten als je er bent?'

‘Je hoeft niet zo kattig te doen, hoor. Maar jij komt hier niet vandaan, wou ik maar zeggen. Ik dacht alleen, ik –’

‘O, ja, je dacht: daar herinner ik haar even aan. Alsof de hele stad dat niet al het hele jaar doet.’

‘Zo moet je het helemaal niet opvatten, Alice. Jemig. Ik bedoelde alleen dat sommigen van ons de bergen beter kennen dan –’

‘Hou je kop, Beth.’ Zelfs Izzy was geïrriteerd. ‘Als Alice er niet was geweest, waren we überhaupt niet zover gekomen.’

‘Wacht even,’ zei Kathleen. ‘Kijk.’

Het was de rook die hun aandacht trok, een ijl, bescheiden streepje grijs dat hen anders nooit opgevallen was, als de kruinen van de bomen eromheen niet hun blad hadden verloren, zodat het aarzelende pluimpje heel even zichtbaar was tegen de loodgrijze lucht. De vrouwen stopten op de open plek en konden de hut nog net op de bergkam zien staan, het dak waaruit wat planken ontbraken, de tuin verwilderd. Het was het enige huis in de wijde omtrek en alles eraan sprak van verwaarlozing en antipathie voor ongenode gasten. Een valse hond aan een ketting begon fel staccato te blaffen, zich nu al bewust van hun aanwezigheid tussen de bomen.

‘Denk je dat ze op ons zullen schieten?’ vroeg Beth, en ze spuugde een fluim uit.

Fred had Alice opgedragen om zijn geweer mee te nemen, en dat hing aan een band om haar schouder. Ze wist niet of het goed was of juist niet als de familie McCullough zou zien dat ze het bij zich had.

‘Ik vraag me af met hoeveel man ze daar zijn. Iemand zei tegen mijn oudste broer dat niemand van de McCulloughs van buiten de stad hier ooit kwam.’

‘Ja. Zoals mevrouw Brady al zei, de meesten kwamen gewoon voor het circus,’ zei Kathleen en ze kneep haar ogen tot spleetjes om beter te kunnen kijken.

‘We zijn hier niet bepaald omdat we op de rijkdommen van de McCulloughs uit zijn, of wel soms?’

‘Wat zei je moeder er trouwens van dat je meeging?’ vroeg Beth aan Izzy. ‘Het verbaast me dat je mee mocht.’

Izzy liet Patch over een smalle greppel stappen, wat hij protesterend deed.

'Izzy?'
'Ze weet het niet.'
'Izzy!' Alice draaide zich om in haar zadel.
'O, kom op, Alice. Jij weet net zo goed als ik dat ze me nooit zou laten gaan.' Izzy wreef over haar laars.
Ze keken allemaal naar het huis.
Alice huiverde. 'Als jou iets overkomt, zet je moeder me naast Margery in die beklaagdenbank. O, Izzy. Dit is niet veilig. Ik had je nooit mee laten komen als ik dit had geweten.' Alice schudde haar hoofd.
'Waarom ben je dan meegegaan?' vroeg Beth.
'Omdat we een team zijn. En een team blijft bij elkaar.' Izzy stak haar kin in de lucht. 'Wij zijn de paardenbibliothecaressen van Baileyville en wij laten elkaar niet in de steek.'
Beth gaf haar een zachte stomp tegen de arm terwijl haar paard doorliep. 'Zo is het maar net, verdomme.'
'Jemig, Beth Pinker, hou jij dan echt nóóit op met dat gevloek?'
En Izzy gaf haar een por in haar rug en gilde toen de paarden tegen elkaar botsten.

Uiteindelijk was het Alice die er als eerste op afging. Ze liepen zover als ze konden door, tot aan het eind van de ketting met de grommende hond eraan, en Alice stapte af en gaf haar teugels over aan Kathleen. Ze deed een paar passen in de richting van de deur, met een boog om de hond heen, die zijn tanden ontbloot had en waarvan de haren in kleine stekels omhoogstonden. Ze keek nerveus naar de ketting en hoopte maar dat die goed vastzat aan het andere eind.
'Hallo?'
Twee ramen aan de voorkant, met een dikke laag viezigheid erop, staarden hen blind aan. Als die rook niet uit de schoorsteen kringelde zou ze er zeker van zijn geweest dat hier niemand thuis was.
Alice deed nog een stap dichterbij en begon te roepen.
'Miss McCullough? U kent mij niet, maar ik werk bij de paardenbibliotheek, in de stad. Ik weet dat u niet wilde praten met de mannen van de sheriff, maar ik zou het heel erg waarderen als u ons zou willen helpen.'

Haar stemde weerkaatste tegen de bergwand. Binnen bleef het muisstil.

Alice draaide zich om en keek de anderen onzeker aan. De paarden trappelden ongeduldig met hun voeten, hun neusgaten wijd open terwijl ze de grommende hond in de gaten hielden.

'Het hoeft echt niet lang te duren!'

De hond draaide zijn kop om en bleef even stil. Heel kort hing er een doodse stilte op de berg. Niets verroerde zich, de paarden niet, de vogels in de bomen niet. Alice voelde haar huid prikken, alsof dit een voorbode was van iets verschrikkelijks. Ze dacht aan de omschrijving van McCulloughs lijk, zijn ogen die uit hun kassen waren gepikt. En dat hij maandenlang niet ver van hier had gelegen.

Ik wil hier niet zijn, dacht ze, en ze voelde iets langs haar ruggengraat lopen: tastbare angst. Ze keek op en zag Beth, die naar haar knikte alsof ze wilde zeggen: *toe dan, probeer nog eens.*

'Hallo? Miss McCullough? Is daar iemand?'

Geen enkele beweging.

'Hallo?'

Een stem brak door de stilte heen.

'Opdonderen jullie, en laat ons met rust!'

Alice draaide zich om en zag de dubbele loop van een geweer door het gat in de deur steken.

Ze slikte en wilde net weer iets zeggen toen Kathleen te voet naar haar toe liep en naast haar kwam staan. Ze legde een hand op Alice' arm.

'Verna? Ben jij dat? Ik weet niet of je je mij nog herinnert, maar ik ben Kathleen Hannigan. Bligh, tegenwoordig. Ik speelde vroeger altijd met je zusje bij Split Creek. We hebben een keer maispoppetjes gemaakt met mijn moeder, en toen heeft ze er volgens mij ook eentje voor jou gemaakt. Met zo'n gestippeld lintje erom. Weet je dat nog?'

De hond hield nu Kathleen in de gaten en had zijn lippen helemaal opgetrokken. 'We zijn hier niet om jullie iets aan te doen,' zei ze met haar handen in de lucht. 'We hebben alleen een groot probleem met een goede vriendin van ons en we zouden heel dankbaar zijn als we jou daar heel even over zouden kunnen spreken.'

'We hebben jullie niks te zeggen!'

Niemand bewoog. De hond stopte weer even met grommen en richtte zijn neus op de deur. De dubbele loop week niet van zijn plek.

'Ik ga niet mee naar de stad,' zei de stem binnen. 'Ik... Ik ga niet mee. Ik heb tegen de sheriff gezegd op welke dag onze pa is verdwenen en klaar. Meer krijgen jullie niet van me.'

Kathleen deed een stap dichterbij. 'Dat snappen we, Verna. Maar we zouden ontzettend blij zijn als je ons een paar minuten van je tijd wilt geven. Om onze vriendin te helpen, meer niet. Alsjeblieft?'

Het bleef lang stil.

'Wat is er dan met haar gebeurd?'

Ze keken elkaar aan.

'Weet je dat niet?' vroeg Kathleen.

'De sheriff zei alleen dat ze het lichaam van mijn pa hadden gevonden. En de moordenaar ook meteen.'

Alice deed een duit in het zakje: 'Dat klopt ook ongeveer. Alleen, Miss Verna, onze vriendin staat nu terecht en we durven op de Bijbel te zweren dat zij geen moordenaar is.'

'Verna, misschien heb je weleens gehoord van Margery O'Hare? Je weet dat ze altijd last heeft gehad van de naam van haar vader.' Kathleen was zachter gaan praten, alsof ze een gewoon gesprek voerden. 'Maar ze is een goed mens. Een beetje... anders, maar geen koelbloedige moordenaar. En haar baby moet nu zonder moeder opgroeien vanwege roddels en geruchten.'

'Heeft Margery O'Hare een baby?' Het geweer zakte een paar centimeter. 'Met wie is ze dan getrouwd?'

Ze wisselden ongemakkelijke blikken.

'Nou, ze is niet echt getrouwd.'

'Maar dat wil niks zeggen,' riep Izzy snel. 'Dat betekent nog niet dat ze niet deugt.'

Beth liet haar paard een paar stappen in de richting van het huis zetten en hield een zadeltas op. 'Wilt u anders ook wat boeken, Miss McCullough? Voor u of voor uw zus? We hebben kookboeken, boeken met verhalen, allerlei soorten boeken. Veel gezinnen in de bergen zijn er blij mee. U hoeft er niet voor te betalen, en we komen nieuwe brengen wanneer u maar wilt.'

Kathleen schudde haar hoofd naar Beth en zei geluidloos: *Volgens mij kan ze niet lezen.*

Alice probeerde er zenuwachtig overheen te praten: 'Miss McCullough, het spijt ons echt heel erg, van uw vader. U hield vast veel van hem. En het spijt ons ook echt dat we u hiermee lastigvallen. We zouden hier niet zijn als we er niet alles aan wilden doen om onze vriendin te helpen –'

'Mij spijt het helemaal niet,' zei het meisje.

Alice slikte de rest van haar zin in. Haar schouders zakten een beetje af. Beth deed gepikeerd haar mond dicht.

'Ik begrijp dat het heel natuurlijk is dat u het Margery kwalijk neemt, maar ik smeek u om alleen even te luisteren naar wat –'

'Ik heb het niet over haar.' Verna's stem verhardde. 'Het spijt me niet wat er met mijn pa is gebeurd.'

De vrouwen keken elkaar niet-begrijpend aan. Heel langzaam zakte de loop van het geweer nog een stukje, om vervolgens helemaal te verdwijnen.

'Ben jij die Kathleen die vroeger vlechtjes op haar hoofd gespeld had?'

'Klopt, dat ben ik.'

'En jullie zijn helemaal vanuit Baileyville hiernaartoe gereden?'

'Zeker,' zei Kathleen.

Het bleef even stil.

'Dan moesten jullie maar binnenkomen.'

En terwijl de bibliothecaressen toekeken ging de ruwhouten deur eerst op een kier, en toen helemaal open, met piepende scharnieren. En daar zagen ze, in het halfdonker, voor het eerst de twintigjarige Verna McCullough, gekleed in een vaalblauwe jurk, opgelapt bij de zakken, en met een hoofddoek om haar haar geknoopt, en haar zusje, dat achter haar in de schaduw bewoog.

Het bleef even stil terwijl ze op zich in lieten werken wat ze voor zich zagen.

'O shít,' zei Izzy zachtjes.

26

Maandagochtend stond Alice vooraan in de rij voor het gerechtsgebouw. Ze had bijna niet geslapen en haar ogen voelden pijnlijk en korrelig. Ze had eerder al versgebakken *corn bread* naar de gevangenis gebracht, maar hulpsheriff Dulles keek naar het blik en zei verontschuldigend dat Margery niet at. 'Heeft het hele weekend al nauwelijks iets aangeraakt.' Hij leek oprecht bezorgd.

'Neem het toch maar. Voor het geval het u lukt haar later toch iets te laten eten.'

'U was er gisteren niet.'

'Ik was bezig.'

Hij fronste omdat ze zo kortaf was, maar stelde verder geen vragen omdat de stad deze week zo uit het lood geslagen was, en liep weer terug naar zijn cellen.

Alice liep naar haar plek vooraan op de publieke tribune en keek naar de menigte. Geen Kathleen, geen Fred. Izzy glipte naast haar, toen Beth, die nog een trek van haar peuk nam en hem toen met haar voeten uitdrukte.

'Al iets gehoord?'

'Nog niet,' zei Alice.

En toen schrok ze. Daar, twee rijen achter haar, zat Sven, met een somber gezicht en donkere kringen onder zijn ogen, alsof hij al in geen weken had geslapen. De manier waarop hij stijf rechtop zat, suggereerde dat hij een man was die heel erg zijn best moest doen om zijn verdriet binnen te houden, en bij die aanblik moest ze pijnlijk slikken. Ze kromp ineen toen Izzy haar in haar hand kneep, en ze kneep terug en probeerde regelmatig te blijven ademen. Een minuut later werd Margery voorgeleid, met gebogen hoofd en trage passen. Ze stond daar met een uitdrukking die zich niet liet peilen en nam niet meer de moeite om iemand aan te kijken. 'Kom op, Marge,' hoorde ze Beth naast haar mompelen.

En toen kwam rechter Arthurs de rechtszaal in en stond iedereen op.

'Miss Margery O'Hare hier is een slachtoffer van een ongelukkige samenloop van omstandigheden. Ze was, om het zo te zeggen, op de verkeerde tijd op de verkeerde plek. Nu zal alleen God ooit weten wat zich echt heeft afgespeeld daar boven op die berg, maar wat wij wel weten is dat er sprake is van zeer dun bewijs, bestaande uit een bibliotheekboek, dat misschien wel half Lee County door geweest is, en dat bij een lichaam wordt aangetroffen dat daar evengoed een halfjaar eerder zijn laatste adem had kunnen uitblazen.' Margery's advocaat keek op toen de deuren achter in de zaal opengingen en iedereen draaide zich om en zag Kathleen Bligh de zaal in benen, bezweet en buiten adem.

'Pardon. Neem me niet kwalijk. Pardon.' Ze holde naar voren en boog om iets tegen meneer Turner te zeggen. Hij keek achterom en stond toen op, met een hand op zijn stropdas, terwijl de mensen in de rechtszaal mompelend uiting gaven aan hun verbazing.

'Edelachtbare? Wij hebben een getuige die heel graag een verklaring wil afleggen.'

'Kan dit wachten?'

'Edelachtbare, het is van essentieel belang voor de zaak.'

De rechter slaakte een zucht. 'Willen de raadsheren even naar voren komen?'

De twee mannen stonden voor de rechter. Geen van beiden deed moeite hun volume te dempen, een van hen om de dringende aard van het geval en de ander uit frustratie, dus de hele zaal kon zo ongeveer alles volgen wat er werd gezegd.

‘Het gaat om de dochter,’ zei meneer Turner.
‘Welke dochter?’ vroeg de rechter.
‘De dochter van McCullough, Verna.’
De openbare aanklager keek achterom en schudde zijn hoofd. ‘Edelachtbare, we zijn niet eerder op de hoogte gesteld van deze getuige en ik teken ernstig bezwaar aan dat zij op dit late tijdstip nog –’
De rechter kauwde peinzend. ‘Zijn de mannen van de sheriff niet naar Arnott’s Ridge geweest om te proberen het meisje te spreken?’
De openbare aanklager stotterde: ‘Nou... jawel. Maar het meisje wilde niet mee de berg af. Ze is al een paar jaar dat huis niet meer uit geweest, volgens mensen die de familie kennen.’
De rechter leunde naar achteren in zijn stoel. ‘Dan zou ik zeggen, als dat de dochter van het slachtoffer is, en waarschijnlijk de laatste getuige die hem nog in leven heeft gezien, en ze nu wel bereid is geweest om helemaal naar de stad te komen om vragen te beantwoorden over zijn laatste dag, dat ze dan wel belangrijke informatie over deze zaak zal hebben, denkt u ook niet, meneer Howard?’
De openbare aanklager keek weer achterom. Van Cleve zat op het puntje van zijn stoel, zijn mond vertrokken van ongenoegen.
‘Ja, Edelachtbare.’
‘Goed. Ik zal de getuige horen.’ Hij zwaaide met een vinger.
Kathleen en de advocaat spraken nog even op gedempte toon, en toen rende ze weer naar achteren.
‘Als u er klaar voor bent, meneer Turner.’
‘Edelachtbare, de verdediging roept Miss Verna McCullough op, dochter van Clem McCullough. Miss McCullough? Wilt u alstublieft plaatsnemen in de getuigenbank? Heel graag.’
Er klonk geïnteresseerd gegons. Mensen keken reikhalzend om. De deur achter in de rechtszaal ging open en daar stond Kathleen, met haar arm door die van een jongere vrouw, die een klein stukje achter haar bleef lopen. Terwijl de zaal in stilte toekeek, liep Verna McCullough langzaam en doelgericht naar voren, al leek elke stap haar moeite te kosten. Haar vrije hand steunde haar onderrug en haar buik stak een flink eind voor haar uit.

Geschokt gemompel gevolgd door een golf van uitroepen, toen iedereen hetzelfde bedacht, ging door de zaal.

'U woont op Arnott's Ridge?'

Verna had haar haar met schuifjes opgestoken en frunnikte er nu aan, alsof het aan het uitzakken was. Haar stem klonk als hees gefluister. 'Ja meneer. Met mijn zusje. En daarvoor met onze vader.'

'Kunt u misschien wat harder praten?' vroeg de rechter.

De advocaat vervolgde: 'En u was alleen, met z'n drieën?'

Ze hield zich vast aan de reling van de getuigenbank en staarde om zich heen, alsof haar nu pas opviel hoeveel mensen er in de zaal zaten. Haar stem aarzelde even.

'Miss McCullough?'

'Eh... Ja. We hebben onze ma niet meer gezien sinds ik acht was en sindsdien waren we met z'n drieën.'

'Uw moeder is overleden?'

'Dat weet ik niet, meneer. Op een ochtend werden we wakker en mijn pa zei dat ze weg was. En dat was dat.'

'Aha. Dus u bent niet zeker over haar lot?'

'O, ik denk dat ze dood is. Want ze zei altijd dat mijn vader haar nog een keer zou vermoorden.'

'Ik maak bezwaar!' zei de openbare aanklager.

'Schrap dat uit de notulen, alstublieft. We houden het erop dat de verblijfplaats van Miss McCulloughs moeder onbekend is.'

'Dank u, Miss McCullough. En wanneer hebt u uw vader voor het laatst gezien?'

'Dat was vijf dagen voor de kerst.'

'En hebt u hem sindsdien nog een keer gezien?'

'Nee, meneer.'

'Bent u naar hem op zoek geweest?'

'Nee, meneer.'

'U... maakte zich geen zorgen? Toen hij met de kerst niet thuiskwam?'

'Het was niet... ongewoon, voor onze vader. Ik geloof niet dat het een geheim is dat hij wel van een borrel hield. Ik geloof dat hij een bekende is... wás van de sheriff.'

De sheriff knikte, bijna met tegenzin.

'Meneer, mag ik misschien even zitten? Ik ben een beetje duizelig.'

De rechter gebaarde naar de griffier dat die haar een stoel moest brengen en ze wachtten tot ze was gaan zitten. Iemand bracht haar een glas water. Haar gezicht stak nog net boven de getuigenbank uit en bijna de hele publieke tribune ging wat naar voren zitten om haar beter te kunnen zien.

'Dus toen hij niet thuiskwam op de... twintigste december, Miss McCullough, vond u dat niet echt verwonderlijk?'

'Nee, meneer.'

'En toen hij wegging, zei hij toen waar hij naartoe ging? Naar een bar?'

Voor het eerst aarzelde Verna lang voordat ze antwoordde. Ze keek naar Margery, die naar de grond keek. 'Nee, meneer. Hij zei...' Ze slikte en keek toen naar de rechter. 'Hij zei dat hij zijn bibliotheekboek ging terugbrengen.'

Op de publieke tribune klonk een uitbarsting, misschien van de schok, misschien van het lachen, misschien een mengeling van die twee dingen, het viel lastig te zeggen. Alice keek omlaag en zag dat Izzy haar hand vastgreep, haar knokkels wit.

Margery's advocaat wendde zich tot de jury. 'Mag ik nog even controleren of ik dat goed heb verstaan, Miss McCullough? U zei dat uw vader op pad ging om een bibliothéékboek terug te brengen?'

'Ja, meneer. Hij kreeg de laatste tijd steeds boeken van de paardenbibliotheek en dat vond hij geweldig. Hij had net een heel mooi boek gelezen en zei dat het zijn burgerplicht was om dat zo snel mogelijk terug te brengen zodat iemand anders ervan kon genieten.'

Meneer Howard, een medewerker van het Openbaar Ministerie, en diens assistent staken de koppen bij elkaar voor dringend overleg. Hij stak zijn hand op, maar de rechter wuifde hem weg.

'Gaat u verder, Miss McCullough.'

'Mijn zusje en ik, nou ja, we hadden hem nog zo gewaarschuwd om niet naar buiten te gaan, want het was heel slecht weer, met al die sneeuw en ijzel, en hij zou wel kunnen uitglijden. Maar hij had al flink gedronken en hij wilde er niets van horen. Hij wilde per se niet te laat zijn met zijn bibliotheekboek.' Haar blik schoot door de zaal terwijl ze sprak, haar stem nu rustig en zeker.

'Dus meneer McCullough ging er in zijn eentje op uit, te voet, in de sneeuw.'

'Ja, meneer. Met dat bibliotheekboek.'

'Om naar Baileyville te gaan.'

'Ja, meneer. We hebben hem nog gewaarschuwd dat dat dom van hem was.'

'En u hebt daarna nooit meer iets van hem gehoord of gezien?'

'Nee, meneer.'

'En... het kwam niet bij u op om naar hem op zoek te gaan?'

'Mijn zus en ik gaan nooit van huis, meneer. Sinds onze moeder weg was, mochten wij van onze pa nooit mee naar de stad, en wij waren liever niet ongehoorzaam, omdat hij zo driftig was. Voor de avond viel zijn we wel de tuin in gegaan en hebben we zijn naam geroepen, voor het geval hij misschien gevallen was, maar meestal kwam hij pas terug als hij daar zin in had.'

'Dus wachtte u tot hij zou terugkeren.'

'Ja, meneer. Hij had al eerder gedreigd dat hij ons alleen zou laten, dus toen hij niet terugkwam dachten we ergens dat hij dat nu eindelijk had gedaan. En toen kwam de sheriff in april om ons te vertellen dat hij... dood was.'

'En... Miss McCullough. Mag ik u nog één vraag stellen? Het is ongelofelijk moedig van u dat u de berg af gekomen bent om deze moeilijke getuigenis af te leggen, en daar ben ik u heel erkentelijk voor. Maar nog één laatste vraag, dus... Herinnert u zich welk boek dat was, waar uw vader zo van genoten had en dat hij per se wilde terugbrengen, omdat hij zich dat verplicht voelde?'

'Ja, meneer. Dat weet ik nog heel goed.'

En op dat moment keek Verna McCullough met haar lichtblauwe ogen naar Margery O'Hare, en voor de mensen die het dichtst bij haar zaten leek het net of er een heel vaag glimlachje om haar mond speelde.

'Het boek heette *Little Women*.'

De zaal ontplofte tot een muur van geluid, zodat de rechter gedwongen was om zes, zeven, acht keer met zijn hamer te slaan voor genoeg mensen dat doorhadden – of het konden horen – om de mensen tot stilte te manen. Toen klonk er gelach, ongeloof, en woedend geschreeuw uit verschillende hoeken van de zaal, en de rechter, wiens wenkbrauwen samengetrokken waren tot een overhangende richel, werd paars van woede.

'Stilte! Dit soort gebrek aan respect tolereer ik niet in mijn rechtszaal! Stilte in de zaal!'

De mensen vielen stil.

De rechter wachtte even om zeker te zijn dat iedereen de boodschap had begrepen. 'Willen de raadsheren bij me komen?'

Er volgde zacht gemompel, dit keer niet verstaanbaar voor de zaal, waar weer een gevaarlijk druk gefluister was losgebarsten. Aan de andere kant van de rechtszaal zag meneer Van Cleve eruit alsof hij zou ontploffen. Alice zag hem een keer, twee keer opstaan, maar de sheriff draaide zich om en dwong hem met zijn handen op zijn schouders om weer te gaan zitten. Ze zag Van Cleve wijzen, zijn mond bewegen, alsof hij niet kon geloven dat hij niet het recht had om naar voren te komen om met de rechter in discussie te gaan. Margery zat heel stil, vol ongeloof.

'Toe nou,' mompelde Beth, die zich met witte knokkels vastgegrepen had aan het bankje. 'Toe nou. Toe nou.'

En toen, na een eeuwigheid, liepen de twee raadsheren terug naar hun plaats en gaf de rechter nog een paar klappen met zijn hamer.

'Wil de dokter weer naar voren komen?'

Onder zacht gefluister kwam de dokter weer naar de getuigenbank. De publieke tribune zat vol mensen die onrustig verschoven op hun stoel en gezichten trokken naar elkaar.

Margery's advocaat stond op. 'Dokter Tasker. Nog één vraag voor u: zou het, naar uw professionele mening, mogelijk zijn dat de blauwe plekken in het gezicht van het slachtoffer veroorzaakt zijn doordat er een groot, zwaar boek met harde kaft op gevallen is? Bijvoorbeeld als hij was uitgegleden en achterovergevallen was?' Hij gebaarde naar de griffier en die hield het exemplaar van *Little Women* op. 'Een boek met dezelfde omvang als dit exemplaar, bijvoorbeeld? Wacht, ik zal u even laten voelen hoe zwaar het is.'

De arts woog het boek in zijn handen en dacht even na over de vraag. 'Jazeker. Dat lijkt me een redelijke verklaring.'

'Ik heb verder geen vragen, Edelachtbare.'

Er volgde nog twee minuten juridisch overleg voordat de rechter tot zijn conclusie kwam. Hij beukte met zijn hamer om het publiek tot stilte te manen. Toen legde hij ineens zijn hoofd in zijn handen en bleef zo een volle minuut zitten. Toen hij weer opkeek, keek hij met een onwaarschijnlijk vermoeide blik de zaal in.

'In het licht van dit nieuwe bewijs ben ik het eens met de advocaat van de verdachte dat hier niet langer sprake kan zijn van een proces over een moord. Al het deugdelijk bewijs lijkt te wijzen op het feit dat het hier een... onfortuinlijk ongeluk betrof. Een goede man ging op weg om een goede daad te verrichten en vanwege de... eh... omstandigheden, laten we het daarop houden, kwam hij voortijdig aan zijn eind.'

Hij haalde diep adem en bracht zijn handen samen.

'En gezien het feit dat het bewijs van de openbare aanklager grotendeels op vermoedens gebaseerd is, en zwaar leunt op dit ene boek, en gezien de duidelijke en stellige getuigenis van deze getuige over waar dit boek zich vlak ervoor bevond, verklaar ik de openbare aanklager niet-ontvankelijk en oordeel ik dat hier sprake was van dood door een ongeval. Miss McCullough, ik dank u dat u de moeite hebt genomen uw... burgerplicht te doen, en ik bied hierbij nogmaals mijn publiekelijke en welgemeende condoleances aan met uw verlies. Miss O'Hare, u bent hierbij vrij de rechtbank te verlaten. Bewakers, wilt u de gevangene alstublieft vrijlaten?'

Dit keer ontplofte de zaal echt. Alice werd ineens omringd door de andere vrouwen, die op en neer sprongen, gilden, met tranen in de ogen, hun armen en ellebogen en borsten samengedrukt in een enorme omhelzing. Sven sprong over het hek van de publieke tribune en was al bij haar toen de gevangenbewaarder Margery's handboeien afdeed; hij nam Margery in zijn armen, precies op het moment dat ze in shock op de grond zakte. Hij liep snel met haar naar de achteruitgang, haar half dragend, en hulpsheriff Dulles schermde hen af voordat iemand doorhad wat er gebeurde. En al die tijd kon men Van Cleve heel hard horen roepen dat het een *aanfluiting* was! Een regelrechte *dwaling van het recht*! En mensen die echt een scherp gehoor hadden, konden nog net horen dat mevrouw Brady hem terechtwees met: 'Hou nou ééns in je leven die grote mond van je een keer, ouwe zemelaar die je bent.'

In alle commotie zag niemand dat Sophia stilletjes wegliep uit dat deel van de publieke tribune waar de kleurlingen moesten zitten; met haar tas keurig onder haar arm verdween ze door de deur, en liep ze snel, steeds sneller, het korte stukje naar de bibliotheek.

En alleen mensen die écht hun oren gespitst hadden konden Verna McCullough verstaan, die toen ze langs de bibliothecaressen geleid werd, haar hand weer steunend in haar onderrug en haar gezicht verbeten, mompelde: 'Opgeruimd staat netjes.'

Ze vonden allemaal dat Margery niet alleen gelaten moest worden, dus namen ze haar mee naar de bibliotheek en deden ze allebei de deuren op slot, omdat ze wisten dat de grootste kranten van Kentucky, net als de halve stad, ineens met haar wilden praten. Ze had tijdens de korte wandeling hiernaartoe nauwelijks een woord gezegd, en haar bewegingen waren traag en vreemd verzwakt, alsof ze ziek was geweest. Ze had wel een halve kom van de bonensoep gegeten die Fred meegenomen had uit het huis, haar ogen strak op de soep gericht terwijl ze at, alsof dat het enige om haar heen was waar ze zeker van kon zijn. De vrouwen spraken opgewonden over de schok van de uitspraak, Van Cleve's machteloze woede, het feit dat de jonge Verna ook echt had gedaan wat ze had beloofd.

Ze had de vorige nacht in Kathleens blokhut geslapen, nadat ze haar op de rug van Patch naar het dal hadden gebracht, en ze was toen zo zenuwachtig bij het vooruitzicht dat ze al die stadse mensen onder ogen moest komen, dat Kathleen toen ze wakker werd bang was dat ze hem gesmeerd zou zijn. Pas toen Fred die ochtend met zijn auto kwam om hen naar het gerechtsgebouw te brengen, durfden ze te geloven dat ze misschien een kans hadden, ook al deed het meisje zo vreemd en onvoorspelbaar dat ze geen idee hadden wat ze zou gaan zeggen.

Margery luisterde naar dit alles alsof ze er niet helemaal bij was, haar gezicht wonderlijk uitgestreken en afgeleid, alsof het lawaai en de commotie haar te veel waren na al die tijd in bijna volmaakte stilte.

Alice wilde haar knuffelen, maar toch was er iets aan Margery's houding dat dat verbood. Ze wisten geen van allen wat ze tegen haar moesten zeggen en hadden het gevoel dat ze iemand voor zich hadden die ze nauwelijks kenden. Wilde ze misschien nog wat water? Konden ze iets voor haar doen? Echt, Margery hoefde maar te kikken.

En toen, bijna een uur nadat ze daar aangekomen waren, werd er op de deur geklopt. Fred, die een bekende stem hoorde, deed open. Hij zette de deur op een kier, keek toen naar iets wat zij niet konden zien en glimlachte breed. Hij deed een stap naar achteren en daar kwam Sven de twee traptreden op, met de baby in zijn armen, die een lichtgeel jurkje en een kanten onderbroekje aanhad, haar grote stralende ogen vrolijk en zijn mouw stevig vast in haar handjes.

Margery tilde haar hoofd op en haar handen bewogen langzaam naar haar mond toen ze haar zag. Haar ogen schoten vol met tranen en toen kwam ze overeind. 'Virginia?' zei ze, en haar stem brak, alsof ze nauwelijks durfde te geloven wat ze zag. Sven liep naar haar toe en gaf de baby aan haar moeder, en Margery en het kind staarden elkaar aan, terwijl het kind het gezicht van haar moeder aftastte alsof ze bevestiging zocht. En toen zag iedereen dat het kleine meisje nog even wachtte, en toen haar hoofdje onder haar moeders kin legde en haar duim in haar mond stopte, en dat Margery, terwijl ze dat deed, met een vertrokken gezicht begon te snikken, zo heftig dat het leek alsof al die vreselijke pijn loskwam. Sven sloeg zijn armen om de twee heen en hield hen dicht tegen zich aan, met zijn hoofd omlaag, en omdat ze wisten dat ze getuige waren van iets waar ze niets mee te maken hadden, slopen Fred en de bibliothecaressen het gebouwtje uit, en liepen stilletjes het pad op naar Freds huis.

De bibliothecaressen van de WPA paardenbibliotheek van Baileyville waren een team, zo was het, en een team liet elkaar niet in de steek. Maar soms was het juist goed om elkaar even met rust te laten.

Het zou nog een paar dagen duren voor het de andere bibliothecaressen opviel dat het uitleenboek waarvan de sheriff dacht dat het verdwenen was, meegevoerd met de Grote Overstroming, keurig tussen de andere uitleenboeken stond, op de plank links naast de deur. Bij de datum 15 december 1937 stond dat uitgeleend was aan *De heer C. McCullough, Arnott's Ridge, een exemplaar van* Little Women *door Louisa May Alcott (harde kaft, een ingescheurde bladzijde, achterkant licht beschadigd)*. Alleen iemand die echt goed keek, zou zien dat dit tussen regels in stond, en dat de inkt net een andere kleur had dan de rest. En alleen als je heel cynisch was, vroeg je je misschien af waarom er twee woorden naast stonden, geschreven in diezelfde inkt: *niet ingeleverd.*

27

'Hoog in deze lucht kon je ontspannen, en ademde je een vitale geruststelling en lichtheid van hart in. In de hooglanden werd je 's ochtends wakker en dacht je: hier ben ik, precies waar ik hoor te zijn.'

– Karen Blixen, *Out of Africa*

Tot grote teleurstelling van de handelslui en café-eigenaars duurde het nog geen dag of heel Baileyville was weer leeggelopen. Nadat de koppen 'NIET SCHULDIG – SCHOKKENDE UITSPRAAK' in de haard of tussen kieren verdwenen waren en de laatste woonwagens rammelend over de staatsgrens reden, en de openbare aanklager met drie lekgestoken banden een extra set had weten te regelen in Lexington, ging het leven in Baileyville weer zijn gewone gangetje en waren er alleen de modderige bandensporen en papiertjes van etenswaren in de bermen die ervan getuigden dat er hier een rechtszaak had plaatsgevonden.

Kathleen, Beth en Izzy brachten Verna terug naar haar blokhut en liepen om beurten terwijl Verna op de rug van Patch zat. De tocht nam bijna een hele dag in beslag, en toen ze afscheid namen, lieten ze haar beloven dat Neeta, Verna's zusje, hen zou halen als ze hulp nodig had bij de geboorte. Niemand had het erover wie de vader van het kind kon zijn, en Verna was weer stilgevallen toen ze bij de deur aankwamen, alsof al die onbekende gezichten haar uitgeput hadden.

Ze dachten niet dat ze ooit nog iets van haar zouden horen.

Die eerste nacht lag Margery O'Hare in haar eigen bed in het schemerdonker, met haar gezicht naar Sven Gustavsson. Haar haar was zacht en schoon van haar bad en haar buik was gevuld, en door het open raam kon ze de uilen en de krekels horen roepen in de duisternis van de berghelling, een geluid dat het bloed in haar aderen langzamer deed stromen en haar hart ontspannen deed kloppen. Ze keek naar het kleine meisje dat tussen hen in lag te slapen, met haar armpjes boven haar hoofd, zachte vormpjes makend met haar mond terwijl ze lag te dromen. Svens hand rustte op de welving van Margery's heup en Margery genoot van het gewicht, het vooruitzicht van de nachten die nog komen gingen.

'We kunnen altijd nog weg,' zei hij zachtjes.

Ze tilde het katoenen dekentje van het kind op, en stopte haar weer in. 'Waar weg?'

'Hier. Ik bedoel, wat je zei over je moeders waarschuwing, en een nieuwe start maken. Ik heb gelezen over plekken in Noord-Californië, waar ze boeren en keuterboertjes zoeken. Ik denk dat het je daar wel zou bevallen. We zouden er een mooi leven kunnen opbouwen.'

Toen ze niets zei, voegde hij eraan toe: 'Het hoeft niet in een stad te zijn. Het is een enorme staat. Mensen uit alle windstreken komen naar Californië, dus niemand kijkt raar op als je ergens anders vandaan komt. Ik heb een vriend die daar meloenen kweekt en daar kan ik werken tot we iets voor onszelf vinden.'

Margery veegde haar haar uit haar gezicht. 'Liever niet.'

'Nou, we kunnen ook naar Montana, als je dat meer bevalt?'

'Sven, ik wil blijven. Hier.'

Sven kwam omhoog op zijn elleboog. Hij bestudeerde haar gezicht, voor zover hij dat kon in het vage licht. 'Je zei dat je vrijheid wilde voor Virginia. Dat ze precies zo moest kunnen leven als ze wilde.'

'Dat weet ik wel,' zei Margery. 'En dat wil ik ook. Maar het is wel gebleken dat we hier echte vrienden hebben, Sven. Mensen die ons helpen. Ik heb erover nagedacht, en zolang ze dat soort mensen heeft, komt het wel goed met haar. Met ons.'

Toen hij niets zei, voegde ze eraan toe: 'Vind jij dat ook... een goed idee? Om gewoon hier te blijven?'

'Ik vind alles een goed idee, als jij en Virginia er maar zijn.'

Het bleef lang stil.

'Ik hou van je, Sven Gustavsson,' zei ze.

Hij draaide zich in het donker naar haar toe. 'Je gaat toch niet ineens sentimenteel worden, hè, Marge?'

'Ik zeg het ook maar één keer.'

Hij glimlachte en leunde naar achteren tegen de rand van het bed. Toen stak hij zijn hand uit en zij pakte hem vast en hield hem stevig in de hare, en zo sliepen ze, een paar uur op zijn minst, tot de baby wakker werd.

Alice schrok ervan hoe snel haar blijdschap en uitgelaten stemming om Margery's terugkeer waren bekoeld bij het besef dat er nu niets meer was wat haar tegenhield om te vertrekken. Dit was het. Het proces was voorbij, net als haar tijd in Kentucky.

Ze had tussen de bibliothecaressen gestaan en gezien hoe Sven met Margery en Virginia de weg op reed richting de Old Cabin, en ze voelde zich verstenen toen het tot haar doordrong wat dit betekende. Het lukte haar te blijven glimlachen totdat ze stuk voor stuk naar huis waren vertrokken, na al die blije kreten, knuffels en zoenen, en ze had beloofd dat ze hen misschien later nog bij de Nice 'N' Quick zou zien om het te vieren. Maar het was een te grote inspanning, en Beth had haar sigaret nog niet uitgedrukt op straat en vrolijk gezwaaid of ze voelde de ijsklomp in haar borst. Fred was de enige die het had gezien, en iets in zijn gezicht weerspiegelde hoe zij zich voelde.

'Heb je zin in een glas bourbon?' vroeg Fred toen ze deur van de bibliotheek achter zich dichttrokken en langzaam naar zijn huis liepen. Alice knikte. Ze had nog maar een paar uur te gaan in het stadje.

Hij schonk twee glazen in, gaf er een aan haar en ze ging zitten op zijn mooie bank, met de gecapitonneerde kussens en de lappendeken over de rugleuning die zijn moeder nog had gemaakt. Buiten was het inmiddels donker en het zwoele weer had plaatsgemaakt voor een stevig briesje en kleine, felle regendruppels. Alice zag er nu al tegen op om weer naar buiten te moeten.

Fred warmde de rest van de soep op, maar ze had geen trek, en ze had ook niets te zeggen, besefte ze. Ze probeerde niet naar zijn handen te kijken, en allebei waren ze zich bewust van het tikken van de klok op de schoorsteenmantel, en wat dat betekende. Ze hadden het over het proces, maar ook al spraken ze erover in geuren en kleuren, Alice wist best dat Van Cleve's woede nu alleen nog maar heviger zou zijn en dat hij ongetwijfeld dubbel zo hard zijn best zou doen om de bibliotheek te gronde te richten, of ervoor zou zorgen dat haar leven zo onprettig mogelijk werd. En trouwens, wat Margery ook had gezegd, ze kon echt niet meer in de blokhut blijven. Iedereen wist dat Margery en Sven nu tijd nodig hadden voor henzelf, en het was veelzeggend dat hun protesten halfhartig waren toen ze hun vertelde dat ze was uitgenodigd om bij Izzy te logeren.

'Hoe laat gaat je trein?' vroeg Fred.

'Kwart over tien.'

'Wil je dat ik je naar het station breng?'

'Dat zou heel aardig zijn, Fred. Als het niet te veel moeite is.'

Hij knikte verlegen en probeerde te glimlachen, maar de lach verdween even snel als hij verschenen was. Ze voelde dezelfde vage pijn die ze altijd voelde bij zijn ongemak, want ze wist precies waar het vandaan kwam. En wat voor recht had zij om deze man te claimen, terwijl ze wist dat het onmogelijk was? Het was al zo egocentrisch van haar geweest om zijn gevoelens aan te wakkeren, om dat wat ze voor hem voelde. Weggezonken in een verdriet dat ze geen van beiden onder woorden konden brengen, werd hun gesprek al snel gespannen. Alice, nippend van een drankje dat ze nauwelijks kon proeven, vroeg zich even af of het überhaupt wel zo'n goed idee was geweest om hiernaartoe te komen. Misschien had ze wel direct naar Izzy moeten gaan. Wat had het voor zin om dit verdriet nog verder uit te diepen?

'O ja, er werd vanochtend een brief voor je bezorgd in de bibliotheek. Helemaal vergeten om die aan je te geven, in alle consternatie.' Fred haalde de envelop uit zijn zak en gaf hem aan haar. Ze herkende het handschrift meteen en liet hem op tafel vallen.

'Wil je hem niet lezen?'

'Het zal wel gaan over mijn terugkeer. Plannen en zo.'

'Lees maar. Geeft niet.'

Terwijl hij de borden opruimde, maakte zij de envelop open, en ze voelde zijn ogen branden. Ze scande de inhoud snel en stopte de brief weer terug.

'Wat is er?'

Ze keek op.

'Waarom schrok je zo?'

Ze slaakte een zucht. 'Gewoon... om de toon van mijn moeder.'

Hij liep om de tafel, ging zitten en haalde de brief uit de envelop.

'Niet doen...'

Hij duwde haar hand weg. 'Laat me.'

Ze wendde zich af terwijl hij fronsend zat te lezen.

'Wat is dit? "We zullen trachten jouw laatste pogingen onze familie te schande te maken te vergeten." Wat betekent dat?'

'Zo is ze nu eenmaal.'

'Heb je hun wel verteld dat Van Cleve je heeft geslagen?'

'Nee.' Ze wreef over haar gezicht. 'Ze zouden toch maar denken dat het mijn eigen schuld was.'

'Hoe kan zoiets jouw schuld zijn? Een volwassen kerel en een stel poppen. Allemachtig. Zoiets heb ik echt nog nooit gehoord.'

'Het ging niet alleen om de poppen.'

Fred keek op.

'Hij dacht... Hij dacht dat ik zijn zoon in het verderf wilde storten.'

'Hij dacht... wát?'

Ze had spijt dat ze haar mond open had gedaan.

'Kom op, Alice. We kunnen elkaar alles vertellen.'

'Nee, echt niet.' Ze voelde haar wangen kleuren. 'Dit kan ik niet vertellen.' Ze nam nog een slok en voelde hoe hij naar haar keek, alsof hij iets probeerde te ontrafelen. Ach, wat had het ook voor zin om het te verbergen. Na vandaag zou ze hem toch nooit meer zien. Uiteindelijk flapte ze eruit: 'Ik had een boek mee naar huis genomen dat Margery me had gegeven. Over liefde binnen het huwelijk.'

Fred spande zijn kaak een beetje aan, alsof hij niet wilde nadenken over Alice en Bennett en wat voor intimiteit dan ook. Het duurde even voor hij reageerde. 'Wat kon hij daarop tegen hebben?'

'Hij vond... Ze vonden allebei... dat ik dat niet zou mogen lezen.'

'Nou ja, misschien vond hij dat je, omdat jullie nog in jullie wittebroodsweken waren –'

'Maar dat was juist het punt. Er waren helemaal geen wittebroodsweken. Dus ik wilde zien of...'

'Of?'

'Ik wilde weten of...' – ze slikte – 'of we het wel...'

'Of jullie wat wel?'

'Of we het wel hadden gedaan,' fluisterde ze.

'Of jullie wat wel hadden gedaan?'

Ze hief haar handen ten hemel en jammerde: 'O, waarom doe je nou zo?'

'Ik probeer gewoon de feiten te snappen, Alice.'

'Of we het hadden gedáán. Liefde binnen het huwelijk.'

Fred zette zijn glas neer. Er ging een lang, pijnlijk moment voorbij voor hij zijn mond opendeed. 'En dat... wéét je niet?'

'Nee,' zei ze ongelukkig.

'Ho, ho nou, wacht. Je weet niet of Bennett en jij... het ooit hebben gedáán?'

'Nee. En hij wilde het er niet over hebben. Dus ik heb geen idee. En uit het boek heb ik wel het een en ander opgestoken, maar heel eerlijk gezegd wist ik het nog steeds niet. Er stond van alles in over zweven en vervoering. Maar goed, toen liep het dus allemaal uit de hand, en dus hebben we er nooit over gepraat, en daarom weet ik het nu nog steeds niet.'

Fred haalde zijn hand over zijn achterhoofd. 'Jemig, Alice, ik bedoel... Het is... Eh, je kunt het moeilijk missen.'

'Wat bedoel je?'

'De... Laat maar.' Hij leunde naar voren. 'Denk je echt dat het misschien nooit is gebeurd?'

Ze geneerde zich dood en had nu al spijt dat dit het laatste was wat hij zich van haar zou herinneren. 'Ik... Ik geloof het niet. O hemel, je vindt me belachelijk, hè? Ik kan niet geloven dat ik je dit vertel. Je zult wel denken –'

Ineens stond Fred op. 'Nee... Nee, Alice. Dit is juist geweldig nieuws!'

Ze staarde hem aan. 'Wat?'

Hij pakte haar bij de hand en begon met haar door de kamer te walsen.

'Fred? Wat is er? Wat doe je?'

'Trek je jas aan. We gaan naar de bieb.'

Vijf minuten later waren ze in de kleine blokhut, met twee brandende olielampen, terwijl Fred de planken afzocht. Hij vond al snel waar hij naar op zoek was en vroeg haar de lamp vast te houden, terwijl hij door het dikke, in leer gebonden boek bladerde. 'Zie je wel?' zei hij, terwijl hij met een vinger op een bladzijde prikte. 'Als je je huwelijk niet geconsummeerd hebt, dan ben je in de ogen van God niet getrouwd.'

'Wat wil dat zeggen?'

'Dat wil zeggen dat je het huwelijk nietig kunt laten verklaren. En dat je dan kunt trouwen met wie je maar wilt. En daar kan Van Cleve helemaal niets tegen doen.'

Ze staarde naar het boek en las de woorden die zijn vinger onderstreepte. Ze keek vol ongeloof naar hem op. 'Echt? Dan telt het niet?'

'Echt! Wacht, dan slaan we er nog een ander juridisch boek op na, om het nog eens te controleren. Misschien dat je het dan gelooft. Kijk! Kijk, hier staat het. Je kunt blijven, Alice! Zie je? Je hoeft helemaal niet weg! Kijk dan! O, die arme, domme Bennett, ik kan hem wel zoenen.'

Alice legde het boek neer en keek hem recht in de ogen.

'Ik heb liever dat je mij zoent.'

En dus deed hij dat.

Veertig minuten later lagen ze op Freds jasje op de vloer van de bibliotheek, allebei hijgend en een beetje in shock van wat er net allemaal was gebeurd. Hij keek haar onderzoekend aan en pakte toen haar hand en bracht die naar zijn lippen.

'Fred?'

'Liefste?'

Alice schonk hem een lome, lieve glimlach en toen ze sprak, klonk haar stem zo zoet als honing en intens gelukkig.

'Dát had ik zeker nog nooit gedaan.'

28

'Uit het lichaam van het simpele, lieflijk gekleurde vlees van onze geliefde dat we door onze dierlijke verlangens gedreven begeren, komt niet alleen het wonder van een niet-lijfelijk leven voort, maar ook de verbreding van de horizon van menselijk medeleven en de gloed van spiritueel inzicht dat men alleen nooit zou kunnen bereiken.'

– Dr. Marie Stopes, *Married Love*

Sven en Margery trouwden eind oktober op een heldere, frisse dag waarop de mist al bij zonsopkomst uit de valleien was verdwenen en de vogels luid zongen over het belang van een blauwe hemel en luidruchtig zaten te bekvechten op de takken. Margery had tegen hem gezegd dat ze onder protest akkoord ging, omdat ze niet wilde dat Sophia tot het einde der tijden aan haar kop zou zeuren, en ook alleen maar als ze het aan niemand zouden vertellen en Sven er 'geen toestand van zou maken'.

Sven, die Margery altijd in bijna alles haar zin gaf, zei nu stellig nee. 'Als we trouwen, dan doen we dat in het openbaar, met de stad, ons kind en al onze vrienden erbij,' zei hij met zijn armen over elkaar. 'Dat wil ik. En anders trouwen we niet.'

En dus trouwden ze in de kleine episcopaalse kerk in Salt Lick, waar de dominee niet zo moeilijk deed over kinderen die buiten het huwelijk waren geboren, en alle bibliothecaressen waren erbij, net als meneer en mevrouw Brady, Fred en heel wat van de gezinnen aan wie ze boeken hadden gebracht. Na afloop was er een receptie bij Fred thuis, en mevrouw Brady schonk het echtpaar een huwelijksquilt die ze met haar naaikransje had geborduurd, en een kleiner bijpassend dekentje voor Virginia's wiegje. En Margery, ook al zag ze er wat ongemakkelijk uit in haar parelgrijze jurk (geleend van Alice, en vermaakt door Sophia), keek trots maar een tikkeltje gegeneerd, maar ze wisselde hem pas de volgende dag om voor haar rijbroek, al kostte het haar duidelijk moeite. Ze aten het eten dat hun buren meenamen. (Margery had helemaal niet voorzien dat er zoveel mensen zouden komen en was nogal onder de indruk van de eindeloze stroom gasten.) Iemand roosterde buiten een varken, en Sven keek intens gelukkig en liet Virginia aan iedereen zien, en er was vioolmuziek en er werd gedanst. Om zes uur, toen de zon begon onder te gaan, was het Alice die het feest verliet en de bruid uiteindelijk in haar eentje aantrof, op het trapje bij de bibliotheek, starend naar de donker wordende berg.

'Alles goed?' vroeg Alice toen ze naast haar ging zitten.

Margery keek haar niet aan. Ze staarde naar de toppen van de bomen, snoof hoorbaar en keek toen pas opzij naar Alice.

'Het voelt een beetje gek om zo gelukkig te zijn,' zei ze, en Alice had haar nog nooit zo uit haar doen gezien.

Alice dacht er even over na en knikte. 'Ik snap het,' zei ze. En toen gaf ze haar vriendin een por. 'Het went wel.'

Twee maanden later, nadat de Gustavssons een hond hadden genomen (een scharminkel van een pup, met ogen die elk een kant op stonden, en die niemand had willen hebben, en bepaald niet de topkwaliteit jachthond waar Sven zijn zinnen op had gezet – hij was uiteraard stapeldol op het beestje) ging Margery weer aan het werk in de bibliotheek. Verna McCullough paste vier dagen per week op Virginia, samen met haar eigen baby, een nogal iel sproeterig kindje dat Peter heette. Sven en Fred, geholpen door Jim Horner en een paar andere mannen, hadden een kleine hut gebouwd, een eindje lopen bij Margery vandaan, met twee aparte kamers, een schoorsteen en een buiten-wc, en de zusjes McCullough waren er maar al te graag ingetrokken. Ze waren alleen nog teruggegaan naar hun oude huis om een jutezak met kleren, twee pannen en hun valse hond op te halen. 'De rest stonk naar onze vader,' zei Verna, en ze sprak er verder nooit meer over.

Verna liep inmiddels één keer in de week de stad in, meestal om inkopen te doen van haar salaris, maar ook om rond te kijken, en mensen tikten meestal aan hun hoed, of lieten haar met rust en al snel keek niemand meer op van haar aanwezigheid. Neeta, haar zusje, was minder geneigd om het huis uit te gaan, maar ze waren allebei gek met de baby's en leken ook te genieten van wat gezelschap, en na verloop van tijd vertelden voorbijgangers (veel waren het er niet) dat de vervallen blokhut op Arnott's Ridge nu echt ingestort was, te beginnen met het dak, en toen de schoorsteen, en daarna, toen de wind vat kreeg op de losse gevelplanken, het huis zelf, stukje bij haveloos beetje, tot het door de natuur overwoekerd werd en boomscheuten en braamstruiken het in de grond trokken, zoals ze bijna hadden gedaan met de eigenaar.

Frederick Guisler en Alice trouwden een maand later dan Margery en Sven, en als iemand al had gezien hoeveel tijd ze voordat ze wettelijk gehuwd waren met elkaar doorbrachten in Freds huis, dan had geen mens zin om er iets van te zeggen. Alice' eerste huwelijk werd stilletjes en zonder veel problemen ontbonden zodra Fred de zaak had uitgelegd aan meneer Van Cleve, die voor de verandering geen puf had om te tieren, maar een advocaat in de arm nam die de zaak snel regelde en misschien wat extra geld toegestopt had gekregen om dat vertrouwelijk te doen. Het vooruitzicht dat de naam van zijn zoon publiekelijk verbonden zou worden aan het woord 'nietigverklaring' leek zijn heethoofdigheid te bekoelen, en na zijn gesprek met Fred zei hij bijna nooit meer iets in het openbaar over de bibliotheek.

Ze spraken af dat Bennett als eerste mocht hertrouwen. De bibliothecaressen vonden dat ze de jongere Van Cleve wel wat verschuldigd waren, gezien de hulp die hij hun had geboden, en Izzy was er zelfs bij geweest met haar ouders en zei dat het ondanks alles een mooie bruiloft was, en dat Peggy een beeldig en heel tevreden bruidje was.

Alice had er nauwelijks oog voor. Ze was zo belachelijk gelukkig dat ze vaak niet wist hoe ze zich moest inhouden. Elke ochtend voor zonsopkomst maakte ze haar lange benen met tegenzin los uit die van haar man, dronk de koffie die hij per se altijd voor haar wilde zetten, en liep dan naar de bibliotheek om die te openen en de kachel vast aan te steken, zodat het warm was als de anderen kwamen. Ondanks de kou en het vroege tijdstip zag je haar bijna altijd glimlachen. En ook al merkten de vriendinnen van Peggy Van Cleve op dat Alice Guisler er niet uitzag sinds ze bij die bibliotheek was gaan werken, omdat er geen krulspeld meer aan te pas kwam en ze mannelijke kleren droeg (*En moet je je indenken hoe elegant en goedgekleed ze was toen ze hier pas aankwam!*), Fred zag dat heel anders. Hij was getrouwd met de mooiste vrouw ter wereld, en elke avond, als ze klaar waren met het werk, en de afwas aan kant was, dan bracht hij een ode aan haar. In de stilte van Split Creek gebeurde het vaak dat mensen die in het donker voorbijliepen geamuseerd het hoofd schudden bij het horen van de ademloze, vreugdevolle geluiden die in het huis achter de bibliotheek te horen waren. Er was per slot van rekening in de winter, na zonsondergang, ook niet veel te doen in Baileyville.

Sophia en William verhuisden naar Louisville. Ze wilde niet weg bij de bibliotheek, zei ze tegen de andere vrouwen, maar ze had een baan aangeboden gekregen in de Louisville Free Public Library (de dependance voor kleurlingen), en aangezien hun huisje niet meer hetzelfde was sinds de overstroming, en William geen kans op werk had, leek het hun beter om naar de stad te gaan, een stad bovendien waar een grote populatie was van mensen zoals zij. Mensen met banen. Izzy moest huilen, en de anderen waren ook verdrietig, maar tegen gezond verstand viel weinig in te brengen. (En tegen Sophia al helemaal niets.) Een poos later, toen ze de brieven ontvingen die ze hun vanuit de stad stuurde, en de foto van haar promotie die ze inlijstten en aan de muur hingen naast de foto van hen allemaal, voelden ze zich er wat beter over. Al moet worden gezegd dat de planken nooit meer zo strak georganiseerd zijn geweest.

Kathleen hield zich aan haar woord en hertrouwde niet, al was er geen gebrek aan mannen die, na verloop van een fatsoenlijke periode, bij haar langskwamen om haar mee uit te vragen. Ze had helemaal geen tijd voor al die onzin, zei ze tegen de andere bibliothecaressen, met al dat wassen en schoonmaken en de zorg voor de kinderen, nog afgezien van haar werk. En trouwens, er was in de hele staat geen man die kon tippen aan Garrett Bligh. Al moest ze toegeven, als je erop aandrong, dat Jim Horner leuk opgedroogd was, toen hij na wat aandacht van de kapper en in zijn goede pak op Alice' bruiloft was verschenen. Hij had een leuk gezicht, zonder al dat haar, en hij zag er een stuk beter uit zonder zijn smerige overall. Maar nog eens trouwen, o nee, zeker niet. En toch, binnen een paar maanden was het niet vreemd als je die twee samen door de stad zag wandelen, met hun kinderen, en ze misschien samen de kermis zag bezoeken in de lente. Het was per slot van rekening goed voor zijn kinderen om een vrouw over de vloer te hebben, en als mensen hen erop aankeken, dan was dat hun probleem. En Beth hoefde haar echt niet zo aan te kijken, hoor.

Beths leven ging na het proces grotendeels gewoon zijn gangetje. Ze bleef thuis wonen bij haar vader en broers, klaagde steen en been over hen als ze maar even de kans kreeg, rookte stiekem, dronk openlijk, en verbaasde zes maanden later iedereen door aan te kondigen dat ze al het geld dat ze had verdiend opgespaard had en dat ze op een stoomschip zou stappen om het vasteland van India eens te gaan bekijken. Eerst moesten ze er nog om lachen – Beth had per slot van rekening een wonderlijk gevoel voor humor – maar toen haalde ze haar ticket uit haar zadeltas en liet dat aan hen zien. 'Hoe kom je in vredesnaam aan zoveel geld?' vroeg Izzy verbluft. 'Je zei toch dat je vader de helft wilde hebben als kostgeld?'

Toen bleef Beth stil en stamelde iets over extra werk en haar eigen spaargeld en dat ze niet snapte waarom iedereen in dit vervloekte stadje altijd overal zijn neus in wilde steken. En toen de sheriff een maand na haar vertrek een verlaten stokerij vond bij de vervallen koeienschuur van de Johnsons, waar de grond letterlijk bezaaid had gelegen met sigarettenpeuken, beweerden ze dat die twee dingen onmogelijk iets met elkaar te maken konden hebben. Tenminste, tegen haar vader.

Haar eerste brief kwam uit een oord genaamd Surat en had de fraaiste postzegel die je ooit hebt gezien. Er zat een foto in van haar in een felgekleurde, geborduurde lap die ze een sari noemde, met een pauw onder haar arm. Kathleen riep uit dat het haar niet zou verbazen als Beth met de koning van India zou trouwen, want dat kind zat vol verrassingen. Waarop Margery droogjes opmerkte dat dat wel degelijk een verrassing zou zijn.

Izzy nam een plaat op, met haar vaders toestemming. Binnen twee jaar was ze een van de populairste zangeressen in heel Kentucky, en stond ze bekend om haar zuivere stem en haar lange, wijde jurken. Ze nam een lied op over een moord in de heuvels dat een hit werd in drie staten en ze zong een duet met Tex Lafayette in een muziektheater in Knoxville, waar ze een week van moest bijkomen, niet in de laatste plaats omdat hij tijdens de hoge noten haar hand vastgepakt had. Toen de plaat op nummer vier van de hitparade kwam, zei mevrouw Brady dat ze bijna nog nooit zo trots was geweest. Want het meest trots was ze toen ze een brief had ontvangen van mevrouw Lena C. Nofcier, twee maanden na het eind van het proces, waarin die haar bedankte voor haar uitzonderlijke inzet voor het behoud van de WPA paardenbibliotheek in Baileyville, in zulke moeilijke tijden.

Als vrouwen komen wij voor vele onverwachte uitdagingen te staan als we ervoor kiezen om buiten onze gebaande paden te treden. En u, mijn beste mevrouw Brady, hebt aangetoond dat geen enkele uitdaging u te veel is. Ik verheug me erop om op een dag deze en vele andere belangrijke zaken met u persoonlijk te bespreken.

Mevrouw Nofcier was er nog niet toe gekomen om Baileyville te bezoeken, maar mevrouw Brady was er zeker van dat het er nog wel van zou komen.

De bibliotheek was vijf dagen per week open, en werd door Alice en Margery samen geleid. En in die tijd bleven de vrouwen allerlei soorten romans, handboeken, kookboeken en tijdschriften uitlenen. De herinneringen aan het proces verbleekten snel, vooral onder de mensen die beseften dat ze eigenlijk toch wel graag boeken wilden blijven lenen, en het leven in Baileyville ging weer zijn gewone gang. Alleen de mannen van Van Cleve bleven er angstvallig uit de buurt, en reden met hoge snelheid door Split Creek, maar meestal namen ze een omweg om het gebouw helemaal te kunnen mijden.

Dus toen Peggy Van Cleve langskwam in de lente van 1939, was dat nogal een verrassing. Margery zag haar een poosje buiten rondhangen alsof ze op zoek was naar iets heel erg belangrijks in haar tasje, om vervolgens door het raam naar binnen te gluren om te controleren of Margery wel alleen was. Peggy stond immers niet bekend als iemand die boeken verslond.

Margery O'Hare had een druk leven, met Virginia, de hond en haar man, en alle afleiding die haar huis tegenwoordig bood. Maar die avond schoof ze haar werk opzij en glimlachte bij zichzelf, en ze vroeg zich af of ze Alice Guisler zou vertellen dat de nieuwe mevrouw Van Cleve binnengekomen was, en na wat dubbelzinnige toespelingen en veel theatraal gestaar naar willekeurige titels op de planken op fluistertoon had gevraagd wat er waar was van het gerucht dat er een boek was waarin advies voor dames stond over *bepaalde gevoelige zaken die zich in de slaapkamer afspeelden.* En hoe Margery met een stalen gezicht had geantwoord: O, zeker, natuurlijk, dat waren immers gewoon de feiten.

Toen ze de volgende dag allemaal weer bij elkaar waren in de bibliotheek moest ze er nog steeds aan denken – en probeerde haar lachen niet te laten blijken.

Naschrift

Het WPA *Horseback Librarian*-project liep van 1935 tot 1943. Op het hoogtepunt werden ruim honderdduizend bewoners in afgelegen gebieden van boeken voorzien. Sindsdien is er nooit meer zo'n project geweest.

Oost-Kentucky is nog altijd een van de armste – en een van de mooiste – streken in de Verenigde Staten.

Dankwoord

Meer dan alle andere boeken die ik ooit heb geschreven was dit een boek dat uit liefde is geboren. Ik werd verliefd op een plek, en de mensen die er woonden en vervolgens op het verhaal dat ik er hoorde, en dat maakte het schrijven een ongehoord feest. Daarom wil ik Barbara Napier en iedereen van Snug Hollow in Irvine, Kentucky, bedanken, en dan met name Olivia Knuckles, zonder wier stemmen ik die van mijn hoofdpersonen nooit had gevonden. Jullie ziel en die van de vallei lopen als een rode draad door dit boek en ik ben heel blij met onze vriendschap.

Dank aan iedereen bij de Whisper Valley Trails in de Cumberland Mountains, dankzij wie ik het soort routes heb kunnen rijden dat de vrouwen zouden hebben gereden, en dank aan iedereen die ik heb staande gehouden en lastiggevallen en met wie ik tijdens mijn tochten heb gekletst.

Dichter bij huis wil ik graag mijn redacteuren Louise Moore en Maxine Hitchcock van Penguin, Michael Joseph in Engeland, Pam Dorman van Pamela Dorman Books, PRH in de VS en Katharina Dornhoefer van Rowohlt in Duitsland bedanken, die allemaal geen krimp gaven toen ik hun vertelde dat mijn volgende boek zou gaan over een groep paardenbibliothecaressen op het Amerikaanse platteland, ten tijde van de Depressie. Al vermoed ik dat ze die krimp best hadden willen geven.

Dank ook aan jullie allemaal voor het beter maken van mijn boeken – alle verhalen zijn een product van gezamenlijke inspanning – en voor jullie aanhoudende vertrouwen in de boeken en in mij. Dank aan Clare Parker en Louise Braverman, Liz Smith, Claire Bush, Kate Stark en Lydia Hirt en alle teams bij alle uitgevers voor het ongelofelijke talent waarmee jullie me helpen om deze verhalen onder de mensen te brengen. In bredere zin bedank ik Tom Weldon en Brian Tart en Anoukh Foerg in Duitsland.

Als altijd dank aan Sheila Crowley van Curtis Brown omdat ze mijn cheerleader, verkoopgoeroe, felle onderhandelaar en emotionele steunpilaar is, en dat allemaal tegelijk. En aan Claire Nozieres, Katie McGowan en Enrichetta Frezzato omdat ze op een nogal spectaculaire schaal alles internationaal uitzetten. Ook dank ik Bob Bookman van Bob Bookman Management, Jonny Geller, en Nick Marston, die de machine aan de praat houden op allerlei verschillende media. Jullie zijn allemaal geweldig.

Enorm veel dank aan Alison Owen van Monumental Pictures omdat je dit verhaal 'zag' toen het nog maar een elevator pitch was, en voor je aanhoudende enthousiasme, en Ol Parker, om dezelfde redenen en voor de hulp bij het vormgeven van de sleutelscènes en het plezier daarin. Ik kan niet wachten om te zien wat je ermee gaat doen.

Heel erg veel dank aan Cathy Runciman die met me door Kentucky en Tennessee reed en die me zo hard aan het lachen maakte dat we meer dan eens bijna van de weg raakten. Onze vriendschap spreekt uit deze bladzijden.

Daarnaast bedank ik Maddy Wickham, Damian Barr, Alex Heminsley, Monica Lewinsky, Thea Sharrock, Sarah Phelps en Caitlin Moran. Jullie weten wel waarom.

Als altijd bedank ik Jackie Tearne, Claire Roweth en Leon Kirk voor alle praktische en logistieke steun; ik zou niet weten hoe ik een week zonder zou moeten, laat staan hoe ik er zonder moest léven. Ik waardeer het zo ontzettend.

Ik ben dank verschuldigd aan de Kentucky Tourist Board voor hun advies en aan iedereen die me heeft geholpen in Lee en Estill County. En aan Green Park, omdat het zo'n onwaarschijnlijke inspiratiebron is.

En dan, natuurlijk, zoals altijd, dank aan mijn familie: aan Jim Moyes, Lizzie Sanders en Brian Sanders. En aan de allerbelangrijksten: Charles, Saskia, Harry en Lockie.

Noot achteraf

De citaten aan het begin van een aantal hoofdstukken in dit boek, en het gedicht 'De sterrengever' *(The Giver of Stars)* van Amy Lowell waaraan dit boek zijn naam ontleent, zijn vertaald door Anna Livestro.

p. 52, 74: Louisa May Alcott, *Little Women,* 1868
p. 88: Verslag van de United States Coal Commission, 1923
p. 100: Della T. Lutes, *Farm Journal,* jaar van uitgave onbekend
p. 118: Chad Montrie, *Journal of Appalachian Studies,* Vol.11, No. 1/2, 'The Environment and Environmental Activism in Appalachia' (Spring/Fall 2005), pp. 64–82
p. 158, 400: Dr Marie Stopes, *Married Love,* 1918, © Galton Institute London
p. 169, 183, 205: F. K. Simon, *WPA Guide to Kentucky*, 1939, pp 284, 426, 424, University Press of Kentucky
p. 228: Anna Sewell, *Black Beauty*, 1877
p. 244: *Harlan Miner Speak: Report on Terrorism in the Kentucky Coal Fields,* Members of the National Committee for the Defense / John C. Hennen, 2008, Introduction, University Press of Kentucky

p. 256: William Faulkner, *As I Lay Dying*, 1930 and © renewed 1958 by William Faulkner. Used by permission of Random House, an imprint and division of Penguin Random House LLC. All rights reserved
p. 286: Used with permission of John Deere's *The Furrow* magazine. All worldwide rights reserved
p. 300: Virginia Culin Roberts, *The Women Was Too Tough,* The Journal of Arizona History Vol. 26, No. 4, Winter, 1985
p. 312: Thomas Hardy, *Tess of D'Urbervilles*, 1891
p. 335: Joseph F. Fishman, *Crucibles of Crime*, 1923
p. 348: F. Scott Fitzgerald, *Tender is the Night*, 1934
p. 359: Margaret Mitchell, *Gone with the Wind*, 1936
p. 392: Karen Blixen, *Out of Africa*, 1937, © Karen Blixen & Gyldendal, Copenhagen. Published by agreement with Gyldendal Group Agency

De vertalingen van Bijbelteksten in dit boek zijn ontleend aan *De Nieuwe Bijbelvertaling*, © Nederlands Bijbelgenootschap 2004.

Verder komen in dit boek nog onvertaalde citaten voor uit de volgende liedteksten:

p. 11: Joseph M. Scriven, *What a Friend We Have in Jesus*, 1855
p. 356-358: Henry Francis Lyte, *Abide With Me,* 1847
p. 275-276: Stephen Foster, *Camptown Races*, 1850